AF609830

Seine
6051.
1872

TRAITÉ THÉORIQUE

ET PRATIQUE

DE LA MALADIE SCROFULEUSE

Td^{45} 27

Paris. — Typ. de Mme Ve Dondey-Dupré, rue Saint-Louis, 46, au Marais.

TRAITÉ THÉORIQUE

ET PRATIQUE

DE LA

MALADIE SCROFULEUSE

PAR

VINCENT DUVAL

DOCTEUR EN MÉDECINE,
DIRECTEUR DES TRAITEMENTS ORTHOPÉDIQUES DANS LES HÔPITAUX CIVILS DE PARIS,
EX-MÉDECIN INSPECTEUR DES EAUX MINÉRALES DE PLOMBIÈRES,
LAURÉAT DE L'INSTITUT (ACADÉMIE DES SCIENCES),
MEMBRE DE PLUSIEURS SOCIÉTÉS SAVANTES,
DIRECTEUR DE L'ÉTABLISSEMENT ORTHOPÉDIQUE DE CHAILLOT
FONDÉ EN 1823, ETC., ETC.

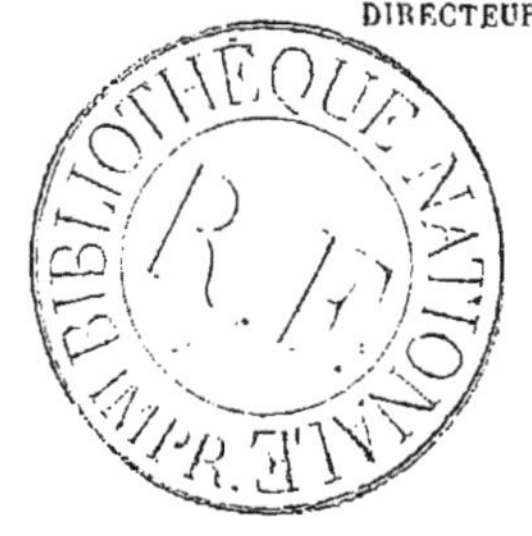
BIBLIOTHÈQUE NATIONALE
R.F.
IMPR.

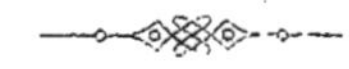

PARIS
CHEZ J.-B. BAILLIÈRE,
LIBRAIRE DE L'ACADÉMIE NATIONALE DE MÉDECINE,
Rue Hautefeuille, 19, ci-devant rue de l'École-de-Médecine, 17;
A LONDRES, CHEZ H. BAILLIÈRE, 219, REGENT-STREET.
A New-York, chez H. Baillière, 290, Broadway.
A MADRID, CHEZ BAILLY-BAILLIÈRE, CALLE DEL PRINCIPE.
ET CHEZ L'AUTEUR,
A SON ÉTABLISSEMENT ORTHOPÉDIQUE,
QUAI DE BILLY, 8 BIS.
1852

La pensée de ce livre remonte à vingt ans dans ma pratique médicale. Le conseil des hôpitaux et hospices civils de Paris venait de me faire l'honneur de m'appeler à diriger les traitements orthopédiques de son vaste ressort. Seul d'abord dans ces actives fonctions, j'avais alors un quadruple service : consultations au bureau central d'admission, deux fois par semaine, que je n'ai pas cessé de donner depuis 1831 ; consultations à l'hôpital des Enfants-Malades ; consultations à l'hôpital Saint-Antoine, et enfin un service interne à l'hospice des Orphelins. Ce qui me passait par les mains dans un tel mouvement de misères humaines peut être mieux imaginé que décrit : c'étaient des milliers de pauvres petits êtres, enfants des lieux sombres et sans air, cachots de l'ouvrier des grandes villes, et qui presque tous me montraient la diathèse scrofuleuse au plus haut degré. Car on ne sait pas assez combien en pathologie bossus et scrofuleux se touchent, ni ce qu'il y a d'étroits rapports entre l'état rachitique, les déviations de toute sorte, et cette constitution désastreuse. Très-souvent la difformité pour laquelle on me consultait ne constituait, pour ainsi dire, qu'un accessoire dans la condition générale du sujet, affecté en outre de lésions locales antérieures plus ou moins graves et profondes. Au milieu de ces masses de sujets, de ce cataclysme scrofuleux, il est facile de comprendre que ne m'en rapportant point immédiatement à moi seul, j'aie dû essayer de divers traitements conseillés par des auteurs quelquefois célèbres, à l'encontre de la diathèse et de ses manifestations, et hautement proclamés en leur temps, chacun par-dessus les autres, comme le beau idéal des spécifiques. Mais quand après les avoir successivement expérimentés de la meilleure foi du monde, il m'a fallu, en présence de résultats à peu près négatifs ou éphémères, reconnaître que tous ces systèmes si bruyamment cornés et tambourinés contenaient en définitive plus d'industrie que de science, avaient pour but de leur invention la vogue du médecin bien plutôt que la guérison du malade, j'ai eu la curiosité de les comparer; et je les ai trouvés véritablement aussi pauvres en théorie qu'en pratique et en thérapeutique. J'ai donc commencé à les modifier selon mes besoins, jusqu'à ce qu'il me fût permis de croire que j'avais enfin trouvé mieux.

Pour trouver il faut chercher : la science se fait goutte à goutte, elle ne jaillit pas tout à coup dans le cerveau. J'ai lu tous les livres bons et mauvais qui traitaient de la matière, et cela fait, j'ai eu le triste embarras de voir qu'il ne me restait dans l'esprit qu'irrésolution et confusion. Car, pourquoi ne pas le dire, en dehors de ce qu'ont écrit l'immortel fondateur de la doctrine physiologique et son élève en tout point digne de lui, aussi grand médecin que grand chirurgien, M. Bégin, je n'ai à peu près rien trouvé de lumineux ni même de raisonnable, rien qui ne fût supposition ou fatras. Je serais ingrat toutefois en omettant ce que m'ont apporté d'utile les données si élevées de M. le professeur Lallemand, et les observations pratiques de plusieurs de mes anciens condisciples, entre autres mon excellent ami, M. le docteur Lestorey (de Caudebec), si savamment initié aux tristes mystères de la scrofule dans les marais de Norville et d'Aiziers.

C'est pourquoi, mettant de côté les prétendus enseignements de mes devanciers, vivants ou morts, et sans me préoccuper de la position scientifique ou sociale d'aucun d'eux; prenant pour devise le vrai, pour champ la nature, pour chemin la logique, j'en suis revenu, pour mes études propres, aux préceptes que mes contemporains et moi avions puisés au Val-de-Grâce, quand nous suivions les visites et les cours de l'illustre Broussais. Et c'est tout simple. Car, outre qu'il faudrait être déplorablement organisé, n'avoir ni honnêteté ni sens, pour oublier ou feindre d'avoir oublié les démonstrations si saisissantes, si intelligibles et si profondes que le grand médecin savait nous faire sur les malades, quand son génie les avait gardés vivants, sur les cadavres quand la mort avait triomphé, j'affirme que depuis trente ans il ne m'est pas arrivé encore de voir les faits donner leur démenti aux admirables leçons de ce maître vénéré. Moins que jamais, à une époque comme la nôtre, où le scepticisme est devenu du cynisme, où trop de nos confrères, coureurs au clocher d'un renom quelconque, ne songent plus, dédaignant les longs sentiers du travail, qu'à plaire à telle ou telle soi-disant sommité médicale, pour obtenir, par son aide, une position qui ne leur était point due, moins que jamais on serait excusable de renier les convictions de sa pratique et les dieux de sa jeunesse pour adorer le veau d'or de ces Jéroboams nouveaux. Mes penchants et mes goûts ne m'ont point ainsi fait, et j'ai l'enfantillage de croire qu'en médecine il faut compter avec sa conscience.

C'est donc en appliquant cette grande manière de juger à mes observations et mes réflexions personnelles que j'ai lentement réuni les matériaux de l'ouvrage offert aujourd'hui au public. J'y ai cherché à examiner la maladie scrofuleuse sous un autre point de vue que les auteurs dont la lecture m'avait si fort désappointé, ne voyant pas sans cela de moyen d'arriver à un traitement préventif ou curatif plus rationnel que les leurs et moins croupi, qu'on me passe le mot, dans les vieilles erreurs médicales. J'ai l'espoir que ceux de mes confrères qui sont encore jeunes (il est un âge où l'on ne revient plus) et qui voudront bien lire ce livre avec attention, partageront tôt ou tard mes idées en ce qui concerne la théorie et la thérapeutique des scrofules. Ils verront que je n'ai aucunement eu la prétention de faire à ce sujet de l'innovation doctrinaire, la plupart des faits que j'expose étant connus de tous les médecins instruits. Ma seule ambition a été de dégager sur quelques points la lumière du chaos des archiâtres, de déterminer plus positivement les causes et les phénomènes d'un état constitutionnel jusqu'ici trop diversement et toujours mal défini, d'en tracer enfin le traitement d'une façon qui ne fût plus contradictoire avec les principes de l'éternelle vérité.

Ce livre est conséquemment un livre de médecine physiologique. Si dans la thérapeutique des affections scrofuleuses je me suis quelquefois cependant écarté des habitudes de notre maître chéri, c'est que j'ai eu, depuis sa mort, ce qu'il ne lui avait pas été donné d'avoir, le temps de lire et de vérifier la doctrine médicale de Rasori et de Tommasini, si bien résumée et complétée par le savant Giacomini. C'est un travail que je suis d'autant plus heureux d'avoir pu faire que j'y ai trouvé les deux écoles italienne et française toujours d'accord par la base, c'est-à-dire fondées de même sur l'irritation des tissus, conséquemment solidistes, vitalistes, et continuant, en l'agrandissant encore, la grande œuvre de Bichat.

Chaillot, 1er septembre 1852.

TRAITÉ THÉORIQUE

ET PRATIQUE

DE LA MALADIE SCROFULEUSE

TRAITÉ

THÉORIQUE ET PRATIQUE

DE LA

MALADIE SCROFULEUSE

Frappé de l'insuffisance de la plupart des ouvrages qui traitent de la matière, et convaincu que chaque homme doit à ses contemporains la communication de tout ce qu'il sait, j'ai cru nécessaire de réunir en un traité complet ce que de longues études et une expérience sans cesse renouvelée m'ont appris sur les affections scrofuleuses.

Depuis vingt et un ans que je suis attaché aux hôpitaux civils de Paris, pour le traitement des maladies orthopédiques, j'ai vu passer à mes consultations un nombre infini d'individus de tout âge qui présentaient l'état scrofuleux à tous les degrés, et très-souvent même à son summum d'intensité.

On comprendra donc facilement que j'aie été à même d'observer plus que qui que ce soit ce genre

1

d'affection dans chacune de ses phases, et peut-être aussi de déterminer le meilleur mode de traitement que la médecine doive lui opposer.

Voici, sans autre préambule, comment j'ai distribué mon travail. Je commencerai par quelques mots nécessaires sur la synonymie de la maladie. Ensuite je donnerai de courtes considérations sur le système organique qui lui sert de siége principal, c'est-à-dire le système lymphatique. Cela fait, je parlerai des théories nombreuses et diverses qui ont été inventées pour établir sa nature ; je décrirai les caractères auxquels on reconnaît la prédisposition ou *constitution* scrofuleuse ; j'exposerai d'une manière générale les symptômes de la maladie, sa marche, ses progrès, ses causes, son diagnostic, son pronostic, sa durée, sa terminaison et enfin son traitement. Après ce premier aperçu, je suivrai l'affection dans les différentes parties du corps où elle se montre le plus ordinairement, comme à la peau, par exemple, dans les ganglions lymphatiques extérieurs, dans le tissu cellulaire, dans les articulations, dans les os, dans les membranes muqueuses, dans les ganglions lymphatiques intérieurs, mésentériques, bronchiques, pulmonaires, etc. J'ajouterai, pour chacune de ces séries, un choix d'observations personnelles de nature à éclairer les différentes marches de l'affection et la meilleure façon de la combattre dans tous les cas.

CHAPITRE PREMIER.

Synonymie.

Les affections que l'on désigne ordinairement sous le nom de *scrofules* sont très-nombreuses et très-diversifiées, comme nous le ferons voir. Autrefois on n'entendait par là que les engorgements des ganglions lymphatiques, principalement de ceux du cou ; différentes dénominations leur ont été et leur sont encore données : voici les plus connues.

Scrofules, en latin *scrofulæ,* mot dérivé de *scrofa* (truie), sans doute parce que les porcs sont souvent atteints d'engorgements glanduleux analogues à ceux que l'on remarque chez les personnes malades de scrofules. Cette dénomination ne donne d'ailleurs aucune idée ni de la maladie, ni des modifications physiologiques et pathologiques des organes ou appareils d'organes qui en sont le siége.

Ecrouelles, mot populaire, aujourd'hui à peu près banni du langage médical, débris de la superstition historique qui attribuait aux rois de France et d'Angleterre une puissance mille fois trop surnaturelle.

Mal du roi, par la même raison, sottement merveilleuse, que nous venons de dire.

Maladie strumeuse, strumæ, dérivé de *struo* (j'entasse) à cause de l'agglomération des engorgements ganglionnaires remarquée chez les scrofuleux.

Humeurs froides, tumeurs froides, engorgements blancs, noms qui ne montrent pas davantage ce qui se passe dans la maladie, mais qui rappellent ces obstructions que les anciens faisaient naître de l'épaississement des humeurs ou de la faiblesse de l'organisme.

Le nom d'*inflammation lymphatique* donné par quelques auteurs n'est pas plus exact, car il suppose l'*inflammation avec tous ses attributs* dans les vaisseaux lymphatiques et les autres tissus blancs. Or l'inflammation proprement dite ne se voit que bien rarement dans les ganglions lymphatiques, les glandes sécrétoires, le tissu cellulaire; et les tumeurs que l'on désigne sont précisément les points où elle ne se montre jamais avec ses attributs caractéristiques. Je pense, comme Broussais, que les scrofules peuvent être plus convenablement appelées du nom de *subinflammation scrofuleuse*, irritation congestive, sécrétoire, excrétoire, indurante, ramollissante ou suppurante, qui diffère du phénomène de l'inflammation, et qui peut se compliquer de phlegmasie. Le mot *subinflammation* indique à l'esprit ce qui se passe dans cette maladie, et donne, à proprement parler, sa véritable nature ; c'est-à-dire une accumulation de liquides blancs dans les parties qui en sont le siége, à la manière de celle des liquides sanguins dans les inflammations chroniques (1).

Toutefois, dans le cours de cet ouvrage, il nous arrivera de désigner indifféremment la maladie sous les noms divers de *scrofules*, de *maladie scrofuleuse*, de *subinflammation scrofuleuse*, de *maladie strumeuse*, etc. : il suffit que l'on connaisse notre opinion quant à la valeur réelle de ces appellations.

Nous terminerons le peu de mots que nous avions à dire de la synonymie, en faisant remarquer que presque tous les auteurs qui ont écrit sur les scrofules ont confondu deux états distincts; la *constitution scrofuleuse* et certaines maladies à marche lente, telles que la phthisie tuberculeuse, les tumeurs blanches, les ophthalmies chroniques chez les enfants, certains abcès froids, etc. La chronicité de ces maladies est souvent entretenue, en effet, par la constitution scrofuleuse ; mais on se tromperait gravement

(1) La subinflammation scrofuleuse peut être *primitive*, c'est-à-dire se développer sans complication de phlogose sanguine ; alors sa marche sera lente. Elle peut être *mixte*, c'est-à-dire débuter en envahissant à la fois les capillaires sanguins et lymphatiques ; dans ce cas la tuméfaction présentera de la rougeur et de la chaleur. Souvent encore la subinflammation est consécutive à la phlogose mixte, et survient lorsque la rougeur et la chaleur se sont dissipées; alors elle offre une marche lente, comme la subinflammation scrofuleuse primitive.

si l'on pensait qu'il fallût négliger de traiter antiphlogistiquement les inflammations à marche lente, parce qu'elles existeraient chez des sujets atteints de la constitution ou *diathèse* scrofuleuse.

CHAPITRE II.

Considérations anatomiques, physiologiques et pathologiques sur le système lymphatique.

Comme la subinflammation scrofuleuse a son siége principal dans le système lymphatique, nous croyons utile de rappeler ce que l'on entend par ce système. Sa mission particulière est de fabriquer la *lymphe*, et de la porter dans le torrent de la circulation, avec les matériaux organiques du chyle. Le système lymphatique est regardé à juste titre comme le principal instrument de l'absorption interstitielle qui effectue la décomposition des corps ; et ses fonctions étant très-actives, il n'est pas étonnant qu'il soit exposé à devenir malade : aussi la plupart des cachexies viennent-elles de ses lésions.

Les vaisseaux lymphatiques naissent de presque toutes les parties du corps, par des radicules dont la disposition n'est pas encore très-bien connue. Leurs origines apparaissent sous deux formes différentes dans les injections ; la première, de réseaux très-serrés, très-fins ; la seconde, de cellules très-petites qui tiennent ensemble. A l'intestin grêle, les lymphatiques partent des villosités de la membrane muqueuse, et aussi du tissu même de cette membrane. Les villosités qui recouvrent les surfaces de la membrane muqueuse sont formées par des anses séparées de vaisseaux lymphatiques et sanguins. Elles se montrent comme à la peau, dépourvues de valvules, et présentant des dilatations plus ou moins multipliées, sans racines à bouts libres et sans orifices apparents. MM. Cruveilhier et Magendie croient que les extrémités des villosités intestinales sont pourvues d'orifices béants, bien que la présence de ces orifices n'ait jamais pu être constatée. Panizza, Breschet, Lauth, etc., pensent, au contraire, qu'il n'existe pas d'ouvertures, de bouches absorbantes aux extrémités des vaisseaux lymphatiques de la peau, ni de ceux des membranes muqueuses et autres tissus.

La communication entre les villosités intestinales et les *vaisseaux lactés*, se fait, d'après Blumenbach, par l'intermédiaire du tissu cellulaire ; ce serait donc aussi par l'intermédiaire de ce tissu que l'absorption s'exécuterait, et que le chyle arriverait dans les vaisseaux lymphatiques.

Le tissu cellulaire est le point principal d'où les vaisseaux lymphatiques surgissent, le sol, pour ainsi dire, dans lequel leurs racines s'implantent et se ramifient; aussi, dans toute la machine humaine, n'y a-t-il que les ongles, l'épiderme, les cheveux, les poils, l'émail des dents qui, ne montrant point de tissu cellulaire, ne montrent pas non plus de vaisseaux lymphatiques. C'est pourquoi sans doute M. Cruveilhier croit très-vraisemblable de dire que le tissu cellulaire et les membranes séreuses sont formés de vaisseaux lymphatiques. Mascagni allait plus loin encore; il déclarait *tous les tissus blancs* constitués par ces vaisseaux.

Les vaisseaux lymphatiques, à leur origine dans le tissu même des organes, se présentent donc, comme je l'ai dit, sous la forme de réseaux ou de cellules, mais dans un état de division tel qu'il est impossible d'en saisir la disposition. C'est de ces réseaux innombrables que Mascagni et d'autres auteurs ont fait la base du corps humain. Peu à peu, on les voit, avec quelques vaisseaux sanguins qui viennent se joindre à eux, former des membranes. De ces plexus il en naît d'autres, où se trouvent aussi des nerfs et auxquels les membranes sensibles doivent leur composition en grande partie,

« Plusieurs observations de Mascagni et de » Fohmann semblent démontrer que quelques» uns des lymphatiques composant les premiers » plexus, se terminent de suite dans les petites » veinules sanguines qui entrent avec eux dans la » composition des organes. Peu à peu, ces lym-

» phatiques se réunissent en rameaux plus consi-
» dérables, qui à leur tour s'anastomosent entre
» eux, et se divisent de nouveau, de manière à
» constituer des réseaux à mailles toujours plus lar-
» ges, à mesure que les branches augmentent de
» grosseur. Leur direction est alors plus ou moins
» rectiligne, et ils convergent manifestement vers
» les deux troncs communs de tout le système ; ils
» marchent sur deux plans : l'un, superficiel, ac-
» compagne les veines sous-cutanées et rampe
» immédiatement sous les membranes séreuses
» dans les viscères; l'autre, profond, accompagne
» les artères et les nerfs. » (Breschet, *Système lymphatique.*)

Ainsi donc, d'après les meilleurs anatomistes, les vaisseaux lymphatiques naissent de réseaux serrés, de plexus déliés et des villosités intestinales, pour former des mailles de grandeurs différentes qui sont, selon Mascagni et Alard, *la trame* du corps humain. Ces réseaux et ces mailles composent ensuite des branches à dilatations nombreuses et des troncs plus ou moins développés.

Venus ainsi de toutes les parties du corps, les vaisseaux lymphatiques se réunissent, s'anastomosent, forment des plexus passant à travers les ganglions lymphatiques. Ceux qui arrivent dans ces ganglions en y apportant les fluides qu'ils ont absorbés sont appelés *afférents*, et *efférents* ceux qui partent de ces ganglions, pour conduire leurs fluides dans le système veineux. Enfin ils se déchargent par divers troncs dans les veines sous-clavière et jugulaire interne. Deux de ces troncs sont plus volumineux que les autres ; ce sont le *canal thoracique* et la *grande veine lymphatique droite*.

Les vaisseaux lymphatiques sont très-extensibles et très-contractiles : deux membranes superposées l'une à l'autre et jointes ensemble par du tissu cellulaire les composent. Ils reçoivent des vaisseaux sanguins nourriciers et des nerfs d'une ténuité telle qu'ils sont restés imperceptibles jusqu'ici ; mais on en suppose la présence parce que leur grande sensibilité la nécessite et la prouve. Les vaisseaux lymphatiques sont en outre munis de valvules, formées, comme celles des veines, par des replis semilunaires de leur membrane interne. C'est ce qui explique pourquoi il ne peut exister de mouvements rétrogrades des fluides dans ces vaisseaux.

Les ganglions lymphatiques, très-nombreux, surtout dans les environs des membranes de rapport, ont depuis la grosseur d'un grain de millet, d'un grain de chènevis, d'une lentille, jusqu'à celle d'une aveline. Les plus gros apparaissent dans les duplicatures du mésentère, sur les bronches, aux aines. Les endroits où ils abondent sont le cou, les aisselles ; dans la cavité de la poitrine, le long des bronches ; dans les régions de l'abdomen, le mésentère, le bassin, les aines.

Ces petits corps sont plus mous et plus volumineux chez les enfants que chez les adultes et les vieillards; chez ces derniers, ils semblent diminuer de grosseur et même de nombre. Dans certains organes, nous ne les rencontrons guère qu'à l'état pathologique, ainsi dans le foie, le cerveau, etc. On les trouve d'autant plus nombreux qu'ils sont plus près du tronc et des grandes articulations. Ils reçoivent beaucoup de vaisseaux sanguins et de nerfs. Plusieurs anatomistes les font résulter du pelotonnement des vaisseaux lymphatiques réunis entre eux par le tissu cellulaire.

Le *chyle* est le liquide que charrient les vaisseaux lymphatiques du canal intestinal pendant la digestion. Il est ordinairement blanchâtre et lactescent chez l'homme, ce qui avait fait nommer vaisseaux *lactés* ceux dans lesquels son transport s'opère. Ce fluide est liquide dans les oiseaux, un peu trouble dans les herbivores, et de consistance laiteuse dans les carnivores seulement. Plusieurs physiologistes pensent que cette non transparence à divers degrés dépend de globules suspendus dans le chyle en nombre plus ou moins grand, selon la classe d'animaux où on l'examine : la couleur trouble de ce liquide a été du reste attribuée par Tiedemann et Gmelin à la suspension de particules de graisse très-divisées, tandis que M. Muller, par exemple, la fait dépendre tout autant des globules particuliers qu'il contient en abondance. On y trouve moins de fibrine dissoute que dans la lymphe, mais plus de globules, et ces globules sont beaucoup plus petits que ceux du sang. Quelque temps après sa sortie des vaisseaux, le chyle se coagule de lui-même, et sa coagulabilité est d'autant plus grande qu'il a parcouru une plus grande étendue du système lymphatique.

La *lymphe* est le liquide contenu dans le système lymphatique général, et qui prend le nom de *chyle* lorsqu'il contient le produit de la digestion. Elle n'existe pas toute formée dans les matériaux dont elle provient; on ne la rencontre que dans les vaisseaux lymphatiques, dans les plus petits comme dans les plus grands, dans les plus rapprochés de leur origine comme dans ceux qui en sont le plus éloignés, ce qui doit nous faire admettre que sa formation coïncide avec son absorption par les radicules lymphatiques. Quoique la lymphe soit identique dans les vaisseaux les plus rapprochés de leur origine et dans le canal thoracique, cependant nous la voyons quelquefois un peu différente d'elle-même, selon l'état d'intégrité du système lymphatique et selon la qualité ou l'état des matériaux qui l'ont composée. On peut aussi la trouver mêlée à des matières étrangères, que les vaisseaux lymphatiques ont absorbées mais qu'ils n'ont pas élaborées, selon que ces matières viennent du canal digestif ou d'autres parties. Ajoutons qu'en traversant les ganglions lymphatiques qu'il rencontre sur son passsge, le liquide doit éprouver un degré supérieur d'élaboration et d'animalisation. Ce genre d'utilité des ganglions lymphatiques nous est démontré par leur prédominance dans l'âge où la digestion est le plus active, ainsi l'enfance et l'adolescence ; leurs maladies, comme le prouvent le carreau et les scrofules, ont la plus funeste influence sur la nutrition.

Quand on veut se procurer de la lymphe pure, il faut tuer l'animal trois ou quatre jours après l'avoir fait manger ; sans cette précaution, la liqueur serait encore imprégnée de quelques parties puisées dans les intestins par les chylifères. La couleur de la lymphe est rosée, opaline, ayant, comme le chyle, une odeur légèrement spermatique. Elle a la propriété de se coaguler, et son caillot présente un grand nombre d'arborisations qui ont l'aspect de vaisseaux capillaires. Quand on traite ce caillot par l'acide carbonique, il devient pourpre, et d'un rouge rutilant quand on le plonge dans l'oxigène. Selon les expériences de M. Magendie, pendant le temps de la digestion le système lymphatique général se désemplit en partie, tandis qu'aussitôt le travail de la chylose terminé, la lymphe reparaît en abondance dans ce système de vaisseaux. C'est ainsi que la lymphe alterne avec le chyle pour occuper le canal thoracique qui ne se désemplit jamais.

Quand on soumet un animal à l'abstinence pendant sept à huit jours, le système, si on l'observe alors, est chargé de lymphe plus visqueuse et plus opaline que dans l'état normal ; mais si l'on prolonge cette abstinence jusqu'à produire la mort de l'animal, on ne trouve plus ou presque plus de lymphe.

Ces deux fluides, le chyle et la lymphe, sont l'un et l'autre composés d'eau, d'albumine, de fibrine et de sels, mais en proportions différentes. MM. Dumas et Muller ont dit dernièrement que la lymphe était tout simplement du sang, qui se filtre dans les capillaires des glandes, après s'être chargée d'eau salée par quelque effet d'endosmose, etc. Nous laissons à ces savants la responsabilité de leur opinion.

Les anciens, qui n'avaient pas connaissance du système lymphatique, regardaient la lymphe comme la sérosité du sang ; et il en fut de même encore aux premiers temps de la découverte de ces vaisseaux, car alors on voyait dans ceux-ci la simple continuation des dernières artérioles, et l'on disait que le sang, arrivé aux extrêmes ramifications des artères, se partageait en deux parties, une rouge, plus consistante, qui était rapportée par les veines ; une blanche, séreuse, qui était rapportée par les lymphatiques ; par conséquent, ajoutait-on, la lymphe n'est que la partie séreuse du sang.

Les vaisseaux lymphatiques n'ont pas été trouvés de prime abord par le même anatomiste. En 1565, un médecin italien, Eustachio, aperçut bien le canal thoracique, mais il le considéra comme une veine, et sa découverte ne servit à rien. En 1622, un autre Italien, Aselli, constata la présence des vaisseaux chylifères, partie du système lymphatique qui recueille le produit de la digestion, le chyle, mais en les regardant comme destinés à porter le chyle au foie qui devait le convertir en sang. La science gagna fort peu encore à cette révélation. En 1649, Pecquet, médecin de Dieppe, vit de nouveau le canal thoracique, mais il montra de plus que ce canal était le tronc commun des vaisseaux chylifères, et qu'il allait verser le contenu de ces vaisseaux dans la veine sous-clavière. Ainsi périt l'ancienne doctrine de l'hématose. De 1651 à 1652, les vaisseaux lymphatiques généraux furent enfin découverts ; trois médecins s'en disputèrent la gloire : Rudbeck, Joliff et Thomas Bartholin. Ce fut alors que tomba la vieille théorie de l'absorption, et la connaissance du système lymphatique et de ses fonctions commença de faire des progrès notables par les travaux successifs de Nuck, Ruysch, Albinus, J. Hunter, Cruickshanck, Mascagni, etc. Les recherches de ces savants eurent principalement pour but de démontrer que toutes les absorptions, internes et externes, devaient être attribuées aux vaisseaux lymphatiques. Plusieurs anatomistes de nos jours partagent encore à peu près cette opinion.

Si donc nous admettons avec ces savants le

système lymphatique comme l'agent des diverses absorptions, la lymphe ne peut pas dériver du sang seul, elle doit provenir de toutes les absorptions internes. De même que, dans l'absorption externe, le chyle dérive des aliments chylifiés; de même, dans les absorptions internes, la lymphe comme le sang veineux doivent dériver des substances que recueillent ces absorptions. Les absorptions internes, telles que les sucs séreux, la sérosité du tissu cellulaire, la graisse, la synovie, le suc médullaire, etc., ne rentrent jamais dans le torrent de la circulation sous leur forme propre, mais toujours sous celle de lymphe et de sang veineux, selon qu'elles sont absorbées par les vaisseaux lymphatiques ou par les veines. Les absorptions internes ont un double but; elles concourent à la décomposition du corps, en recueillant les matériaux usés des organes, et à sa recomposition, en fournissant aux organes les matériaux nouveaux constitutifs de la lymphe. Elles maintiennent aussi l'équilibre de beaucoup de sécrétions, par l'enlèvement de certains fluides surabondants.

L'opinion que les lymphatiques seuls absorbent, finit par ne plus trouver de contradicteurs, et régna jusqu'au moment où M. Magendie, en 1809, lut à l'Académie des sciences un mémoire sur des expériences qu'il avait faites avec M. Delille, lesquelles expériences semblaient établir que *les vaisseaux lymphatiques ne sont pas toujours la route sui-*

vie par les matières étrangères pour parvenir au système sanguin, mais que probablement il s'opère aussi une absorption directe par les veines.

Les expériences de MM. Magendie et Delille ont été répétées par beaucoup de physiologistes ; et les résultats obtenus ont été en partie concordants, en partie contradictoires.

Ce qui paraît établi aujourd'hui d'une manière positive, ce sont les faits suivants : « 1° que les » vaisseaux lymphatiques du mésentère absorbent » dans les intestins remplis du produit de la di- » gestion, non pas le chyle lui-même, mais les » matériaux organiques de ce liquide, quelquefois » aussi des substances étrangères non altérées, » mais toujours au moins à l'état de dissolution, » comme certains sels, ou de division extrême, » comme les corps gras ; 2° que les lymphatiques » de toutes les parties du corps ramènent au cœur » un sang, qui diffère surtout de celui qu'apportent » les artères en ce qu'il ne contient plus de glo- » bules rouges. Arrivé à l'extrémité des capillaires » artériels, le sang qui a perdu une certaine quan- » tité de ses matériaux constituants, notamment de » sa fibrine, s'y partage en deux portions. Tous les » globules s'introduisent dans les capillaires des » veines. Quant au liquide qui les tenait en sus- » pension, et dans lequel la fibrine est dissoute » avec l'albumine et différents sels, il revient en » partie par le système veineux, en partie par le

» système lymphatique. » (Breschet, *ouvrage cité.*)

Ceci étant, et d'après les nombreuses expériences faites en vue de démontrer quels sont les véritables agents de l'absorption, il me semble que l'on peut admettre les vaisseaux lymphatiques comme absorbant les matériaux nutritifs qui se séparent du chyme pendant l'acte de la digestion, et qui ont besoin de subir une certaine élaboration avant d'être portés dans la circulation sanguine. Cette élaboration préparatoire doit particulièrement s'opérer dans les radicules et ganglions lymphatiques, que je crois plutôt formés d'une espèce de parenchyme particulier, fourni de nerfs, d'artères et de veines, que d'un simple pelotonnement des vaisseaux lymphatiques. Les liquides, comme l'eau, la sérosité des plèvres, du péritoine, de l'arachnoïde, etc., les fluides des membranes synoviales, des aréoles du tissu cellulaire, des cellules du tissu adipeux, des membranes médullaires et diploïques, etc., doivent avoir moins besoin de cette élaboration et peuvent être absorbés en même temps par le système lymphatique et par les veines, de façon, dans ce dernier cas, à éviter le long détour des vaisseaux lymphatiques.

Mais comment se fait le passage de la partie ténue du sang, du chyle ou de ses matériaux organiques, de la lymphe, etc., dans les vaisseaux lymphatiques? On ne le sait pas, car on n'aperçoit de contractions ni dans les villosités intestinales, ni dans les vaisseaux lymphatiques, ni dans le canal thoracique. Pour expliquer cette action il faudrait recourir à des hypothèses, et ce ne serait pas physiologique.

CHAPITRE III.

Considérations pathologiques sur le système lymphatique.

Comme les stimulations qui agissent le plus généralement sur le système lymphatique sont celles des membranes de rapport, autrement dites la peau et les muqueuses, dans le voisinage desquelles se trouvent aussi le plus grand nombre de vaisseaux et de ganglions lymphatiques, il n'est pas étonnant que ce système vasculaire soit souvent phlogosé. Quand les vaisseaux qui le composent sont le siége d'une inflammation aiguë, on les voit se former en cordons rouges, tendus, douloureux, qu'entoure une couche épaisse de tissu cellulaire rouge, condensé, infiltré de sérosité sanguinolente et souvent puriforme. L'inflammation aiguë se comporte là comme dans les autres vaisseaux. On l'a vue déterminer à l'intérieur des lymphatiques un amas de matière plastique qui, s'organisant, transformait le vaisseau en un cordon imperméable. M. Andral a trouvé un canal thoracique à l'état de cordon fibreux, lequel, au-dessus de l'oblitération, était rempli de lymphe apportée par un vaisseau lymphatique considérable. Dupuytren et le même praticien ont rencontré des vaisseaux lymphatiques et un autre canal thoracique gorgés de pus, dans les environs de collections purulentes. D'où venait ce pus? Venait-il de l'abcès? Je ne le pense pas : car les globules du pus sont plus gros que ceux de la lymphe, du chyle et même du sang; il est donc difficile de pouvoir admettre la vraisemblance de leur introduction dans les radicules des lymphatiques. On doit plutôt croire que le pus avait été formé pendant l'inflammation de ces vaisseaux eux-mêmes.

L'inflammation des ganglions est quelquefois si intense, que le pus s'y développe très-promptement, et, une fois formé, s'infiltre dans le tissu cellulaire environnant,

Le système lymphatique étant doué d'une sensibilité obscure, et ne recevant qu'un petit nombre de vaisseaux sanguins très-déliés, se trouve, à cause de cela, très-exposé aux inflammations chroniques et aux altérations qui sont la conséquence de celles-ci.

Lorsque l'inflammation chronique ou subinflammation d'un point du système a lieu, les changements anatomiques se bornent à un épaississement, à un gonflement des vaisseaux et des ganglions;

si cette inflammation ne dure pas très-longtemps, la résolution s'opère, et il n'en reste point de traces. On voit tous les jours la tuméfaction des ganglions lymphatiques apparaître à l'aisselle quand il existe une tumeur cancéreuse du sein, et cette tuméfaction disparaître après l'ablation de la tumeur. Il en est de même pour les ganglions de l'aine, dans les cas de sarcocèle, de coxalgie, de tumeur blanche du genou; leur tuméfaction ne dépasse point la durée de la maladie. Cependant il y a des cas où la tuméfaction secondaire tombe dans un état de dégénérescence tel, qu'il faut y porter le fer. C'est alors au chirurgien d'en apprécier la nature.

L'inflammation des vaisseaux et des ganglions lymphatiques peut déterminer la suppuration au lieu de l'induration. Or l'inflammation attaque bien plus fréquemment les ganglions que les vaisseaux. Quand la suppuration s'y établit, le tissu du ganglion devient grisâtre; sa densité diminue; le tissu cellulaire environnant s'infiltre. Bientôt de petites vacuoles remplies de pus apparaissent; et au fur et à mesure que la suppuration augmente, les cloisons de ces vacuoles s'amincissent et finissent par être annulées. Au bout de quelque temps, le gonflement ganglionnaire s'enveloppe d'une poche unique, réceptacle d'une collection purulente plus ou moins considérable, dont la couleur et la consistance peuvent varier.

Les ganglions lymphatiques éprouvent souvent la dégénération tuberculeuse, laquelle présente l'aspect d'un pus épais, granuleux. Quelquefois le produit du ramollissement se sépare en deux parties ; l'une ressemble à du caséum, et l'autre à du petit-lait. MM. Andral et Cruveilhier disent avoir vu de la matière tuberculeuse dans les vaisseaux lymphatiques et dans le canal thoracique. Plusieurs anatomistes prétendent avoir rencontré de la sanie ichoreuse dans les vaisseaux lymphatiques qui se rendent d'un organe cancéreux aux ganglions environnants, et croient que c'est ainsi que se forment les ganglions cancéreux.

Les ganglions lymphatiques peuvent aussi devenir mélanosés. Enfin, on trouve quelquefois le système lymphatique ossifié dans certains points, ou contenant de la matière calcaire, des fongosités.

On comprend aisément que lorsque le système lymphatique est malade, le liquide qu'il est destiné à charrier doive aussi éprouver un certain degré d'altération. Nous avons déjà dit qu'il nous semblait difficile d'admettre que du pus et du sang aient été trouvés mêlés à de la lymphe, les globules de ces premiers liquides étant plus volumineux que ceux de l'autre. Cependant plusieurs auteurs d'une grande autorité en anatomie pathologique prétendent avoir reconnu, non-seulement du pus et du sang, mais aussi de la bile dans les vaisseaux lymphatiques. Tâchons d'expliquer ce phénomène.

Comme nous l'avons déjà vu, la cause principale des phlogoses ganglionnaires consiste dans la stimulation des membranes de rapport qui avoisinent les ganglions. Cette stimulation, produite par des corps étrangers, met les vaisseaux lymphatiques qui partent des membranes et les ganglions auxquels ces vaisseaux vont aboutir, dans un état d'irritabilité qui augmente l'absorption. Quand la muqueuse des bronches est enflammée, par exemple, les ganglions bronchiques se tuméfient, et si le catarrhe continue longtemps, les ganglions éprouvent une véritable phlegmasie. Il en est de même pour les engorgements du mésentère, dans les cas d'inflammation prolongée de la muqueuse intestinale. C'est ainsi encore que se développent les engorgements des ganglions lymphatiques de la région inguinale pendant le cours des inflammations des muqueuses génitales, soit qu'elles proviennent de la masturbation répétée, comme je l'ai vu très-souvent, ou d'un coït impur. Les inflammations de la bouche, de la face et du cou, les éruptions croûteuses du cuir chevelu, produisent le même effet sur les ganglions cervicaux; c'est ce qu'on observe chez les enfants rachitiques ou scrofuleux qui ont presque toujours les dents cariées, encroûtées de tartre, et la bouche dans un état permanent d'irritation.

Les inflammations des membranes séreuses

n'ont pas la même influence sur les ganglions lymphatiques. Nous voyons tous les jours des malades mourir de pleurésie ou de péritonite chroniques, sans que l'on rencontre chez eux d'engorgements ganglionnaires; et si quelquefois il s'en trouve, c'est qu'il y avait eu en même temps phlegmasie des bronches ou de la muqueuse intestinale. Cela ne viendrait-il pas alors de ce que l'absorption se ferait, dans les membranes séreuses, plutôt par les veines que par les vaisseaux lymphatiques?

L'inflammation des vaisseaux et ganglions lymphatiques devient bien plus intense quand elle est causée par des liquides très-âcres, et susceptibles de parcourir avec rapidité le système absorbant, tels que le virus vaccin, la sanie des cadavres, etc.

Après cet aperçu du système lymphatique, de ses fonctions et de ses lésions, il aurait peut-être fallu dire quelques mots des tissus blancs, qui peuvent être avec lui le siége de la subinflammation scrofuleuse; mais comme ces tissus sont très-abondamment répandus dans l'économie, le peu que j'en dirais ne laisserait pas que de me mener très-loin ; je n'en parlerai donc pas.

CHAPITRE IV.

Théorie et nature des Scrofules.

On ne connaît pas de maladie qui ait été le sujet de plus de théories, et ait donné naissance à plus d'hypothèses que la maladie scrofuleuse ; cependant, malgré les travaux des anciens et des modernes sur cette affection, peut-être même à cause de leur nombre, l'histoire en est encore remplie de confusion.

Jusqu'au dix-septième siècle, on entendait seulement par scrofules ou humeurs froides les engorgements des ganglions lymphatiques du cou : mais quand fut découvert le système lymphatique, on commença de voir que les engorgements de ces ganglions coïncidaient souvent avec d'autres engorgements à l'intérieur; on pensa que des effets multiples pouvaient bien être dus à la même cause, c'est-à-dire à une altération des humeurs de la lymphe, et l'on désigna le principe de cette altération sous le nom de vice ou virus scrofuleux.

Quoique la maladie scrofuleuse ait donc servi de thème aux divagations les plus erronées touchant sa nature, tout écrivain praticien qui veut aujourd'hui parler à son tour de cette affection, est obligé de rechercher encore comment elle naît, et par conséquent d'avoir une théorie à lui ; sans quoi il lui serait impossible d'établir son traitement sur des bases solides, but final de toute monographie.

Depuis une trentaine d'années que la médecine a été élevée à peu près au rang des sciences exactes, la véritable nature de la maladie scrofuleuse est devenue plus facile à établir. Avant toutefois d'exposer nos propres idées à ce sujet, nous croyons devoir dire quelques mots des théories anciennes, et même de celles que certains modernes paraissent avoir inventées.

Hippocrate attribuait les scrofules à une *pituite* épaisse, surabondante, qui envahissait les glandes et produisait leur tuméfaction. Galien était à peu près du même avis que le père de la médecine : dans sa *pensée* les scrofules résultaient d'une matière pituiteuse froide et visqueuse qui se déposait dans les glandes, ou représentaient une espèce de *chair sèche* impossible à dissoudre. On voit que Galien confondait les engorgements glanduleux avec les maladies squirrheuses qui en sont quelquefois la suite. Celse, enfin, regardait la maladie comme le résultat d'une concrétion sanguine et purulente dans les glandes.

Ce sont les idées d'Hippocrate, de Galien et de

Celse qui sont servi de thème aux nombreuses hypothèses successivement risquées sur les scrofules, jusqu'au moment de la découverte du système lymphatique. Nous passerons sous silence les théories d'un grand nombre d'écrivains qui se sont bornés à copier, en les modifiant un peu, les suppositions des trois grands hommes dont nous venons de parler ; mais il nous est impossible de ne pas dire un mot de l'opinion de quelques auteurs bien placés dans la science, et venus, d'ailleurs, postérieurement à la découverte des vaisseaux lymphatiques.

A partir de cette découverte, les idées sur la nature des scrofules prirent, comme nous l'avons dit, un peu plus de précision, et la cause de la maladie fut alors placée presque exclusivement dans l'altération de la lymphe, dans son acidification, dans son épaississement ou dans la faiblesse des vaisseaux et ganglions lymphatiques, selon que les auteurs étaient humoristes, chimistes ou solidistes. Bordeu attribua les scrofules à un état d'acidité particulier des fluides : il prétendait « que cet » acide producteur des écrouelles était l'effet d'une » disposition naturelle aux solides et aux liquides » chez les enfants, disposition qui excite l'acidifi- » cation des humeurs, et qui, par conséquent, » donne naissance à un levain dont le développe- » ment peut causer beaucoup de ravages. » Charmeton donnait pour cause à la maladie un état d'acidité, de salure et d'épaississement de la lymphe; Peyrilhe, un acide coagulant; Dehaen, une altération des humeurs consécutives à la variole; Bernard, un vice quelconque de la lymphe; Garnet, une altération du fluide nerveux, etc. etc. Avant ces auteurs, Ethmuller avait prétendu, comme depuis lui Peyrilhe, que le vice scrofuleux n'était qu'un acide d'un genre spécial qui opérait la coagulation des sucs lymphatiques. D'autres, nous l'avons déjà dit, ont regardé la maladie comme provenant d'une altération primitive de la lymphe, altération occasionnée par la présence d'un principe nuisible qu'ils désignaient sous le nom de vice ou virus scrofuleux. Un écrivain contemporain, M. Lugol, est encore dans ces idées; il affirme « que l'existence de ce vice, quel qu'il soit, est congénitale » et qu'elle est toujours révélée par le développement de tubercules; cette production est en effet » la *scrofule* elle-même, son signe anatomique, » pathognomonique, celui-là seul qui la caractérise et qui donne de la valeur à tous les autres » symptômes... Le *tubercule* est de même origine et reconnaît le même mode de formation » que tous les organes; il est lui-même une sorte » d'organe qui a sa vie particulière, comme le foie » et la rate ont la leur propre : comme eux il fait » son évolution spontanée; c'est une production » pathologique qui modifie profondément tous les » éléments organiques, et par suite leurs fonctions,

» et qui imprime au sujet qu'elle affecte une com-
» plexion particulière qui n'est autre que la com-
» plexion tuberculeuse, complexion originaire de
» laquelle dérivent ensuite des tubercules qui
» peuvent envahir tous les tissus, et un nombre
» infini de maladies improprement appelées scro-
» fules. »

Nous ne perdrons pas le temps de nos lecteurs à réfuter une théorie vraiment indigne de notre siècle ; nous dirons seulement que si les idées de M. Lugol pouvaient être vraies, les neuf dixièmes du genre humain seraient scrofuleux. Selon ce médecin, tout malade atteint d'une ophthalmie, d'un abcès froid, d'ulcères cutanés, accompagnés de tubercules, est un scrofuleux. Bien plus, un malade est encore scrofuleux quoiqu'il n'ait pas lui-même de tubercules, mais parce que quelqu'un de sa famille en aura eu ! Et comme M. Lugol, dans ses appréhensions philanthropiques, voudrait qu'on empêchât les scrofuleux de se marier, nous verrions bientôt la fin du monde. M. Lugol, sur ce dernier point, pense différemment que Thomas Warthon et Faure, qui conseillaient au contraire de marier de bonne heure les scrofuleux, se fondant sur cette idée que les scrofules sont dues à l'absorption et au transport de la liqueur séminale dans l'économie, liqueur qu'ils croyaient capable d'altérer la lymphe. Ces auteurs avaient été amenés à leur fausse théorie après avoir remarqué que souvent les scrofules se guérissent vers l'époque de la puberté ; mais la crise heureuse qui se développe quelquefois alors s'observe aussi fréquemment chez les filles que chez les garçons, et cependant les organes génitaux des filles ne sécrètent point de liqueur séminale. Leur opinion était donc aussi naïve que celle de M. Lugol est absurde. Ce qui est peut-être le plus nuisible aux scrofuleux, ce sont les excès vénériens, surtout quand les sujets sont très-jeunes.

Baumes, célèbre médecin de Montpellier, après avoir cherché à établir les qualités chimiques qui rendent la lymphe propre au développement des scrofules, a dit que cette maladie était due « à la » présence et à l'aberration d'un acide phospho- » reux ou phosphorique, réagissant sur les sucs » albumineux, qu'il tend à concréter et à dénaturer » dans le même temps que diminuent et s'affai- » blissent les rapports que le calorique et la lu- » mière ont avec les hommes et les parties solides » des corps vivants. » *Traité sur le vice scrofuleux, 2e édition, page* 32.

Ainsi donc, suivant Baumes, la constitution lymphatique scrofuleuse proviendrait de la surabondance de l'acide phosphorique qui s'empare de la chaux pour la transporter dans le torrent de la circulation ; de là le ramollissement des os, etc. Cette théorie pourrait présenter de la vraisemblance si l'on était parvenu à démontrer une présence quelconque de l'acide phosphorique dans nos fluides; mais il n'en est rien, et la chimie n'a encore pu nous faire voir cet acide ni dans le sang ni dans la lymphe.

Hufeland dit que « la maladie scrofuleuse con- » siste dans un haut degré de faiblesse et d'atonie » du système lymphatique, joint à une irritation » spécifique de ce même système et à une altéra- » tion particulière de la lymphe... L'affection du » système lymphatique qui constitue le vice scro- » fuleux altère la qualité de la lymphe; c'est cette » altération qu'on nomme acrimonie de la lymphe, » virus scrofuleux. » Il considère comme impossible de démontrer par la chimie la nature de l'acrimonie scrofuleuse; mais la lymphe contractant une tendance à l'acidité, et cette acidité étant un des caractères de l'acrimonie scrofuleuse, « il est probable que l'acrimonie scrofuleuse est » déterminée par un acide. »

La théorie du célèbre Hufeland ne vaut pas mieux que celle de ses devanciers. Comment concevoir en effet que le système lymphatique soit à la fois dans un grand état de faiblesse et dans un grand état d'irritation?

Passons aux théories des médecins solidistes.

Sœmmering pensait que la maladie scrofuleuse dépendait du relâchement et de la dilatation passive des vaisseaux absorbants, état qui, selon lui, devait déterminer la stagnation et l'altération des fluides lymphatiques. Cabanis fut à peu près de la même opinion. Suivant ce maître, les bouches absorbantes des lymphatiques ont une grande activité, tandis que les vaisseaux et les ganglions sont plongés dans une profonde atonie. Richerand n'a dit ni plus ni moins : il a attribué la maladie à une atonie des vaisseaux et des ganglions lymphatiques et à une exagération du système. Cette manière de voir nous paraît irrationnelle : car les individus lymphatiques ne sont pas tous scrofuleux, tant s'en faut, et la prédominance du système lymphatique n'est pas toujours une cause de sa débilité. Au contraire, les sujets à constitution très-lymphatique sont plus disposés aux irritations de leur système prédominant que ceux dont le tempérament diffère; c'est évidemment la cause de la grande irritabilité de l'appareil dont il s'agit.

Plusieurs médecins, au nombre desquels nous devons placer Astruc, Camper, Stoll, Portal, Richerand, Hufeland, Alibert, etc., ont pensé que l'affection scrofuleuse était souvent déterminée par la syphilis, et devenait alors un produit de la dégénération du virus syphilitique. Cette opinion a été provoquée par ce qui se passe chez les individus lymphatiques quand ils ont contracté la vérole. Dans ces sujets, en effet, si la syphilis est négligée ou mal soignée, elle donne une impulsion au système lymphatique, principalement après avoir passé à l'état chronique ou de diathèse ; et comme la maladie syphilitique attaque à peu près les mêmes tissus que la maladie scrofuleuse, il est aisé de comprendre que le système lymphatique et les tissus blancs, en se subinflammant, offrent de la ressemblance avec le développement scrofuleux. Nous avons vu fréquemment la vérole déterminer la subinflammation scrofuleuse chez des sujets prédisposés ; nous avons aussi rencontré des malades atteints, depuis longues années, de tumeurs ganglionnaires indolentes et comme indurées, qui, après avoir contracté la maladie vénérienne, voyaient leurs tumeurs s'échauffer, s'enflammer d'une manière aiguë ou subaiguë, et se terminer ensuite par résolution, le plus souvent par suppuration. Dans la suite de cet ouvrage, nous aurons occasion de rapporter là-dessus quelques observations très-intéressantes. Si la maladie vénérienne a duré longtemps, le système lymphatique reste, après qu'elle a disparu, dans un état d'irritabilité qui prépare singulièrement aux scrofules, surtout quand les sujets y sont prédisposés, ou s'ils vivent au milieu de circonstances hygiéniques propres à les faire naître. Portal, qui a été l'un des promoteurs de l'idée que les scrofules sont la suite de la dégénérescence du virus vénérien, rapporte, pour étayer son opinion, une observation remarquable.

« On fut frappé à Paris, dit-il, il y a une cin-
» quantaine d'années, du nombre considérable
» d'enfants qui étaient atteints d'engorgements

» dans les viscères abdominaux, d'une grosse tête dif-
» forme, de rétrécissement de la cavité de la poitrine,
» et dont quelques-uns périssaient phthisiques, de
» convulsions, ou restaient stupides. On remarqua
» sur le corps de quelques-uns de ces enfants des
» engorgements des glandes lymphatiques au bas
» du visage, du cou, des aisselles, des aines, et enfin
» on découvrit sur quelques-uns d'eux des pustu-
» les à la peau, des chancres aux lèvres, aux par-
» ties de la génération; et comme la plupart de ces
» enfants avaient été nourris à Montmorency et
» lieux voisins, le gouvernement crut devoir y en-
» voyer deux médecins pour découvrir la cause du
» mal et pour l'arrêter, s'il était possible, dans son
» cours. Morand père et Lassonne, membres de
» l'Académie des sciences, furent chargés de cette
» commission ; ils découvrirent dans les nourrices
» des traces du virus vénérien, plus ou moins dé-
» généré. Un grand traitement fut administré, et
» les nourrices devinrent saines, et capables de
» fournir dans la suite un meilleur lait à leurs
» nourrissons ; aussi le mal fut arrêté dans sa
» source. La plupart des enfants furent traités par
» les mercuriaux, unis aux antiscorbutiques, et
» ceux dont le mal n'était pas trop ancien, ou chez
» qui il n'avait pas fait de grands progrès, guéri-
» rent ; mais ceux qui ne furent pas bien guéris, et
» qui cependant dans la suite contractèrent le ma-
» riage, n'engendrèrent-ils pas des enfants qui

» furent malades comme eux? Cela est hors de » doute; et ce qui est encore très-probable, c'est » que la nature de leur maladie aura été d'autant » plus difficile à reconnaître, que le virus vénérien » ne se sera pas manifesté aux parties de la géné- » ration, mais par d'autres maux. » (Portal, *Considérations sur la nature et le traitement de quelques maladies héréditaires ou de famille*, in-4°, 1808, page 35.)

Ce que nous venons de rapporter ne nous démontre pas invinciblement que toutes les nourrices de Montmorency, *et lieux voisins*, aient été, à l'époque indiquée par Portal, atteintes de la maladie vénérienne, ainsi que leurs nourrissons; mais nous sommes plutôt porté à penser que ces femmes, à cause des conditions hygiéniques au milieu desquelles elles vivaient, de leurs logements, de leur nourriture, étaient d'une constitution lymphatique. Sous l'influence de cette constitution, plusieurs maladies, ayant de la ressemblance avec l'affection scrofuleuse, s'étaient développées chez elles et chez leurs nourrissons. Et en supposant même qu'il y eût eu infection syphilitique, les faits que nous avons rapportés démontreraient tout simplement que la syphilis peut déterminer la subinflammation scrofuleuse du système lymphatique et des autres tissus blancs, mais nullement que le virus vénérien dégénère en *virus* scrofuleux. W. Hunter dit, et nous le répétons avec lui, que la maladie vénérienne peut déterminer l'engorgement des glandes lymphatiques, de manière à leur faire prendre un caractère scrofuleux, surtout quand les sujets sont prédisposés.

Nous n'avons pas l'intention d'achever la revue des théories plus ou moins bien imaginées au moyen desquelles on a prétendu expliquer l'origine de la maladie scrofuleuse. Ce volume y suffirait à peine, et nous avons voulu faire, non un ouvrage critique, mais un ouvrage pratique : rien de plus, rien de moins. Aujourd'hui, grâce aux travaux de l'illustre Broussais et à leur influence sur les études médicales, le champ de la science est heureusement déblayé des immondices qui l'encombraient, des vices, des virus, des âcretés acides ou alcalines, des acrimonies, etc., fantômes qui n'ont jamais existé que dans le cerveau de leurs auteurs. Nous sommes néanmoins dans l'obligation de parler succinctement de quelques rêveries modernes, contemporaines des travaux de l'école physiologique. En lisant ce qui suit, on sera surpris de voir combien en toutes choses la vérité a de mal à se faire jour, tant est grand le despotisme de la routine, tant est puissant l'absurde respect de la vieillerie et des préjugés.

Voici, par exemple, ce que nous dit M. Lepelletier : « Les scrofules, considérées dans leur état de » simplicité, dégagées de toutes les complications » qui peuvent en modifier la nature, ne sont autre

» chose *qu'une disposition particulière de tous les so-*
» *lides organiques,* » (disposition que M. Lepelletier désigne indistinctement par les termes de *diathèse* ou de constitution scrofuleuse). « Cette constitution
» dépend constamment d'une altération notable de
» la nutrition ; d'où résulte un *défaut d'élaboration*
» *vitale, d'animalisation, un véritable étiolement dans*
» *les tissus organiques.* C'est toujours, en dernier ré-
» sultat, sur la nutrition qu'agissent les causes dé-
» terminantes de l'affection strumeuse. »

Ce médecin ajoute que les causes qui détériorent la nutrition et celles qui produisent les scrofules, sont absolument les mêmes. Elles agissent, selon lui, sur la nutrition, de l'une des trois manières suivantes : « 1° en entretenant dans les organes une
» sorte de langueur et d'inertie, qui les rend inca-
» pables d'exercer la sécrétion nutritive avec la
» perfection et l'activité convenables, lors même
» qu'ils auraient à leur disposition des éléments ré-
» parateurs de bonne qualité ; 2° en présentant aux
» solides vivants des matériaux nutritifs indigestes
» et de mauvaise nature, qui ne peuvent donner
» naissance qu'à des organes faibles et mal consti-
» tués, lors même que l'élaboration vitale s'effec-
» tuerait avec force et régularité ; 3° enfin, en s'op-
» posant à la liberté des excrétions chargées d'en-
» lever à l'économie le résidu nutritif, d'où résulte
» nécessairement un état de gêne et d'anxiété pour
» tous les organes auxquels sont continuellement

» rapportées, par le mouvement circulatoire, des » molécules qui, n'étant plus de nature à s'assi» miler à leur tissu, les fatiguent sans cesse par » leur présence. »

Ainsi, dans la triple division qu'on vient de voir, ces causes produisent l'état scrofuleux en rendant la nutrition imparfaite, en la pervertissant, d'où résulte nécessairement un étiolement organique; et c'est principalement dans les tissus blancs, les vaisseaux et ganglions lymphatiques, les ligaments, les tendons, les os, les cartilages, etc., que se manifestent les symptômes de la diathèse scrofuleuse, parce que ces tissus jouissent de moins d'énergie vitale.

Cependant, M. Lepelletier fait observer qu'il faut se garder de confondre la diathèse scrofuleuse avec cet affaiblissement général, cette pâleur universelle et la maigreur effrayante qui sont le résultat des maladies longues des viscères. Dans le premier cas, celui des scrofules, la nutrition, selon M. Lepelletier, est plutôt imparfaite et vicieuse qu'affaiblie; dans le second cas, au contraire, un défaut notable d'activité constitue le principal dérangement de cette fonction. Il ne faut pas non plus, dit encore M. Lepelletier, confondre l'état scrofuleux des tissus avec leur *atonie*, leur *relâchement*, comme l'ont fait beaucoup d'auteurs. Pour expliquer la différence qui existe entre les deux états, l'ingénieux écrivain hasarde une comparaison dans laquelle il assimile les tissus affaiblis à un fruit mûri sous l'influence du calorique et de la lumière artificielle, et dont la chair molle est remplie de sucs insapides; et les tissus scrofuleux à un fruit absolument privé de calorique et de lumière, environné d'une atmosphère humide et froide, et dont la pulpe serait aigre, acerbe, crue, et abreuvée de sucs âcres. Cette comparaison ne nous semble pas heureuse : dans les maladies chroniques, la nutrition est toujours altérée, pourquoi les scrofules n'en sont-elles pas une suite? Voici donc un premier terme inexact. Et le second n'est pas plus vrai, car les tissus blancs ne témoignent pas plus d'atonie que les autres tissus; ils sont, au contraire, dans un état d'irritabilité notable, surtout les vaisseaux et ganglions lymphatiques, ainsi que nous le démontrerons plus loin.

M. Lepelletier, poursuivant ses explications, nous dit que la constitution scrofuleuse dépend d'un défaut d'animalisation, d'un véritable étiolement de tous les tissus organiques, et surtout de ceux où les vaisseaux lymphatiques prédominent, tandis que les affections scrofuleuses locales consistent *dans une irritation ou une inflammation affectant une ou plusieurs parties des tissus lymphatiques, chez les sujets écrouelleux, et prenant un caractère particulier que détermine l'état actuel des organes sous l'influence de la constitution strumeuse.*

On est frappé d'étonnement en voyant un médecin distingué comme M. Lepelletier, établir une théorie sur des idées si contradictoires. Comment admettre, en effet, que des inflammations locales puissent se déclarer dans des tissus où prédominent les vaisseaux blancs, quand ce système vasculaire affecte un grand état de faiblesse? Nous sommes persuadé que si M. Lepelletier avait à faire son livre aujourd'hui, il le ferait autrement.

M. le docteur Baudelocque, qui a publié en 1833 un excellent mémoire sur le traitement de la maladie scrofuleuse, et en 1834, un traité sur les causes, la nature et le traitement de cette maladie, a droit aussi de nous occuper un instant.

La cause qu'il regarde comme la condition *sine quâ non* du développement des scrofules, est le séjour plus ou moins prolongé dans un lieu où l'air n'est pas suffisamment renouvelé. Cette altération lente de l'air atmosphérique lui semble le point de départ de la maladie; elle agit d'abord sur les liquides, sur l'hématose, qui devient vicieuse, imparfaite, parce que les parties constituantes de l'air, l'oxigène et l'azote, ont éprouvé des changements dans leur proportion relative. Ceci donné, ajoute M. Baudelocque, l'absorption de l'oxigène et l'exhalation de l'acide carbonique seront moins considérables, tandis que l'absorption et l'exhalation de l'azote seront augmentées. Ces différences influeront nécessairement sur les qualités du sang.

Ainsi donc, puisque c'est le sang qui contient les matériaux de la nutrition et des sécrétions, il est facile de comprendre l'influence d'une hématose vicieuse sur toute l'économie. « Tous les tissus, dit » M. Baudelocque, se répareront alors avec des » éléments de mauvaise nature. En vertu du mou- » vement continuel de composition et de décom- » position qui se passe dans nos parties, elles se » trouvent bientôt entièrement formées de ces élé- » ments. C'est pendant que ces changements s'opè- » rent que l'on voit se dessiner la constitution scro- » fuleuse. »

Cette théorie chimique est, selon nous, dépourvue d'exactitude. Car, si les scrofules étaient dues à la viciation du sang, par défaut d'oxigène et augmentation d'azote et d'acide carbonique, il en résulterait que le sang deviendrait noir à cause de sa non-oxigénation, et que les malades subiraient une sorte d'asphyxie chronique, surtout dans les vaisseaux capillaires des endroits les plus éloignés du centre circulatoire. Or comment expliquer par cette théorie le développement des scrofules chez les individus qui sont élevés dans les circonstances hygiéniques les plusheureuses? Et pourquoi un si grand nombre de pauvres jeunes enfants qui travaillent quinze et seize heures tous les jours dans des usines, des fabriques, où l'air n'est pas renouvelé, ne sont-ils pas tous scrofuleux? Il faut donc admettre à la maladie d'autres causes plus puissantes, causes efficientes et directes qui portent d'abord leurs attaques ailleurs que dans l'appareil sanguin.

M. Jolly (*Dictionnaire de médecine et de chirurgie pratiques, article* SCROFULES) définit les scrofules un état morbide général ou constitutionnel dans lequel les glandes et les vaisseaux lymphatiques, ainsi que les fluides qui les pénètrent, sont spécialement affectés. Cette maladie, dans sa pensée, est essentiellement complexe ; les altérations qui la constituent accusent en même temps une détérioration, une altération dans la composition des fluides, et une irritation des solides lymphatiques. On voit que ce praticien est à la fois humoriste et solidiste.

M. le professeur Bouillaud nous dit à son tour que « la constitution scrofuleuse, sous l'un de ses » rapports, n'est qu'une sorte d'exagération du » système lymphatique, mais que ce n'est pas là » tout : qu'il y a dans la constitution scrofuleuse » quelque chose de plus général, et qui ne consiste » pas seulement en un excès de développement » d'un système quelconque ; il y a une altération » intime, chimique du liquide si compliqué qui » fournit à toute l'économie les matériaux de son » développement et de sa nutrition, du sang en un » mot; altération primitive, fondamentale, et réel» lement spéciale. » Mais de quelle nature est cette altération du sang? M. Bouillaud ne le sait pas, car il voudrait que l'on fît de nouvelles recherches afin de voir jusqu'à quel point est exacte la doctrine de quelques auteurs qui admettent un excès d'acide phosphorique ou autre dans les humeurs, et notamment dans le sang des scrofuleux.

N'est-il pas fâcheux de voir un médecin aussi éminent que M. le professeur Bouillaud se jeter, comme le premier venu, dans le chaos de cet humorisme iatro-chimique que nous croyions à jamais banni de la médecine par l'école de Broussais ?

En 1844, M. le docteur Fourcault a publié un ouvrage très-instructif, ayant pour titre : *Causes générales des maladies chroniques*, etc. M. Fourcault, dans son livre, attribue aussi à une altération du sang, non-seulement les scrofules, mais encore presque toutes les maladies chroniques, les tubercules, l'endurcissement du tissu cellulaire chez les enfants nouveau-nés, etc. Il pense que cette altération du sang provient d'un *excès d'acide lactique* qui détermine la coagulation et la concrétion de l'albumine, etc.

Un médecin italien, M. Marchiandi, a publié dans le *Journal de l'Académie royale de Turin*, n° *de juillet* 1846, un mémoire ayant pour titre : *De la pathologie de la scrofule éclairée par l'étude de la chimie organique*. Cet auteur se montre grand partisan de l'humorisme iatro-chimique du célèbre professeurs Buffalini de Florence, ainsi que des travaux récents de MM. Liebig, Bernard, Dumas, Blondlot, Bouchardat, Mialhe, etc., sur les conversions chimiques de quelques aliments pendant le travail de la digestion chez l'homme ; et c'est sur ce chimisme vital qu'il a établi sa théorie de la maladie scrofuleuse. Nous allons exposer succinctement quelques-unes des idées de cet auteur, comme nous les trouvons traduites dans le savant journal de M. le docteur Rognetta, n° de septembre 1846. Suivant M. Marchiandi, « La scrofule n'est autre chose que » l'effet d'une altération du sang par suite d'un défaut d'assimilation des organes gastriques sous » l'influence de causes débilitantes, en particulier » d'un fluide électrique négatif qui frappe le système » nerveux, pendant le séjour des patients dans une » atmosphère humide...

» La déviation ou le ralentissement de l'acte assimilateur qui constitue (toujours selon M. Marchiandi) la constitution pathologique de la scrofule, se réduit constamment à une condition » défectueuse des parties organiques, lesquelles répondent faiblement à l'impression du stimulus. » Les mouvements moléculaires organiques étant » moins actifs, leur action vitale doit être aussi » moins sensible. Il en résulte manifestement que » le véritable fond de la maladie scrofuleuse est » dans une faiblesse primordiale des sources de la » vie, faiblesse universelle, non dans le sens de la » doctrine du contro-stimulus, mais essentiellement liée à une condition négative du mixte organique (*impasto organico*). De là une vie faible, » une torpeur générale, des tissus turgescents de » sérum, de lymphe insuffisamment élaborée, » des sécrétions mucoso-albumineuses abondantes,

» des dépôts d'albumine dans les organes, ce qui » donne naissance aux tubercules..... La nature » tire visiblement parti des combinaisons chimiques » dans son travail de l'assimilation et dans l'élimi- » nation des matériaux à travers le derme, les pou- » mons, le foie et les reins.....

» On peut pareillement reconnaître une action » chimique particulière dans les changements que » les aliments éprouvent pendant la digestion et dans » les métamorphoses de la matière organique à éli- » miner à travers les filtres naturels de l'économie.

» La scrofule est une de ces maladies dont le » germe réside dans des conditions organo-humo- » rales inconnues, lesquelles se transmettent de » père en fils.... L'influence héréditaire, quelle » qu'elle soit, se traduit toujours, dans l'éclosion » du germe de la maladie, par une altération du » travail assimilateur, et cette altération se mani- » feste elle-même : 1° dans un travail anormal de » l'élaboration chimique des aliments; il en résulte » des matériaux imparfaits qui, passant dans les » glandes lymphatiques, n'offrent pas de condi- » tions convenables pour le travail physiologique » normal; 2° dans une affection du système lym- » phatique ganglionnaire, par suite de l'action de » ces matériaux imparfaits. Ces deux actes opérant » de concert ou isolément et ayant pour résultat » une mauvaise chimification, les humeurs desti- » nées à la genèse des tissus organiques sont dé-

» fectueuses, ce qui entraîne le développement de » la scrofule... Ainsi, la prédisposition à la scro- » fule consiste dans un état négatif de la faculté » assimilatrice, etc. »

M. Marchiandi ajoute que, d'après les observations de Mauduit et de M. A. de Humboldt, l'air humide dépouillant les corps qui y sont plongés de leur électricité positive, les scrofuleux sont en conséquence électrisés négativement; de là résultent la faiblesse qu'ils éprouvent et la langueur de leur chimisme organique. Ainsi, l'un des éléments les plus importants du traitement de la maladie scrofuleuse serait l'électricité positive, dont l'action doit modifier l'innervation dérangée.

On voit, en résumant ce que nous venons de citer de la théorie de M. Marchiandi sur les scrofules, que, d'après lui, la maladie dépend d'une altération du sang produite par un défaut primitif de la force assimilatrice, et d'un fluide électrique négatif qui jette les malades dans un état de faiblesse et de langueur. Mais, par cette théorie spécieuse, comment encore expliquerons-nous les cas où la maladie scrofuleuse se développe chez des adultes originairement robustes? Où trouver là le défaut primitif de la force assimilatrice et l'altération *à priori* du sang que les chimiâtres modernes proclament comme conditions pathologiques des scrofules? L'état pathologique que l'on appelle scrofule, état qui développe des foyers inflammatoires, souvent suppurants, dans presque toutes les parties du corps, peut-il donc être attribué à la maladie du sang, ou, comme quelques auteurs le prétendent, à un état de faiblesse? Cela n'est pas soutenable; et la faiblesse ne peut pas engendrer de phlogoses, surtout des phlogoses si souvent réfractaires aux antiphlogistiques d'usage commun. Je sais bien que les agents thérapeutiques qui conviennent le mieux pour guérir les scrofules, étant regardés par un grand nombre de médecins comme des *stimulants*, ont pu entrer pour beaucoup dans l'admission de tant de théories erronées. Il en est de même pour le régime fortifiant auquel nous soumettons les scrofuleux avec avantage dans le plus grand nombre de cas, comme si l'on ne savait pas que les malades atteints d'affections chroniques, de subinflammations sans fièvre, ne peuvent pas supporter la diète, et par conséquent doivent être alimentés substantiellement, surtout si leurs organes gastriques sont en bon état.

Revenons au point de départ. Pour nous et pour les médecins vitalistes, la maladie scrofuleuse n'est donc qu'une subinflammation, une phlogose chronique, ayant pour siége principal le système lymphatique et consécutivement le système sanguin, complication qui entraîne alors des phénomènes très-variés, selon l'intensité de la maladie et sa diffusion plus ou moins grande. Et là-dessus nous serions curieux que les iatro-chimistes qui regardent les scrofules comme une maladie due à la faiblesse du travail assimilateur et à l'altération du sang, voulussent bien nous dire pourquoi cette faiblesse de l'assimilation et cette altération du sang ne développent pas aussi bien l'anémie, la chlorose, que les scrofules? Est-ce que toutes les maladies chroniques n'altèrent pas plus ou moins profondément l'assimilation et les forces organiques? Est-ce que le défaut du travail assimilateur peut exister sans une condition morbide des organes? Non, sans contredit!

M. Buffalini, professeur de médecine à l'Université de Florence, et chef de l'humorisme en Italie, a voulu prouver bien autre chose, dans un mémoire lu par lui en 1846, au congrès scientifique de Gênes sur la *phthisie pulmonaire en rapport avec la scrofule et les fièvres marécageuses*. Il s'est aperçu qu'il existait chez les phthisiques et les scrofuleux *un excès d'albumine dans le sang*, et que c'était là ce qui causait le développement des tubercules dans les poumons et ailleurs. Voilà de l'humorisme pur. Mais nous nous permettrons de demander à ce médecin comment il s'y est pris pour découvrir cet excès d'albumine dans le sang circulant?

Les réflexions que nous ont suggérées ces diverses théories font assez voir, nous le répétons, que nous ne sommes pas *humoriste*, mais solidiste et vitaliste.

Nous croyons donc pouvoir affirmer, d'après nos études et en toute sûreté de conscience, que les causes de la maladie scrofuleuse agissent toujours en premier lieu sur les solides, lesquels solides peuvent consécutivement modifier les liquides, les dénaturer, les rendre irritants pour les organes qu'ils traversent. Ce sont même très-souvent, d'après nous, les liquides qui étendent la maladie aux diverses parties que la constitution générale du sujet a disposées à la recevoir. Les individus prédisposés aux affections scrofuleuses, les enfants, les adolescents à *chairs molles*, comme on dit vulgairement, ont les tissus blancs très-impressionnables, et les fluides qui traversent ces tissus sont ordinairement faciles à modifier, à vicier, surtout si les sujets sont atteints en même temps de quelque lésion locale chronique. Une mauvaise alimentation, l'exposition au froid, à l'humidité, peuvent irriter, phlogoser ou subinflammer les vaisseaux et ganglions lymphatiques, puis consécutivement altérer les fluides blancs ; de là une source active d'engorgements ganglionnaires et autres ; engorgements qui se dissipent assez promptement quand les sujets ne sont pas affligés d'une constitution relative, mais qui sont tenaces et deviennent indolents, quand les sujets sont scrofuleux. Les ulcérations de la peau autour des oreilles, la teigne, les gourmes, les inflammations des gencives pendant la dentition, les angines, etc., expliquent les adénites cervicales, comme les bronchites, les entérites chroniques expliquent les engorgements ganglionnaires de la poitrine et du mésentère, de nature scrofuleuse ou non, d'après leur marche subaiguë ou chronique, et selon l'existence ou la non-existence de la complication scrofuleuse.

Véritable nature de la diathèse ou disposition scrofuleuse (1).

La diathèse ou disposition scrofuleuse consiste en une irritabilité anormale des tissus blancs, tels que les vaisseaux et ganglions lymphatiques, les ligaments, les capsules synoviales, le périoste, les membranes et lames médullaires, et même les os; enfin de tous les tissus où la circulation sanguine est peu marquée, languissante, et qui sont le moins irritables dans l'état de santé.

Dans cette disposition, il existe toujours une pléthore lymphatique, résultat d'une augmentation de la vitalité du système absorbant. Lorsque cette irritabilité est portée jusqu'à la subinflammation, c'est que l'état scrofuleux est développé. Alors la maladie a une grande tendance à s'étendre jusqu'aux

(1) J'entends par diathèse, ou disposition particulière de l'économie à contracter telle ou telle maladie, la prédominance d'un système organique quelconque, surtout lorsque les maladies sont chroniques. Ces maladies se propagent alors par similitude de tissu ou de système. Mais quand elles sont aiguës, bien que la prédominance existe, on les voit envahir des tissus différents de ceux où la diathèse a pris naissance. Il y a les diathèses scrofuleuse, rachitique, nerveuse, scorbutique, etc.

gros troncs artériels et veineux, et même jusqu'aux centres nerveux, surtout lorsqu'il y a complication locale, ce qui entraîne des phénomènes très-divers.

Quand la diathèse est très-prononcée, les vaisseaux lymphatiques semblent couvrir toutes les parties du corps. Les ganglions sont gros, abreuvés de liquides et paraissent s'être multipliés. Tous les tissus blancs sont épanouis et dilatés de même par des liquides abondants; les élaborations blanches prédominent. Le système lymphatique et ses annexes, au lieu d'indiquer de l'affaiblissement, sont dans un état d'excitation très-remarquable: nous savons que dans les prédominances sanguine et nerveuse, les sujets sont disposés aux inflammations aiguës, aux névroses ; pourquoi la prédominance lymphatique ne disposerait-elle pas aux subinflammations?

Lorsque le système lymphatique prédomine, le cœur est moins développé, moins vigoureux, de même que les vaisseaux, qui contiennent un sang moins abondant et moins riche en principes réparateurs. Les poumons, moins amples que dans l'état normal, semblent pourtant resserrés entre les parois rétrécies de leur cavité osseuse, et la respiration est sans énergie. Les tissus qui ont besoin d'une grande quantité de sang pour se réparer, comme, par exemple, les muscles, sont languissants. Les mouvements s'effectuent lentement, lâchement;

enfin l'individu est faible et résiste difficilement aux influences extérieures. Ce qui ne veut pas dire cependant que tous les systèmes organiques soient affaiblis ; seulement, dans la prédominance dont nous parlons, le sujet a la conscience d'une grande débilité, sentiment qui lui vient de ce que les liquides blancs sont peu propres à stimuler le cerveau et les organes moteurs. Ainsi, toutes les fois qu'il y a développement et énergie trop considérables du système lymphatique, il y a débilité du système sanguin. Mais ce ne sera point parce que le sujet aura le système sanguin affaibli qu'il deviendra scrofuleux, ce sera parce qu'il aura les vaisseaux blancs trop développés et trop irritables : le surcroît d'action d'un système organique étant toujours une cause d'atonie pour les autres. Dans la prédominance dont il s'agit, toutes les parties du corps qui ne semblent se nourrir que de la partie non colorée du sang, sont plus volumineuses et plus remplies de liquides, ce qui fait que, plus molles, elles offrent moins de résistance, et sont moins propres à remplir leurs fonctions générales.

Il découle naturellement de ce que nous venons de dire que, dans la diathèse scrofuleuse, les vaisseaux et autres tissus blancs sont très-irritables, très-susceptibles de recevoir et de conserver l'impression des causes morbifiques, et de donner naissance aux accidents caractéristiques des scrofules, qui peuvent être appelées le *type des subinflamma-*

tions. Le défaut de lumière et de calorique, dans une atmosphère basse, humide, rend les élaborations rouges moins complètes ; tandis qu'en ces conditions les tissus blancs augmentent de volume et jouissent d'un surcroît d'activité qui leur fait attirer et élaborer une plus grande quantité de fluides que dans l'état normal. Les causes qui agissent en diminuant la masse du sang, en altérant sa composition, comme, par exemple, une alimentation insuffisante et de mauvaise nature, produisent souvent des effets semblables. Si les sujets sont lymphatiques, ces causes détermineront les scrofules, tandis qu'elles détermineront le scorbut si les sujets sont d'une constitution sanguine, ou des névroses, s'ils sont d'un tempérament nerveux.

Ce qui est digne de remarque, c'est que, dans un milieu malsain, humide, le régime animal de mauvaise nature produira le scorbut, et que le mauvais régime végétal y produira les scrofules.

CHAPITRE V.

Caractères auxquels on reconnaît la prédisposition aux scrofules.

Comme il est rare de rencontrer la maladie scrofuleuse sans certains signes caractéristiques d'une constitution *ad hoc*, sans une physionomie particulière de toute l'habitude du corps, nous commencerons par examiner en quoi consiste cette apparence, qui pourrait être regardée à la rigueur comme le premier degré de l'état pathologique appelé *scrofules*. La constitution, autrement dite *complexion*, *prédisposition* scrofuleuse, modifie si profondément l'économie des sujets qui en sont atteints, que, tant qu'elle existe, elle imprime une manière d'être toute spéciale aux actes de la vie, dans la santé tout aussi bien que dans la maladie.

La constitution ou prédisposition scrofuleuse est due, nous le répétons, à l'augmentation de l'action organique du système lymphatique et des autres tissus blancs, et à la faiblesse relative du système vasculaire rouge : double condition ayant pour résultat la pléthore des fluides blancs. Or, l'augmentation d'action et la prédominance des tissus blancs constituant la prédisposition scrofuleuse, évidemment les maladies qui seront la suite de la surexcitation de ce système devront être des irritations, des subinflammations, et non point des maladies de faiblesse.

La constitution lymphatique est surtout caractérisée, 1° par la blancheur, la finesse et la transparence de la peau, qui laisse voir parfois sous son réseau diaphane une grande quantité de veines bleuâtres ; 2° par le développement considérable du tissu cellulaire sous-cutané et intermusculaire, gorgé de liquides blancs, et environnant les muscles de toutes parts, au point d'en effacer les saillies.

Le grand développement de ce tissu cellulaire simule une espèce d'embonpoint. Les chairs sont molles, peu élastiques ; la tête est grosse, la face est pleine, arrondie ou large, presque bouffie, et les joues, principalement les pommettes, sont souvent colorées, ce qui contraste très-agréablement avec la nuance de la peau du reste du visage. Les yeux sont ordinairement grands, ouverts, saillants, humides, avec les pupilles dilatées ; indifféremment bleus, gris ou bruns, selon le pays où se rencontrent les individus de constitution scrofuleuse : ainsi, dans le nord de la France, en Angleterre, en Hollande, en Allemagne, ces individus auront plutôt les yeux bleus, tandis qu'ils les auront noirs ou bruns dans les pays méridionaux, et même à Paris. La même remarque peut s'appliquer à la couleur des cheveux ; blonds ou roux chez les sujets des pays brumeux, humides et froids ; châtains ou bruns dans les contrées chaudes. Je suis là-dessus en différence d'opinion avec la plupart des auteurs qui ont écrit sur les scrofules ; et les nombreux malades de tous pays que j'ai continuellement occasion de voir à mes consultations des hôpitaux, m'ont depuis longtemps appris que la couleur claire des yeux et des cheveux n'est point inhérente à la constitution scrofuleuse. L'erreur des auteurs vient évidemment de ce qu'ils ont écrit sur la maladie dans des pays où les habitants ont presque tous les cheveux blonds et les yeux bleus, parce qu'aussi ce sont les pays où l'affection scrofuleuse est beaucoup plus fréquente qu'ailleurs : le soleil étant ennemi des scrofules. La bouche est communément grande; les lèvres sont grosses, surtout la supérieure; quand il fait froid, elles sont douloureuses, gercées, crevassées; les dents sont courtes et blanches, mais elles s'écaillent, noircissent, s'encroûtent de tartre, se carient et tombent de bonne heure. Le nez, les paupières, les oreilles, sont souvent gonflés, et présentent une teinte rosée, ou même rouge; la mâchoire inférieure et les pommettes sont larges; le cou est gros et court, et l'on sent des ganglions lymphatiques engorgés aux parties latérales et postérieures. La tête, grosse et large en général, comme je l'ai dit, est souvent atteinte d'éruptions croûteuses du cuir chevelu et même de la face. Les enfants lymphatiques qui ont le teint coloré sont aussi sujets à des hémorrhagies nasales. Les épaules sont un peu hautes; la poitrine est aplatie latéralement; les extrémités des os sont tuméfiées; le ventre est gros, chaud, etc. L'hiver, les pieds et les mains se couvrent volontiers d'angelures, ce qui les rend rouges, bleuâtres, violacés. Les excrétions sont presque toujours très-fétides, et la transpiration exhale une odeur acide toute particulière.

Chez les sujets de cette constitution, les fonctions digestives sont ordinairement altérées : ils ont l'appétit capricieux, tantôt très-vigoureux, tantôt complétement nul. On les voit, sans raison, témoigner du dégoût pour les viandes noires, les consommés, le vin, et désirer avidement les farineux, le laitage, les fruits crus et acides, les herbages, les salades, etc. Ils ont fréquemment le ventre distendu par des gaz; leurs selles sont variables, presque jamais normales; ils ont alternativement de la constipation et du dévoiement, mais plutôt et plus longtemps celui-ci que celle-là, surtout les jeunes enfants, chez qui le dévoiement se complique ordinairement de coliques et de vers.

La plupart des individus atteints de la prédisposition scrofuleuse sont sujets à des accès de fièvre. Des auteurs se sont emparés de cette fièvre et l'ont désignée sous le nom de *fièvre scrofuleuse*, en la regardant comme la principale voie du passage de la prédisposition scrofuleuse à l'état scrofuleux proprement dit. J'ai souvent vu, en effet, une habitude fébrile précéder l'établissement de la constitution scrofuleuse. On observe plus fréquemment cette fièvre chez les enfants que chez les adolescents. Elle est quelquefois continue pendant plusieurs jours, ou bien elle affecte le type rémittent; mais le plus souvent elle est intermittente, et commence le soir par des bâillements, de la pâleur, quelques frissons, des quintes de toux, de la gêne dans la respiration, etc. Ces prodrômes sont remplacés par une grande chaleur, suivie bientôt d'une abondante transpiration d'odeur acide, qu'on peut recueillir, si l'on veut, avec la lame d'un couteau, sur le visage et la poitrine. Cette fièvre, quand elle se prolonge, détériore promptement la constitution.

Les enfants à constitution scrofuleuse sont assez communément spirituels, aimants, sensibles; ils sont gais, ils ont des reparties et des idées heureuses : mais, malgré cette précocité d'esprit, ils sont nonchalants, fuient l'exercice, et ne peuvent supporter une application soutenue ; c'est pourquoi on les trouve si disposés à varier leurs occupations. Ce que nous disons, au surplus, des enfants déjà scrofuleux ou sur le point de le devenir, s'applique principalement aux enfants des classes riches ou aisées de la société, qui habitent les villes ; ou encore à ceux d'ouvriers bien établis, comme tailleurs, couturières, cordonniers, etc. Dans ces conditions de la vie, les enfants ont des distractions de tous les instants, et sont soumis à des sensations variées qui exercent continuellement leurs facultés intellectuelles. Mais les enfants pauvres, qui vivent dans des chambres étroites, encombrées, dans des vallées marécageuses, dans des gorges de montagnes; qui sont délaissés des journées entières pendant que leurs parents se livrent au dehors à leurs travaux ; ceux-là, tristes parias, sont loin de présenter l'aspect de leurs heureux camarades des villes : ils sont pâles, bouffis, étiolés ; leur peau est blafarde, sèche, écailleuse, et leur cerveau, sans exercice, n'envoie à leur physionomie ni intelligence ni sensibilité.

Il faut remarquer que des individus ayant la constitution éminemment lymphatique, c'est-à-dire scrofuleuse, peuvent fort bien parvenir jusqu'à la puberté, et même jusqu'à l'âge adulte, sans être atteints de scrofules bien prononcées. Mais alors, il suffira d'un coup sur la glande mammaire, d'un bouton sur le visage qu'on aura excorié plusieurs fois, pour développer l'état subinflammatoire scrofuleux, sous forme de squirrhe ou de cancer. De même aussi pour l'utérus : un ou plusieurs accouchements laborieux, ou l'abus du coït, amèneront tout à coup une affection scrofuleuse du col de cet organe.

Il faut se garder de croire, cependant, que *toutes* les personnes présentant les caractères de la prédisposition ou constitution scrofuleuse, deviennent nécessairement scrofuleuses, même celles dont les parents l'ont été ou le sont encore. Nous voyons tous les jours, au contraire, des sujets en pleine prédisposition qui, heureusement traités, ou seulement placés dans des circonstances hygiéniques favorables, changent de tempérament et de constitution, deviennent forts et robustes, tandis que d'autres arrivent à être cousus de scrofules sans jamais avoir présenté la moindre apparence d'une prédisposition. Car il faut savoir aussi que des individus de toute espèce de tempérament peuvent devenir scrofuleux, même à un âge assez avancé, sans que rien dans leur enfance ou plus tard en soit venu donner le pressentiment. Il suffit pour cela que ces personnes aient été soumises pendant quelques mois aux causes sous l'influence desquelles la maladie se développe le plus ordinairement : ainsi une habitation humide, obscure, trop étroite ; une alimentation végétale parcimonieuse ; le défaut d'exercice à l'air libre ; de la tristesse, de l'ennui. Les prisons, surtout depuis l'introduction du système cellulaire, sont remplies de scrofuleux qui n'étaient pas nés pour le devenir. Cela toutefois ne doit pas nous empêcher de reconnaître que les scrofules développées chez les adultes affectent plus souvent ceux qui avaient, dans leur enfance, présenté la prédisposition scrofuleuse.

D'après tout ce que nous venons de dire, on doit voir que c'est la complexion lymphatique, la diathèse scrofuleuse, qui constitue en partie la maladie dont nous avons à traiter. C'est elle qui, sous l'influence des causes que nous exposerons plus loin, modifie les conditions pathologiques de manière à leur donner une physionomie spéciale, un cachet de chronicité, capables d'être reconnus par les personnes même qui n'ont pas étudié l'art de guérir. Nous ferons néanmoins observer surabondamment qu'il nous est arrivé souvent de rencontrer dans notre pratique de jeunes sujets atteints de phthisie tuberculeuse, d'engorgements abdominaux, de tumeurs blanches, de coxalgie, de gibbosité, etc. ; lesquels n'avaient jamais offert la prédisposition scrofuleuse. Un catarrhe pulmonaire, une entérite chronique, une contusion, négligés ou mal traités, avaient eu la puissance de déterminer de tels phénomènes ! J'ai vu chez beaucoup d'enfants et d'adolescents les engorgements chroniques des ganglions lymphatiques et des tissus blancs se développer, sans que ces jeunes êtres eussent précédemment donné les signes de la constitution que nous venons de décrire. Des maladies suivies d'accidents consécutifs capables de détériorer la constitution, telles que la rougeole, la scarlatine, la variole, ou des aphthes, des érysipèles, etc., suffisaient, et au delà, à cette œuvre fâcheuse. La masturbation, un simple changement de nourriture ou un excès de travail, comme cela s'observe souvent chez les jeunes filles que l'on met en pension, agissent encore de la même manière.

C'est en observant les adénites chez tant de sujets sans prédisposition scrofuleuse appréciable, que quelques auteurs ont été amenés à croire les scrofules moins communes qu'on ne le pense ordinairement. Certains même, d'après cela, ont beaucoup trop restreint le nombre des affections que l'on a coutume de regarder comme étant de nature scrofuleuse.

Du moral des scrofuleux.

Ainsi que nous l'avons indiqué en parlant des enfants à constitution scrofuleuse, il est remarquable que les individus doués de cette constitution, qui ont été malades ou le sont encore, ont en général de l'intelligence, de la sensibilité et de l'esprit. Cela tient évidemment au plus large développement du cerveau et à la prédominance du système nerveux; la nature, dans sa justice distributive, ayant voulu dédommager ceux-ci par le moral, de ce qu'elle faisait en plus pour le physique de ceux-là. Aux uns elle a dit : vous soulèverez des fardeaux, aux autres : vous remuerez le monde. Ce vaste développement du cerveau, presque toujours en rapport avec l'amplitude du système lymphatique, se rencontre surtout chez les sujets des classes riches ou aisées : nous avons tout à l'heure dit pourquoi. Quelques mots sur les causes de l'augmentation de volume de l'organe de la pensée, et sur les manifestations qui en résultent, ne seront point déplacés ici.

Le principal motif de cette augmentation de volume se rapporte, selon nous, à la stagnation du sang dans le cerveau; stagnation déterminée par l'aplatissement latéral de la poitrine, lequel, par la gêne qu'il imprime à la respiration et à la circulation, entrave le retour du sang vers les poumons et le cœur : ce qui fait que le cerveau et les viscères de l'abdomen, principalement le foie, sont abreuvés d'une plus grande quantité de ce liquide. Il est facile de comprendre que de cette stagnation prolongée puissent résulter la supernutrition et l'agrandissement des organes indiqués, ainsi qu'une irritabilité qui trop souvent dispose le sujet aux congestions maladives, aux convulsions, aux irritations viscérales. Maintenant, pour ne nous occuper que de l'intellect de nos scrofuleux, et sans rechercher si la gourmandise, un de leurs péchés favoris, tient ou non à la plus grande chaleur de leurs viscères, lorsque l'effet de la stagnation sanguine a porté sur la partie antérieure et supérieure du cerveau, le sujet sera méditatif, laborieux, et doué des facultés qui font l'homme de génie. Si cet effet s'est produit plutôt sur les parties latérales inférieures, notre individu sera querelleur et rusé. Si l'arcade sourcilière et les circonvolutions temporales ont eu la plus grande part du développement, on verra le sujet dévorer les livres, s'enquérir de toutes choses ; s'instruire, comme on dit, en jouant, etc. Car ce n'est plus une chose à prouver aujourd'hui, que les dimensions générales et partielles du cerveau sont toujours en rapport avec l'ensemble, la puissance et la variété des facultés. Les petites têtes ont répugné longtemps à reconnaître ce qui leur faisait tort, mais il a bien fallu y venir !

Donc, on peut dire d'une façon générale que les

scrofuleux sont intelligents; qu'ils ont dans l'esprit de l'activité, de la vivacité; qu'ils sont impatients, bruyants, colères; qu'ils ont du jugement, de l'imagination, de la mémoire : facultés qu'atteste la conformation ordinaire de leur crâne, presque toujours plus saillant et plus ample au niveau des oreilles et dans la région frontale. La région des oreilles est-elle déprimée, au contraire, en même temps que les tempes sont pleines et le front aussi, vous avez des sujets moins turbulents, susceptibles d'une application plus forte, avides de connaissances de toute sorte, sciences, arts, mathématiques, musique, peinture, etc. Voyez réunis un certain nombre d'élèves de l'école polytechnique, vous en trouverez plus de la moitié ayant la tête conformée comme nous venons de le dire; tandis que si vous observez le même nombre d'élèves de l'école de Saint-Cyr, vous verrez chez la plupart la région des oreilles être saillante.

Il est inutile de pousser plus loin ces appréciations phrénologiques. Disons simplement que la moitié au moins des hommes supérieurs par l'intelligence ont été dans leur enfance, et quelquefois toute leur vie, sous l'empire plus ou moins dominant de la diathèse scrofuleuse, et nous aurons dit une chose vraie. Les noms ici se présenteraient en foule : Bichat, Byron, Walter Scott et Talleyrand lui-même, et Louis XVIII, et M. de Humboldt, et Napoléon. Un jour de solennité académique, je fus frappé d'admiration à l'aspect de cinq hommes illustres placés les uns à côté des autres, tous cinq ayant la tête dessinée rudement, irrégulièrement, riche en saillies abruptes, en contours peu gracieux. Les dames que j'accompagnais et qui avaient remarqué mon mouvement, me dirent que ces messieurs n'étaient guère beaux avec leurs grosses têtes incorrectes. Je leur nommai Broussais, Cuvier, Gall, Geoffroy Saint-Hilaire et Blainville. Elles me demandèrent alors s'il fallait donc une tête mal faite pour avoir du génie? Je leur répondis que les vastes intelligences étaient dans les vastes cerveaux, et qu'on n'avait guère le cerveau dans ces dimensions qu'à condition d'avoir été maladif et un peu scrofuleux dans son enfance. Eh! qui de nous ne se rappelle, dans les années passées au collége, ces pâles jeunes gens malingres, valétudinaires, rabougris, laids de figure pour la plupart, et qui étaient toujours les premiers de leur classe? Leur tête, à presque tous, eût, comme on dit, emporté le corps : aussi n'avaient-ils besoin de travailler que quelques heures pour réussir où d'autres, en s'épuisant, échouaient. Mais si, quand ils étaient sortis accablés de couronnes de ce collége où leur adolescence avait tant brillé, leur misérable constitution ne s'améliorait pas; si leurs organes et leurs membres se refusaient à les soutenir dans le travail prolongé, assidu, qu'il leur fallait embrasser pour s'ouvrir une carrière, ils déclinaient alors, ils tombaient dans le chemin; ils voyaient douloureusement passer devant eux d'anciens camarades, moins intelligents mais plus robustes, capables, ceux-ci, de labourer d'arrache-pied, jour et nuit, où il n'eût fallu aux pauvres malades que se baisser pour recueillir. Que par un bon régime de vie, au contraire, par de bonnes conditions hygiéniques, la santé leur revînt assez entière, assez solide pour leur permettre l'étude, ils continuaient à devenir ce qu'ils avaient commencé d'être, des hommes d'élection intellectuelle, la lumière et l'honneur de leur famille et de leur pays. Qu'importait le visage ensuite! Socrate n'était pas beau comme les affranchis de Périclès, mais Phidias a fait la tête de Jupiter autrement vaste que celle d'Hercule.

Beaucoup, parmi ces sujets si remarquables d'abord, deviennent, dans la suite, médiocres en toutes choses; c'est parce que leur mauvais état général les ayant toujours entretenus dans la débilité, il leur a été interdit de jamais s'appliquer à l'étude continue de quoi que ce fût, et qu'obligés de varier sans cesse leurs occupations comme leurs distractions, ils n'ont pu se fixer assez longtemps sur aucun point. Bien heureux encore, mieux pourvus mille fois, si on les compare aux enfants délaissés dont nous parlions, que les nécessités de la vie font détenir par leurs parents au fond d'un galetas étouffé, où la force cérébrale qui leur avait été donnée en compensation d'autres, s'atrophie et meurt faute d'aliment. Que de magnifiques têtes on voit ainsi changées par la misère en masses inertes !

Nous allons maintenant parler de la maladie scrofuleuse d'une manière générale, et successivement dans ses symptômes, sa marche, sa durée, ses terminaisons, son diagnostic, son pronostic, ses causes et son traitement. En procédant ainsi, nous éviterons de nous répéter lorsqu'il nous faudra parler des lésions locales opérées par cette maladie dans les différents endroits du corps où elle présente une physionomie particulière.

CHAPITRE VI.

Symptômes, marche, durée et terminaison de la maladie.

Le premier symptôme par lequel l'état scrofuleux s'annonce est d'ordinaire le gonflement de la lèvre supérieure. Ce gonflement s'étend souvent jusqu'au nez et à la membrane pituitaire qui devient alors le siége d'un catarrhe interminable. De ce foyer d'irritation découle une grande quantité de mucus âcre, altéré, qui irrite à son tour la lèvre supérieure, et y détermine des gerçures nombreuses. Le gonflement de la lèvre supérieure, peut ainsi, on le comprendra facilement, être consécutif à un coryza chronique dont les mucosités auront déterminé et entretenu l'état subinflammatoire de la lèvre. J'ai vu, en plus d'un cas, cette double subinflammation de la membrane pituitaire et de la lèvre supérieure se guérir pendant la belle saison, reparaître aux premiers froids, et guérir de nouveau quand revenait le beau temps : cela pendant un assez bon nombre d'années. Il est tout simple que la répétition d'une pareille affection doive occasionner une hypertrophie permanente des parties subinflammées. C'est ainsi que je connais des personnes adultes qui ont conservé la lèvre supérieure et le nez plus forts que de raison, à cause des subinflammations répétées de ces parties : ce qui donne à ces personnes un aspect particulier, dont l'origine ne saurait échapper au praticien qui a beaucoup vu de scrofuleux.

Au gonflement de la lèvre supérieure et du nez succèdent et s'adjoignent les irritations du bord des paupières et des conjonctives. Les yeux sont alors le siége d'ophthalmies excessivement sensibles à la lumière, et qui peuvent durer plusieurs mois, quelquefois même plusieurs années. Après les yeux ce sont les oreilles et la peau environnante qui deviennent rouges, gercées et suppurantes; le conduit auditif est souvent, en même temps, affecté d'écoulements d'une odeur particulière. Le cuir chevelu et la face se couvrent parfois d'éruptions croûteuses très-tenaces. La bouche peut aussi se remplir d'ulcérations aphtheuses de très-longue durée. Les jeunes filles sont fréquemment atteintes, vers l'ouverture de la vulve, d'irritations et d'ulcérations qui donnent lieu à des écoulements abondants. Aussitôt que le froid commence à se faire sentir, on voit les mains et les pieds se couvrir de gonflements et d'engelures plus ou moins douloureux et enflammés. Les articulations des genoux, des pieds, des hanches, des coudes, des mains, contractent d'interminables subinflammations, à la suite d'accidents de toutes sortes, un coup, une chute, une distension ; seulement même par l'action du froid ou quelque exercice forcé, comme nous le ferons voir ailleurs.

Le gonflement des ganglions lymphatiques extérieurs débute en même temps ou à la suite des irritations dont nous venons de parler. C'est le plus ordinairement par la tuméfaction des ganglions le plus rapprochés de la partie malade. Les inflammations des muqueuses de l'œil, de la bouche, du nez, des parties génitales ou de la peau précèdent en ce cas l'attaque des ganglions. Les adénites peuvent rester fort longtemps sans se résoudre et sans suppurer.

Cette masse de symptômes peut se rencontrer tout à la fois chez le même sujet : mais le plus ordinairement on les observe par moindres groupes; et pour être regardés comme étant de nature scrofuleuse, il faut qu'ils s'associent à tout ou partie de la diathèse ou constitution scrofuleuse que nous avons décrite : il faut surtout qu'ils aient le cachet de la maladie, la *chronicité*.

La maladie scrofuleuse pouvant exister sans aucun engorgement de ganglions lymphatiques extérieurs, il ne serait donc pas vrai de dire que cette maladie débute *toujours* par le gonflement des glandes conglobées, particulièrement de celles du cou. De même aussi nous voyons des malades avoir des tumeurs glanduleuses au cou sans être pour cela scrofuleux. Il faut une grande habitude, et avoir fait une étude particulière de ces sortes d'affections, pour savoir reconnaître de prime abord la véritable nature des adénites. Il n'est pas plus vrai de dire qu'il existe *toujours* des engorgements de ganglions lymphatiques à l'intérieur, chez les personnes atteintes à l'extérieur d'adénites déjà anciennes. Ce fait de la non simultanéité des adénites intérieures et des adénites extérieures, a été surabondamment démontré dans les autopsies de sujets qui étaient morts de maladies aiguës indépendantes des scrofules.

Dans les enfants très-jeunes, les différents symptômes de la maladie scrofuleuse sont ordinairement précédés ou accompagnés de l'engorgement des extrémités des os longs, de l'aplatissement latéral de la poitrine, de la tuméfaction du ventre, etc.

Donc c'est le plus souvent à l'extérieur que l'on découvre la maladie. Cependant elle n'est pas rare non plus à l'intérieur, et voici comment elle s'y manifeste. Le tube digestif est fréquemment malade, surtout chez les enfants ; on voit apparaître des gastrites, des gastro-entérites, d'abord sub-aiguës, mais qui deviennent bientôt chroniques, et dont le siége principal s'établit dans les follicules ou villosités de la muqueuse, en grande partie formées d'anses et de replis de vaisseaux lymphatiques. Cette subinflammation prolongée, qu'accompagne presque toujours un ballonnement plus ou moins grand du ventre, se propage bientôt aux ganglions lymphatiques du mésentère et les tuméfie. Il en est de même pour la marche des bronchites, chez les malades disposés aux scrofules ou déjà scrofuleux ; celles-ci passent bien vite à l'état chronique, et déterminent alors très-facilement la formation de tubercules le long des bronches et dans les poumons.

Les scrofules se développent à toutes les époques de la vie, mais principalement lors des dentitions, du sevrage et de la puberté.

Elles peuvent attaquer toutes les parties du corps ; mais leur domaine favori embrasse les vaisseaux et ganglions lymphatiques, ainsi que les autres tissus blancs, tels que le périoste, la membrane et les lames médullaires, les ligaments, les tendons, les os eux-mêmes ; ceux enfin qui présentent le moins d'énergie vitale dans l'état ordinaire.

La disposition des différentes parties du corps à contracter la maladie est modifiée par l'âge. Ainsi, dans la première enfance, le périoste, la membrane et les lames médullaires, la lèvre supérieure, les ailes du nez, les yeux, les oreilles, les ganglions lymphatiques du cou, ceux du mésentère, la peau, etc., sont atteints les premiers. Dans la seconde enfance, ce sont les articulations, la tête des os et les poumons qui sont le plus souvent affectés. Dans l'adolescence, l'invasion attaque de préférence les poumons, les os spongieux, les articulations ; et plus tard les membranes muqueuses, les glandes sécrétoires, la peau, l'utérus, etc.

Quand les scrofules attaquent successivement toutes les parties du corps, ce qui leur est facile puisque les vaisseaux lymphatiques se rencontrent dans tous nos organes, il y a diathèse scrofuleuse très-développée ; et les agents extérieurs produisent les scrofules au lieu de produire d'autres maladies, comme dans la diathèse sanguine se produisent des inflammations, des hémorrhagies.

La subinflammation scrofuleuse peut débuter par de véritables inflammations des ganglions lymphatiques, des membranes muqueuses, de la peau, etc. Ces inflammations, souvent très-douloureuses, accompagnées de chaleur, de rougeur, deviennent bientôt lentes et chroniques. Les gonflements des ganglions lymphatiques qui ont été précédés par des inflammations aiguës abcèdent quelquefois au bout de quelques semaines, mais ne laissent couler qu'un liquide caillebоté d'un odeur particulière. Le pourtour des ulcérations est dur et engorgé. Il peut se former de petits dépôts à la face, surtout au bord des paupières, dans l'épaisseur des lèvres, derrière les oreilles; ou sur les doigts, les orteils; ces dépôts suppurent un pus sanieux et sont très-lents à se cicatriser. Le mal est beaucoup plus grave quand l'inflammation s'enfonce dans les ouvertures des muqueuses; alors il n'est pas rare de voir la maladie scrofuleuse détruire les sens en opacifiant les yeux, en cariant et frappant de mort les osselets de l'ouïe, les cornets de l'ethmoïde; ou bien ulcérer les gencives et carier les dents, quelquefois même les os maxillaires. On peut voir encore la maladie envahir à peu près tout le système fibreux et une partie du système osseux : il m'est venu des malades qui avaient en même temps une coxalgie, une tumeur blanche du genou et une gibbosité.

C'est ordinairement vers le milieu de l'automne et le commencement du printemps, que la maladie apparaît avec tous ses caractères : pendant l'hiver elle semble sommeiller. Son réveil s'annonce de façon triste. Les malades perdent l'appétit, tombent dans une espèce de langueur, d'abattement, de mélancolie; de légers accès de fièvre les saisissent parfois le soir et pendant la nuit : phénomènes généraux qui les font maigrir rapidement. Ces phénomènes se prolongent souvent avec la récrudescence, pendant un temps plus ou moins long, mais toujours proportionné à l'intensité des altérations locales. Ce temps varie d'ailleurs selon le siége des altérations ; car celles des parties molles et riches en capillaires sanguins, comme la peau, le tissu cellulaire, ne sont pas ordinairement aussi longues et aussi graves que celles des articulations, des os ou des ganglions lymphatiques intérieurs.

Lorsque la maladie scrofuleuse a commencé sans avoir été précédée d'inflammations aiguës du genre de celles que nous avons dites, ou bien qu'elle s'est manifestée successivement à l'action de causes irritantes, comme le froid humide ou des gourmes à la tête, l'engorgement des ganglions lymphatiques ainsi que les subinflammations des muqueuses, de la peau et du tissu cellulaire, peuvent rester des mois, des années, dans un état stationnaire, sans causer de douleur, jusqu'à ce que enfin vienne à se développer un véritable travail inflammatoire qui accélère leur terminaison. Cette suppuration presque intarissable, surtout dans les ganglions lymphatiques, ne paraît pas en rapport avec le volume de la tumeur abcédée ; et souvent, quand à grand'peine une plaie a fini par se cicatriser, d'autres s'ouvrent dans les environs du premier abcès, pour se terminer de la même manière. Il arrive, pendant plusieurs années de suite, de voir les tumeurs glanduleuses extérieures et les engorgements des articulations et du tissu cellulaire commencer régulièrement à se montrer à l'automne, rester à peu près stationnaires durant l'hiver, ainsi que nous l'avons dit; puis tout à coup, au commencement du printemps, prendre un développement subit, et finir parfois par abcéder, fréquemment même par se cicatriser, durant l'été.

Quoique ce soit en général de cette manière que la maladie scrofuleuse se comporte le plus ordinairement, cependant, devons-nous dire, nous la voyons assez souvent aussi ne pas attendre le printemps pour faire ses débuts, et marcher au contraire pendant l'hiver jusqu'à son développement le plus élevé.

Or, la marche la plus commune des subinflammations scrofuleuses extérieures peut être expliquée de la manière suivante. Pendant l'hiver, la vie est, pour ainsi dire, concentrée à l'intérieur; les viscères semblent attirer vers eux une plus grande somme de forces vitales : ce sont alors les irritations intérieures qui tourmentent les malades, tandis que les tuméfactions extérieures restent stationnaires. Mais aussitôt que les rayons vivifiants du soleil du printemps viennent réchauffer la nature, la vie se porte vers la périphérie: on voit alors les engorgements extérieurs qui étaient engourdis sortir de leur stupeur, s'accroître rapidement, et des éruptions de différente nature couvrir le corps par suite du même mouvement fluxionnaire.

Lorsque les tumeurs scrofuleuses, au lieu de se terminer comme nous l'avons dit, s'étendent à l'intérieur, de proche en proche, à la suite des inflammations des membranes muqueuses ou des organes parenchymateux, tout le système lymphatique peut finir par être envahi ; les malades alors tombent dans un état complet de cachexie.

Il arrive quelquefois que les tumeurs ganglionnaires scrofuleuses ne se ramollissent point ; elles restent indolentes pendant de longues années, mais en formant à la fin des masses énormes qui compriment les vaisseaux et les nerfs, et dégénèrent en de véritables squirrhes.

Toutes les subinflammations scrofuleuses, soit externes soit internes, quand elles sont mal traitées, finissent, après avoir produit des dégénérations de toute nature, par désorganiser les viscères et, en se compliquant de phlegmasies internes du ventre ou de la poitrine, par faire périr les malades du carreau ou de la phthisie tuberculeuse pulmonaire, etc. Car il n'y a de différence entre les glandes scrofuleuses et les glandes tuberculeuses que celle qui provient du tempérament, de la constitution, ou de l'âge. Ainsi l'on peut affirmer que les scrofuleux qui meurent de leur affection, succombent presque toujours à la suite de la cachexie due aux désordres qu'entraînent la carie des os et les subinflammations ; ou à des suppurations profondes ; ou bien à des gastro-entérites chroniques, à des phthisies tuberculeuses, au carreau, à des méningites tuberculeuses; ou enfin à des hydropisies consécutives à l'albuminurie qui complique assez souvent cette dernière période de la maladie.

Lorsque la terminaison doit être favorable, les ulcérations qui étaient la conséquence des altérations locales se ferment d'une manière solide, et il ne reste de la maladie que des traces de cicatrices indélébiles plus ou moins étendues, quelquefois des difformités ou des mutilations.

Après la disparition des scrofules, on voit, parmi les sujets qui en avaient été atteints, certains rester toute leur vie faibles, débiles, valétudinaires, et au dessous de la stature à laquelle ils seraient parvenus sans cela ; d'autres, au contraire, devenir forts, robustes, et parcourir une longue carrière.

CHAPITRE VII.

Diagnostic de la maladie scrofuleuse.

Le diagnostic de la maladie scrofuleuse n'est pas douteux, lorsque l'affection existe avec une partie des signes que nous avons exposés. Mais on pourrait assez facilement s'en laisser imposer sur son existence, lorsque les malades ne présentent que quelques-uns de ces signes, et surtout quand ils n'en présentent aucun. Nous voyons tous les jours des sujets scrofuleux fournir l'apparence d'une excellente constitution. C'est alors la persistance du mal, c'est l'espèce des liquides qui s'exhalent des altérations locales dont sont atteints les malades, c'est enfin le traitement sous l'influence duquel ces altérations cèdent, qui nous mettent sur la voie pour connaître la nature de la maladie.

La présence de tuméfactions aux ganglions lymphatiques extérieurs est ce qui fait regarder comme scrofuleux, par presque tous les médecins, les sujets qui en sont atteints. Ce n'est point là une opinion qui puisse être absolue : car les engorgements dont il s'agit sont loin de constituer à eux seuls les scrofules. Nous voyons tous les jours, chez des individus de bonne constitution, des tumeurs ganglionnaires se développer au cou, à la suite d'un vésicatoire à la nuque, d'aphthes dans la bouche, d'inflammation des gencives pendant les dentitions, de croûtes à la tête, etc. Nous en voyons apparaître à l'aisselle pendant la durée d'un phlegmon au bras, d'un panaris, de piqûres des doigts, d'engelures aux mains ; à l'aine, parce qu'il existe des ulcérations sur le prépuce, sur le gland, ou des chancres vénériens, ou une blennorrhagie.

Le lieu d'élection des affections pseudo-scrofuleuses peut encore aider le médecin dans son diagnostic. Ainsi les adénites développées sous l'influence de la syphilis se manifestent plutôt aux aines qu'ailleurs, tandis que celles qui sont de nature scrofuleuse s'emparent de préférence du cou. Il en est de même pour les caries : celles qui ont pour cause la syphilis attaqueront principalement les os du crâne et de la face, au lieu d'aller chercher les articulations des membres ou la colonne vertébrale, comme font les caries de nature scrofuleuse. La suppuration des caries vénériennes ne contient presque jamais de matière scrofuleuse; tandis qu'il est rare que cette matière n'abonde pas dans la suppuration des caries dites scrofuleuses, sans doute à cause de la lenteur de leur marche et du petit nombre de capillaires sanguins qui se trouvent affectés par ces subinflammations. C'est au surplus la présence de la matière scrofuleuse ou tuberculeuse qui sert à beaucoup de médecins pour établir le diagnostic de la subinflammation qui nous occupe, surtout lorsque la constitution des malades ne présente pas suffisamment les caractères que nous avons attribués à la prédisposition scrofuleuse. Cette manière de voir est partagée par M. le docteur Phillips, qui nous dit : « *I believe that deseases regarded as scrofulous, but in wich no scrofulous matter is present, are not scrofulous at all, but simply the resulte of such low inflammatory action as is often set up in a debilitated state of the constitution.* » (SCROFULA; *its nature, its prevalence, and the principles of treatment. London,* 1846.) Mais il n'y a rien là d'infaillible : car la matière tuberculeuse peut fort bien être trouvée chez des sujets qui ne sont nullement scrofuleux, comme elle peut manquer chez des malades très-manifestement atteints, surtout quand les lésions qu'il s'agira d'observer occuperont des parties abondamment fournies de tissu cellulaire et de capillaires sanguins.

On rencontre très-souvent dans la pratique de jeunes sujets qui ont le pourtour du cou farci de ganglions lymphatiques tuméfiés à différents degrés de grosseur, depuis celle d'un grain de millet jusqu'à celle d'un pois, et dont la présence n'est révélée que par le toucher. Ces petits engorgements qui ont presque toujours pour origine des éruptions croûteuses de la peau, des irritations de la bouche, etc., se dissipent le plus souvent d'eux-mêmes, quand les enfants sont soumis à des conditions hygiéniques favorables ; tandis qu'ils augmenteront de volume et finiront par former des masses énormes si les enfants se trouvent placés dans des conditions malsaines, comme, par exemple, sous l'influence d'un séjour humide.

Si nous regardions le rachitis comme une maladie distincte des scrofules, nous pourrions ici chercher à établir les différences qui existent entre ces deux maladies : et toutefois, quoique notre intention ne soit pas de traiter, d'une manière étendue, du rachitis dans ce livre, nous croyons qu'il est bon de faire voir en quoi scrofule et rachitis se ressemblent et les apparences extérieures qui font distinguer l'un de l'autre.

On reconnaît qu'un individu est *rachitique*, quand il a le ventre gros, et la poitrine aplatie latéralement avec saillie du sternum en avant ; quand il a les extrémités articulaires des os longs gonflées, la tête grosse, le front bombé, les clavicules arquées, les articulations des côtes avec leurs fibro-cartilages de prolongement remplies de ces nœuds qu'on désigne sous le nom de *chapelet rachitique* ; lorsque les fémurs sont courbés en avant et en dehors, les jambes distordues, etc.

On dit qu'un malade est *scrofuleux*, lorsqu'il présente des tuméfactions de la lèvre supérieure, des ailes du nez, des oreilles ; qu'il est sujet à des coryzas chroniques, à des ophthalmies de longue durée, avec engorgement des ganglions lymphatiques du cou, et tuméfaction ou plutôt augmentation de volume des articulations, etc.

Lorsqu'enfin les sujets qui présentent les principaux symptômes des scrofules deviennent distordus, qu'ils offrent des courbures dans la continuité des os longs, que leur poitrine se resserre latéralement, etc., on dit que les scrofules sont compliquées de rachitis, comme on dit que le rachitis est compliqué de scrofules quand les malades atteints de déformations des membres sont en proie à des lésions locales scrofuleuses.

Je vois tous les jours à mes consultations des hôpitaux, des enfants de la même famille, des frères et des sœurs, élevés dans les mêmes localités, soumis aux mêmes influences hygiéniques, présenter collectivement tous les degrés et toutes les formes des scrofules et du rachitis : les uns ayant les membres courbés ; d'autres, des tumeurs blanches des genoux ou des coudes, ou des coxalgies ; d'autres, des excurvations vertébrales, des abcès froids, des ophthalmies chroniques.

Malgré la proche parenté évidente de ces deux maladies, la subinflammation scrofuleuse et le rachitis, nous ne parlerons, disons-nous, que très-brièvement de la dernière dans cet ouvrage, et seulement quand nous aurons à décrire les effets des scrofules sur les os ; nous réservant de publier prochainement un mémoire spécial sur le rachitis, accompagné de planches où seront représentées les diverses difformités qu'il occasionne et les appareils mécaniques que nous employons pour en triompher.

La phthisie tuberculeuse est encore regardée par beaucoup de médecins comme une maladie de nature constamment scrofuleuse, et c'est là une grande erreur. L'état scrofuleux n'est pas du tout indispensable au développement de cette cruelle maladie. Ne voyons-nous pas chaque jour, en effet, des malades mourir de la phthisie tuberculeuse sans avoir jamais présenté le moindre signe de la constitution ou prédisposition scrofuleuse? La phthisie tuberculeuse scrofuleuse et la phthisie tuberculeuse non scrofuleuse sont identiques au fond, c'est-à-dire qu'elles commencent toujours l'une et l'autre par une irritation ou une phlogose de quelque point de l'appareil respiratoire. Ce qui nous fait regarder la phthisie comme tuberculeuse, c'est le tempérament, l'âge du sujet, la marche de la maladie. Ainsi donc, pour nous, la phthisie scrofuleuse doit toujours, pour valoir ce nom, être accompagnée de la complexion scrofuleuse, ou tout au moins de quelques-uns des phénomènes que nous avons donnés pour cortége à la prédisposition dont il s'agit. La phthisie tuberculeuse, qui est le plus souvent la suite d'un catarrhe pulmonaire chronique négligé, d'une pneumonie, d'une pleurésie mal soignées, débute quelquefois cependant d'une manière très-insidieuse et sans avoir été précédée d'une des maladies que nous venons de citer. Le phénomène qui peut la faire soupçonner est la gêne plus ou moins grande de la respiration. En observant attentivement les malades, on remarque bientôt qu'au moindre exercice leur respiration est rauque, sibilante; alors, si l'on percute la poitrine, on découvre un son mat sous le sternum ou dans quelque point du poumon, et l'on entend un râle muqueux, souvent crépitant, surtout vers la bifurcation des bronches et dans les environs du sternum. Ces signes nous mettent sur la voie des indications pressantes qu'il y a à remplir. A ce degré de la maladie, un traitement bien approprié, bien dirigé, triomphe presque toujours d'une affection qui deviendrait mortelle si elle n'était reconnue dès son principe.

Nous ne nous étendrons pas davantage sur le diagnostic de la maladie scrofuleuse; nous aurons occasion, à la fin de notre ouvrage, d'y revenir en parlant des principales lésions locales qui constituent la maladie.

CHAPITRE VIII.

Pronostic des scrofules.

Le pronostic des scrofules n'est pas aussi grave que l'ont pensé la plupart des auteurs. Ces médecins ont eu en général de fausses idées quant à la nature de la maladie; c'est pourquoi, la connaissant mal, ils se la sont exagérée. Nous n'avons pas à revenir là-dessus : on comprendra sans peine qu'une mauvaise théorie doive nécessairement conduire à un traitement plutôt nuisible qu'utile ; et c'est malheureusement l'ordinaire dans le cas qui nous occupe. Placé par ma position dans des conditions presque exceptionnelles, je crois pouvoir raisonner plus justement que beaucoup d'autres, et sur la véritable nature du mal, et sur le mode d'action des moyens thérapeutiques qu'il convient d'y opposer. Depuis un grand nombre d'années, particulièrement depuis 1831, que l'administration des hôpitaux de Paris m'a fait l'honneur de me choisir pour la spécialité orthopédique, j'ai traité et guéri un très-grand nombre de scrofuleux gravement atteints pour la plupart, et vivant au milieu des conditions hygiéniques les plus défavorables. Il me sera donc permis, dans l'espèce, de dissiper quelques fantômes.

Il est tout simple, et ceci est de doctrine générale, que la maladie scrofuleuse présente d'autant moins de danger qu'elle touche de plus près à son invasion, et ne s'est encore manifestée que par des accidents extérieurs. Évidemment si la maladie est déjà ancienne, si elle a son siége dans les organes essentiels de la vie, comme les poumons, le canal digestif, la colonne vertébrale, les grandes articulations des membres ; ou si elle atteint un grand nombre de parties à la fois, on pourra redouter des résultats funestes, surtout si l'on n'a pour la combattre qu'un traitement mal conçu, mal dirigé, exécuté dans une habitation froide, humide, mal aérée, encombrée; circonstances extérieures qui suffiraient à elles seules pour développer la maladie, comme cela se voit trop souvent chez les ouvriers pauvres, mal nourris, mal vêtus, dont la constitution s'est, par surcroît, plus ou moins profondément détériorée, grâce à des privations de toute espèce.

La maladie scrofuleuse se montre beaucoup plus tenace chez les individus à profession sédentaire et renfermée, que chez ceux qui travaillent activement et au grand air; conséquemment chez les femmes que chez les hommes, chez les filles que chez les garçons. Les personnes que leurs occupations enchaînent dans des localités basses, humides, encombrées, comme par exemple les tisserands, les blanchisseuses, voient bientôt, quelles qu'aient été les conditions premières de leur vie, leur constitution passer à l'élément lymphatique et la subinflammation scrofuleuse les atteindre. Que de fois n'a-t-on pas amené à mes consultations de malheureux apprentis, qui étaient venus au monde forts et beaux, et que la malsaine captivité de l'apprentissage avait frappés de phthisie tuberculeuse, de subinflammations vertébrales, de coxalgies, de luxations spontanées, de tumeurs blanches! Pour les guérir, il fallait les arracher à leurs réduits infects : s'ils y restaient, ils périssaient au bout d'un temps plus ou moins long. Et encore, parmi les guéris, combien gardent encore de ce temps funeste des difformités, des ankyloses, de fausses ankyloses, ou quelque mutilation, suite des opérations faites pour leur sauver la vie ! J'ai vu toutefois de ces pauvres estropiés finir par acquérir une santé robuste, après, bien entendu, avoir été soustraits aux mauvais milieux de jadis.

Les scrofuleux que l'on ne guérit point et qui succombent, périssent, nous le répétons, à la suite d'une cachexie ou de désastres entraînés par la carie des os, de subinflammations étendues des grandes articulations, de gastro-entérites chroniques, de la phthisie, du carreau, de méningites tuberculeuses, ou enfin d'hydropisies, résultat de l'albuminurie qui s'ajoute souvent à la maladie scrofuleuse.

Quant aux médecins qui regardent la maladie scrofuleuse comme dépendant de *vices*, de *virus*, lesquels imprègnent tous les tissus et les liquides de l'économie, même par transmission héréditaire, le pronostic doit en effet leur paraître quelque chose de très-grave; car il suffit, selon eux, que dans un coin de la machine animale, un peu de ce levain, une parcelle de ces vices ou virus soient restés, pour, à la première occasion, produire une explosion nouvelle. D'autres, on l'a vu, attribuent les scrofules à *une altération nutritive des tissus;* pour ceux-là il faudrait renouveler les tissus par la *transmutation moléculaire*, ce qui ne nous paraît pas être une mince affaire.

Quoi qu'il en soit de ces singuliers avis, la maladie scrofuleuse n'a rien de plus alarmant que beaucoup d'autres, surtout quand on la traite rationnellement, opportunément, et quand les malades sont soustraits de bonne heure à l'influence des causes qui l'ont engendrée. Une expérience longue et nombreuse nous fait un devoir de proclamer cette vérité que nous espérons démontrer, au surplus, d'une manière victorieuse, au moyen de nos observations sur les lésions locales consécutives.

CHAPITRE IX.

Causes prédisposantes.

Hérédité. L'hérédité a été de tout temps regardée par les médecins comme une des principales causes qui prédisposent aux scrofules; mais beaucoup parmi eux ont attaché à ce mot un sens trop étendu, et même erroné, en disant, par exemple, que l'on reçoit de ses parents un principe morbifique spécial. Selon nous, *hériter* des scrofules de ses parents, ce n'est point recevoir d'eux un principe particulier, ni le germe de la maladie, mais seulement une constitution propre au développement de cette affection; en d'autres termes, c'est parce qu'on hérite effectivement quelquefois, en tout ou en partie, de la constitution de ses parents, que l'on naît prédisposé aux maladies dont ils avaient été eux-mêmes plus ou moins fréquemment atteints sous l'influence de leur constitution personnelle. Encore voyons-nous tous les jours des enfants venus au monde avec la constitution de parents qui avaient été scrofuleux, ne le pas devenir eux-mêmes, parce que de bonne heure on pouvait les soustraire aux circonstances hygiéniques défavorables au milieu desquelles leurs parents avaient été atteints. Ainsi, je ne crois pas exacte le moins du monde l'opinion des auteurs qui pensent que les scrofules se contractent par transmission, et qu'un individu est condamné à les avoir parce que son père ou sa mère les avait; tandis que la pratique nous fait rencontrer à chaque instant des enfants atteints de la subinflammation scrofuleuse, bien qu'issus de parents parfaitement sains et robustes, uniquement parce qu'ils ont été élevés dans des lieux propres au développement de la maladie, ou allaités par une étrangère malsaine, malade, ou encore pour avoir été maltraités dans ce premier âge si précieux, et réduits à l'allaitement artificiel. Renversez les conditions : prenez des enfants nés de parents scrofuleux; donnez à ces enfants du soleil, de l'air, des soins, et une bonne nourrice bien portante : vous les verrez, en dépit de l'origine, devenir forts et pleins de santé.

La transmission héréditaire est donc un abus de mots, pas davantage : et à ce sujet, nous ajouterons que si l'on a surtout regardé les scrofules comme une maladie héréditaire, c'est en considérant la fréquence de cette maladie chez les enfants des individus qui ont été eux-mêmes scrofuleux ; or, cette fréquence vient tout simplement de ce qu'en général les enfants naissent et sont élevés aux mêmes lieux et de la même manière que leurs parents, c'est-à-dire dans les mêmes circonstances. Elevez, nous le répétons, ces enfants à la parenté malsaine dans des lieux secs, bien aérés ; faites en sorte qu'ils soient bien soignés, convenablement nourris et vêtus, qu'ils prennent beaucoup d'exercice en plein air, et vous verrez qu'ils ne deviendront pas scrofuleux.

Le jeune âge. C'est particulièrement pendant les dentitions et le sevrage que les enfants deviennent scrofuleux. Tout le monde sait combien ces époques sont difficiles à traverser pour ces petits êtres, et la quantité de maux auxquels elles les exposent. Mais ce qu'on ne sait pas assez, c'est que les maladies de cet âge dépendent presque toutes de lésions de l'appareil digestif, lésions déterminées toujours par l'inintelligence, le défaut, l'excès ou la mauvaise qualité de l'alimentation. De ces lésions répétées résulte dans la constitution de l'enfant une mobilité excessive qui prédispose à une foule d'accidents, principalement aux convulsions. La philogose chronique de la muqueuse gastro-intestinale, dans les trois ou quatre premières années de la vie, a pour effet trop fréquent l'engorgement des ganglions lymphatiques du mésentère (carreau). La subinflammation du système lymphatique abdominal vicie la nutrition, et l'irritation s'étend promptement aux articulations, qu'elle gonfle, et aux os, qu'elle courbe : on appelle *nouûre* le premier genre d'altération des os, et *rachitis* le second. Ces désordres dans l'ossification sont produits par les mêmes causes que la maladie scrofuleuse, et la précèdent quelquefois.

Entre l'âge de cinq ans et celui de sept ans, les subinflammations du système lymphatique et des autres tissus blancs affectent la forme particulière désignée par les auteurs sous le nom de scrofules. Jusqu'à cette époque de la vie, le système lymphatique a continué à prédominer ; il est facile de le voir au développement considérable que présentent les vaisseaux lymphatiques et les glandes dont la réunion forme le système absorbant, ainsi qu'à la blancheur de la peau, à la rondeur et à la mollesse des formes, à l'abondance du tissu cellulaire, etc., ce qui conduirait à penser que le tempérament lymphatique est vraiment primitif chez l'homme, et que les autres n'apparaissent et ne se fixent qu'en raison de l'influence successive des modifications auxquelles l'individu est soumis pendant le cours de son existence. En même temps que le système lymphatique prédomine, on voit presque toujours aussi prédominer le système nerveux, et c'est là ce qui rend les jeunes sujets si disposés aux convulsions.

Quoique le début de la maladie scrofuleuse se fasse d'ordinaire pendant les six ou sept premières années de la vie, il ne faut pas en inférer que cette maladie soit exclusivement départie à l'enfance, comme plusieurs auteurs l'ont pensé. On peut en être atteint beaucoup plus tard, ainsi que nous l'avons déjà fait voir. Il suffit pour cela de circonstances hygiéniques défavorables, comme la réclusion, l'habitation dans des lieux bas et humides avec privation d'exercice, et tant d'autres.

Sexe. Jusqu'à l'âge de sept à huit ans, les scrofules se développent à peu près dans la même proportion de nombre chez les filles et chez les garçons; parce que jusqu'à cet âge les enfants des deux sexes reçoivent une éducation presque analogue, se livrent aux mêmes exercices, ont, pour ainsi dire, la même constitution. Plus tard l'éducation devient distincte ; les enfants mâles prennent part à des jeux, à des exercices plus actifs, ils sont plus rompus aux alternatives du froid et du chaud, aux intempéries de l'atmosphère ; conditions qui établissent une utile balance entre la transpiration pulmonaire et la transpiration cutanée et rendent les jeunes garçons moins aptes à contracter ces affections sans nombre qui font périr prématurément un si grand nombre de jeunes filles. C'est pourquoi les gens riches, qui, dans les temps froids et pluvieux, ont la mauvaise habitude de tenir leurs enfants constamment enfermés, à la chaleur artificielle d'un appartement clos, s'exposent, dès qu'ils les font sortir, à les voir atteints de rhumes, de catarrhes pulmonaires, de la coqueluche et du croup, bien plus souvent que ne le seraient ceux de classes moins élevées.

En général, toutefois, on doit admettre que le sexe féminin est plus que l'autre sujet aux scrofules. M. Lepelletier, d'après des travaux comparatifs qu'il a faits dans les hôpitaux de Paris, établit que *les scrofuleux du sexe féminin sont à ceux du sexe masculin comme* 5 *est à* 3. Ces résultats sont, à peu de chose près, semblables à ceux que j'ai obtenus en relevant les observations recueillies depuis plus de vingt ans à mes consultations du bureau central des hôpitaux et de l'hôpital Saint-Antoine. Cette différence procède bien évidemment de la fréquence du tempérament lymphatique chez la femme, tempérament qui la tient rapprochée bien plus longtemps que l'homme de la constitution de l'enfance. Elle tient, de plus, à la nature des occupations de la femme, qui la retiennent presque continuellement à l'intérieur des maisons, dans les conditions de la vie sédentaire, privée d'exercice à l'air libre, au soleil, prédisposée, en conséquence, à toutes les espèces de subinflammation.

Faiblesse de la constitution ou maladies des parents. Il est bien reconnu que des époux d'une constitution faible ne peuvent guère donner naissance qu'à des enfants faibles comme eux, et disposés aux scrofules, surtout si de plus les enfants viennent à être élevés dans des conditions hygiéniques favorables au développement de la maladie. Nous voyons assez souvent, dans la pratique, des parents nous faire l'aveu que si leur enfant est devenu scrofuleux, c'est qu'il a été conçu pendant le cours d'une maladie chronique ou d'une convalescence chez l'un d'eux. Je possède un grand nombre d'observations d'enfants scrofuleux qui avaient eu leur père ou leur mère atteint de phthisie tuberculeuse, ou d'affections analogues. Mais je dois dire cependant qu'il avait toujours fallu, malgré cela, le concours de mauvaises conditions hygiéniques pour faire éclore la maladie.

Fécondation pendant l'époque des règles. Cette cause a été admise par Lalouette et par M. Lepelletier, qui rapportent plusieurs faits à l'appui. Je dirai, quant à moi, qu'elle me semble fort problématique; j'ai beau chercher dans mes souvenirs et mes observations, je ne trouve aucun fait capable de l'établir.

Le mariage entre des individus trop jeunes ou trop âgés, ou bien entre un vieillard et une jeune fille, a encore été regardé comme une des causes prédisposantes de la maladie scrofuleuse, parce que les enfants qui doivent le jour à de pareils mariages sont assez communément faibles, chétifs, difficiles à élever, sujets aux subinflammations chroniques, aux irritations gastro-intestinales, toutes affections qui, en détériorant la constitution, disposent singulièrement aux scrofules. La même observation peut quelquefois s'étendre aussi aux derniers nés de parents à progéniture nombreuse, âgés, épuisés, valétudinaires. Il nous arrive de voir encore parfois un ou deux enfants seulement, d'une belle et nombreuse famille, être disposés aux scrofules, parce que leur père ou leur mère était malade lorsqu'ils ont été conçus.

L'abus des plaisirs de l'amour et la masturbation sont encore rangés parmi les causes prédisposantes des scrofules. Ces causes agissent en détériorant la constitution.

CHAPITRE X.

Causes déterminantes.

Les causes déterminantes de la maladie scrofuleuse sont en grand nombre. Celles qui agissent le plus puissamment sur la constitution et contribuent avec le plus d'énergie à la production des éléments morbides, sont la viciation de l'air atmosphérique et la mauvaise qualité des aliments. Celles-là se rencontrent partout, et trouvent principalement leurs victimes dans les classes ouvrières, chez les habitants pauvres des grandes villes ou des pays bas et humides. On sait que c'est en effet à l'air atmosphérique, tout aussi bien qu'aux aliments, que nous empruntons les principes qui entretiennent notre existence; et si la viciation de l'un s'ajoute à l'infériorité des autres, chacun comprendra que cette double action délétère doive faire subir à l'organisation du sujet de très-préjudiciables modifications.

De l'air atmosphérique. Quand l'air atmosphérique est vicié dans sa composition ; s'il est, par exemple, peu riche en oxygène, principe créateur qui vivifie le sang en rendant à celui-ci les propriétés qu'il a perdues dans l'acte de la nutrition, le défaut du principe vital se trouve alors remplacé par une plus grande quantité d'acide carbonique, élément mortifère, par des vapeurs aqueuses, par des émanations, par des gaz délétères. Ainsi se compose malheureusement l'air que l'on respire dans les hôpitaux mal aérés, dans les prisons, dans les vaisseaux, dans les asiles et les crèches où l'on entasse un si grand nombre de jeunes enfants; dans les chambres où séjournent nuit et jour plusieurs individus, et qui servent à la fois de chambre à coucher, d'atelier de travail, de cuisine, etc., chambres ordinairement chauffées l'hiver par des poêles qui dévorent encore une partie de l'oxygène de l'air. Dans de pareilles conditions, l'hématose est nécessairement imparfaite et la nutrition anormale. Si l'humidité s'ajoute à la viciation de l'air ; si les tristes enfants détenus dans ces lieux malsains sont de plus mal nourris, mal vêtus ; s'ils prennent peu d'exercice, presque tous deviendront infailliblement scrofuleux ; car ils ne pourront résister à l'influence pernicieuse d'un tel ensemble de causes. Plaçons ici quelques considérations sur les effets que nous venons d'indiquer.

Dans les lieux bas et humides, dans les vallées marécageuses, où les rayons vivifiants du soleil pénètrent difficilement ; dans les quartiers encombrés des grandes villes, où les rues sont étroites, tortueuses, les maisons hautes et fourmillantes, l'air est presque toujours chargé de vapeurs lourdes, d'émanations infectes, d'acide carbonique, etc., par conséquent pauvrement oxigéné. Le sang des individus qui habitent de pareils lieux est surchargé de lymphe, et comparativement pâle et plus fluide, ne fournissant aux organes que des matériaux sans consistance. Les poumons sont les premiers organes qui éprouvent l'action débilitante de l'air atmosphérique ; aussi, comme l'a remarqué notre maître Broussais, restent-ils au-dessous de leur développement normal, surtout quand ces causes mauvaises agissent sur des enfants. Il résulte du défaut de développement des poumons, d'une part l'imperfection de la coloration du sang, de l'autre une respiration incomplète ; deux conditions qui

BIBLIOTHÈQUE NATIONALE R.F. IMPR.

entraînent bientôt le dépérissement de la santé et l'étiolement des autres organes, surtout en ce qui touche le système musculaire. Soumis à cette marche fatale, les jeunes sujets deviennent de plus en plus aptes au développement des scrofules.

Ces causes sont singulièrement activées par le froid, davantage par le froid humide, et par les alternatives brusques du chaud au froid et du froid au chaud. Le passage du chaud au froid irrite la peau dans les parties du corps les moins couvertes, parce que la faculté dissolvante de l'air est alors considérablement diminuée. Cette irritation ébranle le système nerveux, supprime la transpiration, augmente les urines et les évacuations alvines, ainsi que la sécrétion de la bile. Les vaisseaux capillaires de la peau, aussitôt qu'ils sont frappés par le froid, se contractent, se ferment, deviennent irrités, et cessent d'exercer leurs fonctions. Alors le sang et la transpiration cutanée, au lieu de se porter à l'extérieur, se trouvent refoulés à l'intérieur vers le cœur, les gros vaisseaux, les organes pectoraux et abdominaux, et particulièrement vers les parties qui sont déjà malades. Le passage subit du froid au chaud produit un effet contraire; une expansion dans les fluides, surtout dans le sang, s'opère vers l'extérieur et distend les vaisseaux. Cette vicissitude, quand elle est subite et très-forte, peut occasionner de graves accidents, tels que l'apoplexie, la suffocation.

C'est particulièrement une température froide et humide prolongée qui s'oppose le plus à la transpiration et à l'évaporation cutanée. Une telle température augmente, comme nous l'avons déjà dit, la sécrétion des urines et les évacuations alvines, frappe de douleur les articulations, fait surgir des rhumatismes, des catarrhes pulmonaires, des pneumonies, etc., tout en semblant favoriser l'absorption cutanée. C'est en partie à l'inertie de la peau, aux perturbations de sa sécrétion, que quelques médecins attribuent toutes les maladies chroniques. C'est aussi dans les saisons où la température est variable et généralement humide, comme le printemps et l'automne, que les scrofules se montrent le plus ordinairement; car alors les causes extérieures agissent principalement sur les membranes de rapport, la peau et les muqueuses, dans le voisinage desquelles se trouvent le plus grand nombre de vaisseaux et de ganglions lymphatiques. Ainsi donc, les stimulations des membranes de rapport mettent les vaisseaux lymphatiques qui en partent et les ganglions auxquels ceux-ci vont aboutir, dans un état d'irritabilité et d'irritation qui augmente d'abord l'absorption; puis, quand cette irritation passe à l'état subinflammatoire, l'absorption diminue ou s'arrête, selon le degré puls ou moins grand de la subinflammation, de la stagnation des humeurs, et de la tuméfaction. Quand la peau, quand les muqueuses intestinale ou bronchique sont enflammées, les ganglions lymphatiques environnants se tuméfient; et si ces phlogoses locales continuent pendant quelque temps chez des sujets à tempérament lymphatique, habitants de séjours bas et mal aérés, on voit des traînées de ganglions lymphatiques se former sous la peau, dans le mésentère, le long des bronches, etc. Broussaïs a observé que pendant les années pluvieuses on trouvait plus de ganglions lymphatiques du mésentère et des bronches qu'à l'ordinaire, chez les individus morts à la suite de gastro-entérites ou de pneumonies.

Cette observation a conduit le célèbre médecin à noter l'influence du froid humide sur le développement des ganglions lymphatiques, surtout chez les sujets prédisposés à la subinflammation scrofuleuse. « Il suffit, en effet, dit-il, d'un refroidisse» ment de la périphérie, sans le concours d'aucune » inflammation cutanée, pour que l'on voie tout à » coup survenir une tuméfaction douloureuse et » véritablement phlogistique des glandes du cou. » C'est ainsi que sont provoqués le plus souvent » ces engorgements du nez, des lèvres, des oreilles » et des glandes cervicales que l'on découvre au » printemps et à l'automne chez les sujets dont la » peau est fine et sensible. Si la constitution est » vigoureuse, sanguine, il en résulte dans les glandes » ou dans le tissu sous-cutané de la face et du cou, » des abcès qui parcourent leur période jusqu'à la

» suppuration, souvent même dans un temps fort » court; mais si ces sortes de malades sont plus » lymphatiques que sanguins, les adénites ne » marchent pas avec autant de rapidité, elles de- » viennent chroniques, et c'est alors que la maladie » prend le nom de scrofule. » (*Traité de Physiologie appliquée à la Pathologie.*)

Pour que l'humidité, ainsi que les vicissitudes du froid au chaud et du chaud au froid agissent comme causes productives des scrofules, il faut que ces influences pernicieuses s'attaquent à des sujets sédentaires, prenant peu ou point d'exercice. Chacun sait en effet que la nonchalance musculaire dispose singulièrement aux maladies chroniques, aux scrofules, à la phthisie pulmonaire, parce qu'elle rend les fonctions de la peau inactives, parce qu'elle diminue la circulation capillaire et l'exhalation, et favorise, par conséquent, la congestion des organes.

Les gens de la campagne, au contraire, les laboureurs, les vignerons, les charpentiers, les maçons, les tanneurs, les marins, les débardeurs, et tant d'autres ouvriers qui travaillent une partie de l'année au dehors, exposés à la pluie et à toutes les variations de l'atmosphère, deviennent rarement scrofuleux ou phthisiques. Bien plus, nous voyons tous les jours de jeunes sujets que leur constitution avait disposés à ces cruelles maladies, ou même ayant été rachitiques ou scrofuleux dans leur enfance, devenir forts et robustes pendant la durée de leur apprentissage dans de rudes professions. Quelle meilleure preuve des avantages d'un grand exercice musculaire et de la transpiration qui en résulte? Il n'en est pas ainsi des ouvriers, même habitant la campagne, qui travaillent dans des rez-de-chaussée humides ou dans des caves, comme les tisserands, les cordonniers, etc. : ceux-là peuvent devenir et deviennent scrofuleux d'abord, phthisiques plus tard. La santé chez eux est l'exception.

L'humidité, la pluie, la boue, la mauvaise nourriture, la malpropreté, la nudité presque complète, conditions ordinaires de la vie pour les enfants de village, n'engendrent cependant presque jamais la maladie scrofuleuse. La raison en est que ces enfants s'exercent violemment, se livrent continuellement à des jeux actifs, à des courses longues en allant et en revenant de l'école, gymnastique salutaire qui contrebalance les influences fâcheuses auxquelles ils sont soumis; tandis que des influences semblables produiront les scrofules chez les enfants des bas quartiers dans les villes, pauvres martyrs blafards que l'on tient presque toujours enfermés, soit dans leurs demeures obscures et humides, soit dans des écoles encombrées, mal ventilées. Cette différence s'explique en ce que l'air humide et en repos réduit l'évaporation cutanée à son minimum, au lieu que l'air humide et en mouvement l'excite au contraire, comme cela se voit en mer, sur les montagnes, et dans les plaines découvertes.

C'est un fait constaté, que l'influence sanitaire de l'humidité s'exerce dans tous les climats, qu'elle agisse avec le froid, l'inconstance atmosphérique ou la chaleur. Trop souvent on attribue à des émanations miasmatiques certaines maladies graves qui sont tout simplement l'œuvre de l'humidité et des perturbations atmosphériques, les maladies tuberculeuses entre autres : et nous sommes ici de l'avis de Broussais, qui savait le grand rôle que joue l'humidité froide dans la production des tubercules.

Je vois tous les jours, à mes consultations de l'hôpital Saint-Antoine et du bureau central d'admission dans les hôpitaux, de nombreux enfants atteints de la maladie scrofuleuse, uniquement pour avoir habité des lieux humides, sombres, encombrés. La plupart de ces enfants viennent des quartiers populeux, profonds, aux rues étroites, fangeuses, aux maisons hautes et sans cour ; ou bien ce sont des enfants de portiers, de fruitiers, condamnés aux rez-de-chaussée, aux soupentes, aux niches. Les pauvres petits êtres ne se développent que très-imparfaitement dans de pareilles demeures. Tout jeunes, ils sont rachitiques ; ils nous montrent leurs membres hideusement distordus, leur poitrine aplatie latéralement, leur ventre énorme ainsi que leur crâne, avec une face petite, rabougrie, une bouche dépourvue de dents, l'apparence de vieillards à la mamelle, pour ainsi dire. Ont-ils passé leur premier âge, comme de quatre à sept ou huit ans, par exemple, ils ont conservé le ventre gros et la poitrine latéralement aplatie; de plus, le derrière de leurs oreilles est en suppuration, ils ont les yeux et le nez rouges, la lèvre supérieure gonflée, gercée, et le pourtour du cou farci de ganglions lymphatiques tuméfiés. Quelques-uns sont en même temps atteints de subinflammations articulaires, de courbures de la colonne vertébrale en arrière, de coxalgies, de tumeurs blanches du genou, du coude, etc.

Il nous arrive encore de voir des portiers, des fruitiers, des blanchisseuses, qui sont venus des départements à Paris pour y exercer leur profession. Ils avaient déjà pour la plupart un certain nombre d'enfants, bien portants; ils n'ont passé qu'un hiver dans les tristes logements que notre civilisation réserve à leurs semblables, voilà tous leurs enfants malades. Les plus jeunes sont rachitiques, scrofuleux; les plus âgés sont phthisiques, rhumatisants, bossus, etc. Il faudrait, pour première condition de salut, qu'ils changeassent d'habitation : mais comment? La vie est là pour les parents : ils ne la gagnent qu'où ils sont, disent-ils, et avec tant de peine encore! s'ils allaient ailleurs ils perdraient leurs pratiques ou leur emploi.....

Est-il besoin d'ajouter quelque chose à ce que

nous venons de dire, pour démontrer que les logements humides sont de vrais nids à scrofules? Des observateurs superficiels pourraient seuls méconnaître une influence si fatale. Cependant, tout récemment, un médecin, qui passe pour s'occuper de la maladie, a osé avancer que cette cause réunie à toutes les autres ne saurait rendre scrofuleux un individu originairement sain. Pour lui, c'est toujours à *l'hérédité* qu'il faut en revenir.

Voici ce que pense un autre de nos confrères. Si les produits nuisibles qui ont été, par l'impression de l'humidité, surtout de l'humidité froide, refoulés dans le torrent de la circulation, restent dans l'organisme, ils deviennent la source d'accidents graves, tels que l'altération du sang, des lésions locales, etc. Ainsi les diathèses ou cachexies séreuse, albumineuse, tuberculeuse, scrofuleuse, scorbutique, ne sont que des maladies chroniques du sang, de l'albumine, de la fibrine et des globules sanguins. L'inactivité des fonctions de la peau indique, selon notre confrère, que l'altération du sang et les lésions locales sont le résultat de la suppression de l'exhalation cutanée, et qu'il suffit d'un défaut de proportion dans les éléments de la transpiration pour changer l'ordre des affinités organiques, pour produire l'altération du sang et des liquides. Lorsque l'exhalation cutanée est supprimée, soit mécaniquement, soit par l'impression d'un froid vif, par l'humidité, ou pendant la première période d'une fièvre qui a débuté par le froid, l'acide lactique, dit toujours ce médecin, se trouve alors en excès dans le sang. La surabondance de cet acide doit, là-dessus, rompre l'équilibre des affinités organiques, se porter sur l'albumine et la précipiter vers les voies urinaires, où la soude se maintient en dissolution dans l'urine. Les sels que la peau doit éliminer sont également refoulés dans le torrent de la circulation ; alors les bases alcalines prédominent dans le sang, et l'urine doit être à la fois albumineuse et peu acide, ou même alcaline. Cette alcalinité de la sueur et des urines se remarque dans une foule de maladies où la peau reste inactive, comme les scrofules, la phthisie et l'albuminurie, dans lesquelles les fonctions de la peau sont presque entièrement suspendues. Mais d'où vient la quantité considérable d'acide lactique qui sort du torrent de la circulation par la peau, les reins, etc.? Notre confrère suppose qu'après la décomposition des substances organiques par l'acte de la digestion, l'acide lactique s'unit à la soude, et que c'est dans le torrent de la circulation que la séparation des deux principes s'opère : l'acide abandonne l'alcali qui est éliminé par la peau et par les reins au moyen d'une action physico-organique, et la soude, devenue libre, continue à maintenir l'albumine à l'état liquide.....

Le médecin dont nous parlons croit avoir démontré, par des expériences, l'exactitude de son opinion. Il a introduit une grande quantité de lactate sodique dans les veines d'animaux; il a ainsi favorisé la fermentation de l'acide lactique, et l'excès de cet acide dans le sang a produit l'albuminurie, absolument comme lorsqu'on supprime artificiellement la transpiration. Cependant il reconnaît aussi avoir obtenu d'autres résultats qui n'infirment pas les premiers, mais qui prouvent que le même agent peut déterminer des phénomènes différents.

Ainsi donc, d'après ses expériences, ce médecin se croit fondé à établir que la suppression de l'excrétion acide de la peau peut, en certains cas morbides, déterminer la coagulation de l'albumine dans le tissu cellulaire, dans les vaisseaux et les ganglions lymphatiques; et qu'en agissant sur l'albumine, l'acide lactique concrète cette substance, s'oppose sa circulation, et détermine des engorgements lymphatiques. Il n'assigne point d'autre cause à l'endurcissement du tissu cellulaire chez les enfants nouveau-nés et chez les femmes en couches (*phlegmasia alba dolens*), aux scrofules, aux tubercules, à la lèpre, à l'éléphantiasis, à l'albuminurie, etc.

On voit par ce qui précède que le médecin dont nous parlons est essentiellement humoriste et chimiste, et que sans hésiter il attribue aux liquides un rôle générateur dans le développement de presque toutes les maladies, principalement des maladies chroniques. Ses idées ne sont pas les nôtres. Je suis, je le répète, solidiste : je pense que l'action physique des corps agit d'abord sur les solides, et que c'est ensuite l'état morbide des solides qui réagit sur les liquides, lymphe, sang, etc.

Des aliments. Les aliments n'ont pas une part aussi grande qu'on le croit communément dans la production des scrofules. S'il suffisait des mauvais aliments pour devenir scrofuleux, les deux tiers de la population le seraient, sans exagération aucune. Qui ne sait, en effet, combien en général ceux qui travaillent se nourrissent mal en France, et comme qualité et comme quantité?

L'alimentation mauvaise ou insuffisante, et surtout l'une et l'autre, est souvent une cause qui s'ajoute à d'autres, et rend leur concours plus nuisible ; mais elle ne fait pas le mal à elle toute seule.

Les aliments nous fournissent le chyle, seul produit capable de subvenir à la dépense que fait le sang en donnant à nos organes les matériaux nécessaires pour leur conservation : il est donc bien évident que si les aliments sont de mauvaise nature, le chyle qu'ils fourniront sera impropre à une réparation substantielle. Dans ce qui nous occupe, il convient de mettre au premier rang des mauvais aliments, le lait d'une nourrice malsaine, malade, trop âgée ou adonnée au libertinage, aux liqueurs fortes ; ou bien encore enceinte, et surtout scrofuleuse. Nous pourrions citer des centaines de sujets scrofuleux qui n'ont dû leur maladie qu'au lait d'une nourrice placée dans l'une des conditions que nous venons d'énumérer. Il est parfaitement inutile d'entrer dans les détails pour expliquer le mécanisme de cette cause : un mauvais lait doit fournir un mauvais chyle, cela tombe sous le sens.

L'allaitement artificiel peut encore être une cause puissante de disposition ou de détermination aux scrofules. Le lait qu'on emploie ordinairement pour nourrir les enfants qui ne tettent pas, n'est point immédiatement tiré de la mamelle de l'animal ; c'est un liquide *mort;* il faut le réchauffer avant de le faire prendre ; souvent il est déjà un peu aigre : c'est pourquoi il amène des digestions pénibles, des irritations du tube intestinal. Au lieu que le lait donné par la mère, ou par une bonne nourrice, est vivant tant qu'il est renfermé dans les organes sécréteurs, et Hufeland en attribue la propriété nourrissante et la digestion facile au principe de vie dont il est animé. Nous pensons à cet égard comme Hufeland. Pour que l'enfant fût allaité convenablement, quoique artificiellement, il faudrait qu'il suçât lui-même le pis de l'animal, ou qu'il bût au moins le lait tout fumant de sa chaleur naturelle. Le lait avec lequel on nourrit artificiellement les enfants est tantôt trop froid, tantôt trop chaud, tantôt trop vieux, quelquefois même décomposé et frelaté. Il faut d'ailleurs considérer que le lait des animaux est en général moins substantiel que celui de la femme, l'alimentation humaine étant plus variée et plus riche que celle des animaux. Nous parlons, bien entendu, de l'alimentation humaine telle qu'elle devrait être : évidemment une nourrice malade, ou peu alimentée, ne mangeant que des végétaux, ou du pain mal fait, ne buvant que de l'eau, donnera à son nourrisson un lait mauvais, tout au moins fort pauvre. C'est ainsi, on le comprendra, qu'il y a une grande différence à faire entre le lait d'une vache ou d'une chèvre nourrie à la maison ou dans une étable humide, mal aérée, malsaine, n'offrant pas même aux animaux captifs assez d'espace pour s'y reposer commodément, et le lait d'une bête libre qui pâture au grand air, en plein herbage bien exposé, ou sur des coteaux. Nous ajouterons que dans l'allaitement artificiel, l'ingestion du lait n'a point le secours de cette grande quantité de salive qui se trouve sécrétée dans la bouche de l'enfant par le mouvement des lèvres et des joues, laquelle se mêlant au lait le rend plus facile à digérer et lui donne, à vrai dire, un commencement d'assimilation. Autre chose encore : l'allaitement artificiel n'est pas ordinairement suffisant pour nourrir l'enfant; on est en général obligé d'y ajouter quelques aliments, tels que des consommés, des fécules bien cuites, converties en bouillies et rendues plus nourrissantes par l'addition d'un peu de jaune d'œuf. Quand les enfants ainsi alimentés sont de bonne venue, forts, bien portants, il peuvent se développer avantageusement, malgré l'allaitement artificiel; mais s'ils sont faibles, délicats, valétudinaires, ce régime, tout bien administré qu'il puisse être, les exposera à devenir malades, et ils n'auront pas, pour les guérir, la ressource du lait maternel ou celui d'une bonne nourrice.

Ce que nous venons de dire explique suffisamment pourquoi si peu d'enfants du peuple, dans les villes, deviennent sains et robustes étant réduits à l'allaitement artificiel. Le lait qu'on donne à ces pauvres petits est presque toujours suspect, mauvais, aigri, décomposé; et pour remplacer ce qu'il leur refuse, on les bourre avec des bouillies épaisses, grossières. Cette alimentation deux fois cruelle détermine chez eux des indigestions répétées, des gastro-entérites chroniques, qui minent, détériorent, détruisent leur faible constitution, et en font bientôt des rachitiques ou des scrofuleux.

Beaucoup de médecins regardent le lait, après le premier âge, bien entendu, comme un aliment capable de développer la subinflammation scrofuleuse. Nous sommes loin de partager cette opinion; car il nous est surabondamment prouvé, au contraire, que le bon lait est un excellent aliment, convenable surtout aux sujets jeunes et d'une constitution faible.

Au premier rang des aliments qui peuvent être regardés comme productifs des scrofules, il convient de placer ceux qui sont difficiles à digérer tout en contenant fort peu de principes nutritifs, comme, par exemple, les racines, les crudités, les herbages : nourriture volumineuse et vide, qui surcharge l'estomac, l'irrite, et dont la transformation en un chyle altéré, mauvais, impressionne à son tour défavorablement les vaisseaux lactés et lymphatiques, lesquels alors ne fournissent au sang qu'une lymphe mal élaborée, peu propre à la nutrition. D'autres aliments donnent un chyle plus abondant, mais non plus riche en principes nutritifs; ainsi les farineux, les légumes, les fruits mucilagineux, les viandes trop jeunes, les substances grasses, huileuses, etc. Le chyle ruisselant que de tels aliments fournissent inonde, accable, irrite l'appareil lymphatique abdominal, et le dispose à la subinflammation.

Nous voyons donc que les aliments de mauvaise qualité peuvent développer la disposition ou subinflammation scrofuleuse, surtout si à la mauvaise alimentation se joint l'habitation de lieux bas et humides, au milieu de conditions hygiéniques défavorables. Une alimentation en apparence saine, mais presque exclusivement végétale, composée, par exemple, de pain mal fermenté, fait avec un mélange de farines de froment et de seigle, ou de farine de seigle mêlée avec de la farine de maïs, de fèves, d'orge, de pommes de terre, a besoin d'être prise en grande quantité. De ce poids encombrant résultent la fatigue et l'irritation des organes digestifs; ceux-ci ne préparent plus qu'un mauvais chyle, peu réparateur et impropre à fournir au sang les matériaux d'une bonne assimilation : de là encore une constitution propre au développement des scrofules.

Des boissons. Les boissons de mauvaise qualité, comme l'eau séléniteuse, marneuse, l'eau de neige fondue, le vin ou le cidre aigres, la bière mal fermentée, agissent défavorablement sur l'estomac. Elles dissolvent mal les aliments solides, apportent de mauvais liquides à la réparation des fluides de notre corps; enfin, au lieu de favoriser la digestion, elles la troublent.

L'eau est d'autant plus potable, selon M. Dupasquier de Lyon, qu'elle contient plus de bicarbonate de chaux et moins de sulfate de cette base. C'est ce dernier sel qui se trouve dans la plupart des eaux de puits à fond calcaire : on en reconnaît la présence à la difficulté de faire cuire les légumes dans ces eaux, et d'y faire dissoudre le savon dont une partie se caillebote, par la combinaison de son huile avec la chaux du sulfate. Les personnes faibles digèrent mal en faisant usage d'eau semblable.

Le bicarbonate de chaux se trouve dans presque toutes les eaux de rivières, dont il représente la matière calcaire au moins pour les quatre cinquièmes, quand il ne la constitue pas entièrement. Ce sel fournit facilement à l'organisme le principe terreux indispensable à l'ossification, parce qu'il est d'une décomposition plus facile que le sulfate de chaux. M. Dupasquier croit qu'il constitue à peu près un cinquième de la matière minérale des os, et que le phosphate calcaire, qui complète cette matière dans la proportion des quatre cinquièmes environ, est un phosphate basique, lequel peut plus facilement puiser son excès de chaux dans le bicarbonate calcaire, sel d'une décomposition facile, que dans un sel neutre qui serait formé par un acide puissant, par exemple le sulfate.

C'est donc une erreur que de regarder comme les meilleures à boire les eaux qui contiennent le moins de substances calcaires ; ainsi les eaux de pluie ou de certaines sources à lit sablonneux. M. Boussingault confirme ce que nous disons là par des expériences faites sur de jeunes porcs ; ces expériences lui ont démontré que les sels calcaires contenus dans l'eau dont ces animaux font usage fournissent à l'ossification une grande partie de la chaux.

M. Chevreul a aussi constaté par l'expérience directe, que lorsqu'il existe des sulfates alcalins et certaines matières organisées au sein d'une eau privée du contact de l'air, il y a formation de sulfure. C'est ce qui explique l'infection des eaux du bassin de Paris. Ces eaux contiennent du sulfate de chaux en assez grande quantité, et beaucoup de matières organiques en décomposition, provenant du sol superficiellement ou souterrainement, ou qui s'échappent des fosses d'aisances ; des urines répandues sur la voie publique, etc. Ces matières sont mises en contact avec le calcaire poreux, si abondant dans le bassin de Paris ; il s'ensuit de plus la production d'azotates de potasse, de magnésie, et surtout de chaux. Tout cela réuni entretient sans cesse, surtout dans les bas quartiers de la ville, une insalubrité et une infection qui n'auraient pas lieu sans un tel concours de conditions. On doit donc admettre comme règle générale que toute eau qui cuit mal les légumes et ne dissout pas bien le savon ne doit pas être bue.

Quant aux eaux de neige fondue, qui ont été regardées par plusieurs auteurs comme capables de développer la maladie scrofuleuse, elles ont simplement le tort d'être indigestes, et elles le sont parce qu'elles ne contiennent pas assez d'air ni de sels.

Les aliments et les boissons de nature trop peu stimulante, tels que les végétaux et le laitage, employés seuls, n'agissent pas assez puissamment sur l'estomac pour produire une bonne digestion. Après un repas ainsi fait les sujets deviennent pâles ; ils éprouvent un sentiment de froid à l'épigastre, une pesanteur incommode de l'estomac. Cet organe se remplit de gaz qui l'irritent ; les aliments sont quelquefois expulsés par le vomissement ou bien sont rendus par les selles sans être digérés. Sont-ils conservés et élaborés, ils fournissent un chyle abondant, mais sans substance et impropre à une bonne assimilation. A la longue, l'estomac et les intestins deviennent irrités, ainsi que le foie dont l'action sécrétoire se trouve augmentée : puis les glandes mésentériques s'engorgent à la suite de ces entérites chroniques, qui ont pour cause les mauvaises digestions répétées.

Ainsi donc, les aliments insapides, les fruits, les légumes, les verdures, les racines, etc., ne sollicitant pas assez l'énergie et le travail de l'estomac, sont ordinairement mal digérés. Ils agissent sur les intestins à la manière de corps étrangers, et produisent des coliques, à la suite desquelles vient une diarrhée d'indigestion. Si le canal digestif n'est pas irrité, le meilleur moyen d'empêcher ces coliques et la diarrhée, c'est de prendre un peu de bon vin aussitôt après le repas. La diarrhée ne vient point de l'obstruction des glandes mésentériques, mais de l'état d'irritation du colon qui ne lui permet pas de supporter la présence des matières fécales,

Maladies antérieures. On met aussi au nombre des causes déterminantes des scrofules, les maladies qui tendent à augmenter la faiblesse de la constitution, comme la rougeole, la scarlatine, la variole, surtout quand elles sont suivies d'accidents consécutifs, tels que bronchite et entérite chroniques. On cite encore la coqueluche, les dentitions pénibles, les gastro-entérites chroniques, les dévoiements prolongés, les malaises qui précèdent et accompagnent souvent la croissance et la menstruation, la syphilis, etc. Ces diverses affections, et beaucoup d'autres que nous ne croyons pas nécessaire de mentionner, agissent, en effet, en détériorant la constitution au point de la rendre tout à fait lymphatique, et de la soumettre, en conséquence, aux causes hygiéniques ordinaires de la subinflammation scrofuleuse.

Chagrin, tristesse. Il est nécessaire de faire leur part aux affections morales. Beaucoup d'enfants éprouvent, quelques-uns avec une violence remarquable, ce que les mères appellent si justement des *jalousies*. Ces jalousies sont ordinairement déterminées par la naissance ou plus encore par le retour de nourrice d'un frère ou d'une sœur, et tiennent assez, quant aux effets, des sentiments analogues que nous témoignent les animaux domestiques, quand un intrus vient prendre part à nos caresses ou à nos soins. Certains enfants poussent en pareil cas la jalousie si loin, qu'ils en perdent l'appétit et le sommeil. Puis, sous l'empire de leur passion fatale, on les voit promptement dépérir : leur constitution s'altère, et quelques mois de cet état suffisent pour les rendre rachitiques et scrofuleux.

Convalescences. Il nous arrive enfin de recevoir à nos consultations des enfants scrofuleux à l'état desquels les parents ne connaissent d'autres causes que la convalescence longue de quelqu'une des affections énumérées plus haut, surtout de la rougeole et de la coqueluche, ou bien un dévoiement prolongé survenu à la suite d'une irritation gastro-intestinale; conditions qui ont fini aussi par altérer plus ou moins la constitution de ces enfants.

CHAPITRE XI.

Traitement des scrofules.

Nous diviserons le traitement de la maladie ou subinflammation scrofuleuse en deux parties. Dans la première, nous parlerons du traitement préservatif ou prophylactique; dans la seconde, du traitement curatif et pharmaceutique.

Le traitement prophylactique doit avoir pour principal objet d'éloigner, de prévenir l'action des causes qui peuvent altérer la constitution, en même temps que d'indiquer les moyens de l'améliorer ou de la rétablir quand elle est altérée au point de présenter l'état désigné par les auteurs sous le nom de diathèse ou prédisposition scrofuleuse.

Les moyens prophylactiques doivent être employés envers les sujets jeunes, faibles et de constitution lymphatique, surtout ceux qui sont mal logés, mal nourris, mal vêtus, afin d'empêcher la constitution scrofuleuse de s'établir en eux. Ces moyens peuvent très-bien suffire, quand la prédisposition n'est pas compliquée de lésions locales, ou même quand les lésions sont récentes et peu étendues.

Le traitement curatif et pharmaceutique demande à être employé concurremment avec le traitement prophylactique. Celui-ci favorise singulièrement l'action des médicaments dont l'autre se compose, et qui n'auraient pas même toujours d'effet durable sans cela.

Traitement prophylactique.

Les moyens prophylactiques propres à détourner la maladie scrofuleuse consistent principalement dans le choix des aliments et des lieux d'habitation, dans les exercices du corps, la gymnastique, les bains, les frictions, etc. Malheureusement il est difficile de faire suivre un bon traitement préservatif au plus grand nombre des malades, soit à cause de la misère d'une partie des sujets le plus fréquemment exposés à la maladie, ainsi les enfants d'ouvriers; soit à cause du peu d'importance que le vulgaire attache en général aux moyens hygiéniques, surtout quand il n'y voit point joindre la prescription de médicaments actifs.

Allaitement. Le meilleur traitement prophylactique des scrofules, dans la première année de l'existence de l'enfant, consiste à donner à celui-ci le sein maternel, quand la mère est forte et bien portante; sinon à le confier aux soins d'une nourrice saine, jouissant d'une bonne santé, bien logée, bien nourrie. Le lait de la nourrice doit être jeune, et par conséquent en rapport avec les faibles organes digestifs du nourrisson, car un lait trop vieux, étant trop nourrissant, occasionne des indigestions, des coliques, des diarrhées interminables. La nourrice doit souvent promener son nourrisson au grand air, car il résulte de ces promenades répétées deux avantages immenses : l'exercice que prend la nourrice la fortifie elle-même, entretient la régularité de ses fonctions et réagit précieusement sur la constitution de son lait; l'enfant, de son côté, s'habitue à respirer un air libre, bien oxigéné, qui dilate amplement ses poumons, favorise l'oxigénation de son sang, développe et fortifie sa poitrine, régularise et facilite les mouvements de son cœur ainsi que de tout l'appareil vasculaire rouge.

Allaitement artificiel. Lorsque, par des raisons impérieuses, on se trouve dans la nécessité de réduire un enfant à l'allaitement artificiel, il faut, autant que possible, le faire tirer lui-même avec sa bouche le mamelon de l'animal, qui est ordinairement une chèvre ou une ânesse. Le lait pris de cette façon possède des qualités et une saveur qu'il perd aussitôt après avoir subi le contact de l'air. De plus il est d'une digestion bien autrement facile, à cause, nous l'avons dit, de la salive sécrétée par l'enfant dans le travail de la succion, et qui se mêle avec le lait. Mais ce conseil de présenter le mamelon d'un animal aux jeunes enfants, ne saurait être suivi par tout le monde : il faut pour cela habiter la campagne, ou être riche. Les petites familles et les pauvres des villes sont obligés de se contenter du lait qu'on leur vend, et qui, à Paris surtout, n'est pas toujours du lait. Quelquefois j'ai pu, à force d'insistance, déterminer des familles ouvrières habitant les faubourgs à nourrir leurs enfants dans les premiers mois de la naissance avec du lait d'ânesse, et un peu plus tard avec du lait de chèvre ou de vache pris au sortir du pis. Mais ces bonnes fortunes sont rares.

Dans l'allaitement artificiel, on doit au moins tâcher que le lait n'ait point encore perdu sa chaleur naturelle. Le lait d'ânesse ou de jument est le meilleur, dans les premiers mois ; il se rapproche davantage de celui de la femme, et contient moins de matière grasse, butyreuse, que le lait de vache ou de chèvre. Lorsque l'enfant a cinq ou six mois, et qu'il se porte bien, on peut en venir à ce dernier lait, mais toujours, autant que les circonstances le permettent, dans les conditions précédemment indiquées.

Si l'on n'a pas mieux que le lait de vache ou de

chèvre pour le premier allaitement artificiel, il convient au moins de renouveler ce lait rigoureusement deux fois par jour, et de le tenir dans un lieu frais et obscur, car l'air et la chaleur tendent promptement à désunir ses principes constituants. Il faut aussi avoir soin de n'en pas faire chauffer plus que l'enfant ne doit boire à la fois; et encore vaut-il mieux que la température nécessaire soit donnée par le liquide, eau d'orge, de gruau ou autre, qu'on emploie pour couper le lait. On comprend, à ce sujet, combien la force et la santé de l'enfant doivent faire varier la dose et la nature du liquide employé pour couper le lait. Il en est de même pour le choix de l'instrument au moyen duquel on fait boire l'enfant, qui est ordinairement un biberon plus ou moins bien entendu.

Il est rare qu'un enfant soit nourri longtemps, même quelques mois, seulement avec du lait coupé ou non coupé : on a l'habitude d'y ajouter d'autres aliments dont nous aurons à parler en traitant du sevrage.

L'allaitement artificiel est donc, en général, mauvais pour les enfants. Car, ainsi que nous l'avons dit au chapitre des causes, il est très-difficile, surtout dans les grandes villes, de se procurer toujours de bon lait; et les bouillies, les potages, le plus souvent mal préparés, qu'on lui donne pour correctifs, ne font qu'en accroître et en multiplier les mauvais effets. Dans l'allaitement artificiel, si l'enfant tombe malade on n'a pas le sein d'une femme pour le nourrir, et quelquefois même pour le guérir : il faut qu'il souffre comme un homme. Nous insistons sur les inconvénients de ce genre d'alimentation première, surtout chez les enfants lymphatiques nés de parents qui sont ou qui ont été scrofuleux. Le meilleur moyen de détourner les scrofules, c'est d'éviter de les faire naître, et l'allaitement artificiel, comme on le pratique ordinairement, serait plutôt le mal que le remède.

Sevrage. A l'époque du sevrage, il faut redoubler de soins pour nourrir l'enfant ; on ne doit que progressivement l'amener à une alimentation en rapport avec ses organes digestifs. Il faut régler ses petits repas, et les espacer de manière à ce que la digestion de l'un soit toujours faite quelque temps avant l'ingestion de l'autre. C'est un point très-important.

Tous les enfants ne peuvent pas être sevrés à la même époque. L'état de chaque sujet doit être pris en grande considération. Les enfants forts, bien portants, seront sevrés de bonne heure, à neuf ou dix mois par exemple ; mais non pas ceux qui sont faibles, maladifs, et qui souffrent de leurs dents. Il est un cas cependant qui force à les sevrer moins tardivement, c'est quand la mère ou la nourrice devient faible, malade, épuisée, enceinte, et ne peut être remplacée. On sait combien le lait pris dans de telles conditions serait funeste à l'enfant, au point de vue, surtout, du rachitis et des scrofules.

Avant le sevrage complet, on doit, petit à petit, accoutumer l'enfant à user de lait coupé, de bouillie claire et bien cuite, de légères panades, etc. La nourrice donnera le sein une ou deux fois de moins par jour pendant la première semaine, et progressivement ainsi de suite jusqu'à l'entière suppression. Si le sevrage était opéré plus brusquement, en quelques jours par exemple, il y aurait perturbation dans les digestions et peut-être s'ensuivrait-il une fièvre lente, prodrôme ordinaire du rachitis.

Quels sont les aliments qui conviennent le mieux à l'enfant à l'époque du sevrage ? Répondons immédiatement qu'ils doivent être de facile digestion, nourrissants sous un petit volume et pas trop excitants : car une nourriture trop riche et trop abondante est la cause fréquente de ces inflammations chroniques de la muqueuse gastro-intestinale, source de diarrhées invincibles, qui enlèvent un si grand nombre d'enfants par elles-mêmes ou par leurs conséquences.

Le bon et vrai lait, coupé d'une décoction de gruau, d'orge, de riz, surtout si l'enfant a le ventre relâché, est une boisson très-convenable au moment du sevrage. On aura soin de l'édulcorer avec du sucre, ou du sirop de gomme.

La panade connue sous le nom de *crême de pain*, sucrée, et aromatisée avec un peu d'eau de fleurs d'oranger, est un excellent aliment. La semoule, l'arrow-root, le tapioka et même la fécule de pommes de terre servent aussi à faire, avec du lait ou du bouillon de bœuf et de veau, des potages très-nutritifs et facilement supportés par ces jeunes estomacs. Mais celui que les enfants préfèrent à tous les autres est certainement la bouillie, parce que, composée de lait et de fécule, elle se rapproche davantage de leur nourriture première. C'est, au reste, une précieuse ressource contre les coliques et les dévoiements auxquels ils sont si sujets. Nous avons souvent entendu dire à l'illustre Broussais que la bouillie faite avec du lait et de la farine ou une fécule était un aliment mixte, très-nourrissant et de facile digestion, très-convenable pour nourrir les enfants et les individus faibles. C'était l'aliment qu'il conseillait de préférence aux personnes malades de gastro-entérites chroniques. Mais il faut que la bouillie soit bien cuite, suffisamment légère, et préparée au moment d'être donnée à l'enfant. Épaisse ou réchauffée, elle est indigeste. Pour la préparer, on peut employer de la farine de froment séchée au four, seule ou mêlée avec une fécule : la farine de froment est, comme on sait, la meilleure et la plus nourrissante de toutes les farines. Le caséum du lait et le gluten du froment se trouvent dissous par la cuisson, et ce qui résulte de leur amalgame devient un aliment d'une assimilation très-facile et très-prompte.

Quand les enfants sont forts, robustes, il faut leur faire prendre des bouillons, des consommés, et même des jus de viandes.

A deux ou trois ans, lorsque les petits êtres commencent à vivre d'une vie moins rudimentaire et à prendre de l'exercice, ils ont besoin d'une nourriture plus substantielle, composée de végétaux et de substances animales, ces dernières contenant une richesse nutritive plus capable de réparer les pertes qu'ils font continuellement. Quelques années plus tard, enfin, leur nourriture devra se rapprocher de celle de l'homme, en restant toujours, bien entendu, proportionnée à leur force et à l'état de leurs organes digestifs.

La chair des herbivores sera ordinairement préférée à celle des carnivores, quoique celle-ci ne soit pas inférieure. Beaucoup de poissons sont encore d'un bon emploi alimentaire. La chair de porc et toute la charcuterie doivent absolument être rejetées.

Le régime végétal exclusif convient mal aux individus qui sont faibles, lymphatiques, rachitiques, disposés aux scrofules, à la phthisie pulmonaire, etc. Il faut toujours pour ces sujets y associer le régime animal, afin de développer chez eux une hématose riche qui fasse prédominer le système vasculaire rouge et le système musculaire. Mais il convient en même temps de surveiller avec beaucoup de soin le tube digestif, car son irritation morbide s'oppose singulièrement au succès d'une alimentation fortifiante. C'est pourquoi le choix du régime vraiment approprié aux sujets menacés de scrofules ou déjà scrofuleux demande une si grande attention de la part du médecin. Nous tâcherons d'éclaircir ce point de la diététique dans les observations que nous aurons à rapporter en parlant des lésions locales.

Nous ne devons pas omettre de parler des boissons. En première ligne nous mettrons l'eau. L'eau est de bonne qualité quand le savon y est facilement dissous, et les légumes promptement cuits; quand elle est aérée, claire, limpide, incolore et inodore; nous avons dit tout cela. L'eau est la boisson la plus utile à l'homme, surtout dans les premières années de sa vie. Elle est bien préférable aux petits vins aigres, frelatés, à la bière mal fermentée, mal faite, où le buis a remplacé le houblon; au cidre altéré, à toutes les misérables compositions de ce genre que boivent les villageois et les ouvriers. Nous ne parlons point ici du bon vin; un peu de bon vin coupé avec les deux tiers ou les trois quarts d'eau, aide généreusement la digestion.

Air. Avec une bonne alimentation, un logement sain et sec, de l'exercice, rares conditions pour tant d'infortunés condamnés à la maladie par la misère et le travail, il faut encore respirer un bon air. L'air pur, ce principe de la vie qui, lorsqu'il agit sur les poumons, transforme le sang noir en sang rouge, et lorsqu'il agit sur la peau, favorise l'élimination, l'évaporation des produits superflus de la transpiration, est surtout bon à prendre à l'extérieur des habitations, dans son mouvement et dans sa liberté. C'est très-certainement à leurs riches exercices en plein air que les enfants des villages doivent leur supériorité physique sur nos pauvres petits des villes, quoiqu'ils soient en général mal nourris, plus mal vêtus et parqués la nuit dans des rez-de-chaussée infects. Aussi faut-il habituer les enfants dès leur plus tendre jeunesse à l'influence des agents extérieurs, en les exposant peu à peu aux caresses vigoureuses de l'air libre, aux intempéries de l'atmosphère; et ayant soin toutefois que la transition ne soit pas trop grande entre la température de l'appartement d'où on les sort et le milieu dans lequel on va les exposer. Quand ils ont déjà trois ou quatre ans, les précautions à prendre sont moins indispensables; car aussitôt qu'ils sont sortis de l'appartement, ils se livrent pour la plupart avec une grande avidité à des jeux actifs et bruyants qui maintiennent les principales fonctions en équilibre. En cas de mauvais temps, en peut ouvrir les fenêtres, s'il ne fait pas froid; et à ce propos, il serait à désirer que dans les locaux où beaucoup d'enfants sont réunis, on en vînt à établir des ventilateurs qui purifieraient l'air et le mettraient en mouvement: ce moyen serait surtout utile dans les salles d'asile, les crèches, les écoles,

les ateliers de charité, les ouvroirs, etc., lieux où l'air est toujours vicié par l'agglomération des individus.

Lumière. Plus les sujets sont jeunes et débiles, plus ils ont besoin d'une lumière vive, dont l'action expansive et vivifiante contribue puissamment à l'œuvre définitive de leur organisation et au développement régulier de leurs organes. Nous sommes persuadé que le défaut de ce puissant auxiliaire est pour beaucoup dans la fréquence des déformations chez les enfants qui habitent les bas quartiers des grandes villes et les gorges des montagnes. Il faut donc encore, pour prévenir la fatale invasion des scrofules et du rachitis, que les enfants jouissent de l'action prolongée de la lumière dans des logements largement percés et exposés au soleil.

Calorique. Une douce chaleur est très-utile à tout le monde et principalement aux enfants. Elle favorise l'expansion des tissus, et facilite la circulation et les diverses sécrétions.

Habitation. Nous ne nous lasserons pas de le répéter : c'est surtout pour les sujets issus de parents cachectiques, scrofuleux, ou disposés aux scrofules, qu'il faut une habitation saine, située sur des points élevés, exposée au soleil, et abritée du nord et de l'ouest. Point de moyen d'éloigner le danger si on laisse ces enfants dans des rez-de-chaussée noirs et humides, dans des localités marécageuses. Il suffit souvent, pour guérir des individus à constitution ultra-lymphatique, et présentant même déjà quelques symptômes de la subinflammation scrofuleuse, de les soustraire à l'influence d'une habitation malsaine. Nous voyons tous les jours de ces cures, chez les enfants des ouvriers de Paris, résulter uniquement du changement de logement des parents. Ils habitaient un quartier bas et sans air, ils sont allés sur les hauteurs bien exposées d'un faubourg; l'enfant était confiné dans l'obscure moiteur du premier logis, dans le nouveau il peut sortir et s'ébattre au grand air. Il n'en fallait pas plus.

Ce sont surtout les enfants amenés des provinces à Paris qui ont besoin d'habiter des quartiers bien aérés, soit qu'on les mette en pension ou en apprentissage, si l'on veut que le brusque passage de l'air de leur pays à celui de la capitale ne leur soit pas funeste. Les parents qui négligent toute précaution à cet égard, ignorant qu'il faille en prendre ou ne le pouvant pas, sont à peu près sûrs de vouer leurs enfants aux scrofules. Nous avons traité ce point plus amplement au chapitre des causes.

Vêtements. Les sujets faibles, disposés aux scrofules ou déjà scrofuleux, doivent porter des vêtements de laine, et même de la flanelle sur la peau, afin d'éviter l'influence du froid et de l'humidité. Cette façon de se vêtir est surtout utile dans les pays où les variations atmosphériques sont fréquentes, où des vents froids et humides succèdent parfois tout à coup à une chaleur calme et sèche. Les tissus de laine, étant mauvais conducteurs du calorique, ont l'avantage de maintenir la température normale du corps, et le préservent ainsi des refroidissements subits qui pourraient supprimer la transpiration insensible.

Il y a, comme on voit, de grandes et nombreuses modifications à apporter en général dans la manière de vêtir chez nous les enfants faibles et disposés aux scrofules ; et ces modifications devront varier selon les saisons, le climat, etc.

Soins de propreté, lotions et bains. Les soins de propreté sont encore indispensables chez les enfants, soit pour prévenir la maladie scrofuleuse, soit pour la guérir. Ces soins consistent principalement dans des lotions froides, journalières, faites sur tout le corps avec de l'eau simple ou salée, ou aromatisée avec de l'eau de Cologne. Pour les enfants au maillot ou par trop faibles, j'indiquerai plutôt des lotions tièdes, et froides pendant l'été seulement, après la première dentition. La lotion terminée, il est bon de frictionner tout le corps avec un morceau de flanelle ou une brosse douce. Ces lotions et ces frictions maintiennent les fonctions de la peau en bon état, et préparent les petits patients aux intempéries de l'atmosphère. Elles peuvent ainsi les préserver des rhumes, des coryzas et des maladies de la peau auxquelles ils ne sont que trop exposés. C'est pourquoi l'on doit aussi renouveler souvent le linge de corps et les draps de lit, et s'abstenir des matelas de plume qui d'une part se chargent de tous les miasmes impurs dont le corps s'est déchargé pendant la nuit, et d'autre part, composant un coucher trop chaud, favorisent outre mesure la transpiration. Ces transpirations provoquées affaiblissent la constitution et développent souvent des éruptions cutanées (eczemas, prurigos), lesquelles passent ensuite à l'état chronique et tourmentent incessamment les pauvres petits malades.

Les couchers que je préfère pour les sujets chétifs, disposés aux scrofules ou scrofuleux, sont des sommiers de crin, ou mieux de feuilles de fougère et de noyer. Ces derniers sont peu dispendieux, et peuvent être souvent renouvelés.

Les bains salés généraux ont aussi leur très-grande utilité pour entretenir et favoriser les fonctions de la peau, pour guérir et pour prévenir les scrofules.

Les bains, comme les lotions, doivent être donnés tièdes aux tout jeunes enfants, jusqu'à l'âge de deux ou trois ans. Plus tard on peut les administrer froids. Le mode que j'indique est l'immersion, c'est-à-dire de plonger quatre ou cinq fois le sujet dans l'eau froide, quelque température qu'il fasse, en l'enveloppant ensuite dans une couverture de laine. Ces bains par immersion ont l'avantage de déterminer une réaction vive qui modifie singulièrement la constitution. Je fais mettre dans une baignoire ordinaire quatre kilogrammes de sel de cuisine, et un ou deux dans une baignoire d'enfant, selon sa capacité. On peut remplacer en quelques circonstances les bains salés par des bains aromatiques ou même par des bains savonneux; mais les bains salés valent mieux en général; ils ont une action plus durable et sont d'ailleurs plus faciles à employer, à préparer. Les bains de mer et de rivière, pris dans la belle saison, sont enfin des moyens de premier ordre pour prévenir et contribuer à guérir la subinflammation scrofuleuse : nous en signalerons l'utilité d'une manière plus étendue en parlant du traitement curatif.

Exercices du corps. L'exercice est une des principales conditions de la guérison des scrofules. On rencontre peu de scrofuleux parmi les enfants que leur famille laisse agir et vivre en troupe et au grand air, dès qu'ils sont en état de marcher, comme cela se fait dans les villages et les petites localités. L'exercice que les gens riches croient donner à leurs enfants en les faisant promener en voiture, est loin de valoir les jeux bruyants et libres, les courses en commun, les tours de force et d'agilité des enfants du peuple. La promenade en voiture peut être un moyen mécanique d'imprimer des secousses utiles, mais je la reconnais incapable d'augmenter jamais les forces et de les répartir convenablement sur tous les organes. Réservons-la pour les tout petits enfants qui ne savent pas encore bien marcher, ou pour ceux qui sont d'une faiblesse extrême et qui relèvent de maladie.

Dans les grandes villes, où l'exercice libre et prolongé pris en plein air est à peu près impossible, il faut y suppléer par des promenades nombreuses, des courses et des exercices gymnastiques. Il serait très-avantageux, pour les enfants pauvres des villes, que l'on instituât des gymnases dans les écoles primaires, et que des moniteurs habiles dans cette partie de l'hygiène y fussent attachés, surtout au début, afin de donner aux exercices une bonne direction. Cela serait en même temps peu coûteux; on emploierait, par exemple, la méthode de M. Clias, qui remplace les machines compliquées et nombreuses de la gymnastique ordinaire par un simple triangle mobile ou trapèze, instrument au moyen duquel on exécute les mouvements les plus variés. Cet appareil, avec un moniteur connaissant bien la méthode de M. Clias, serait tout ce qu'il faut pour les écoles primaires, les ateliers de travail, les maisons d'éducation de jeunes filles, etc.

La danse et l'escrime sont encore d'excellents modificateurs pour les sujets menacés de scrofules, en même temps qu'elles entretiennent la santé générale et donnent aux mouvements de la grâce et de la souplesse. Il est entendu que ces divers moyens d'exercer le corps doivent être proportionnés à la force des sujets et non point poussés jusqu'à la fatigue.

Sommeil. Les enfants ont besoin de dormir non-seulement pendant la nuit, mais encore quelques heures durant le jour. Une précaution à prendre, c'est de les lever aussitôt qu'ils sont éveillés, pour éviter qu'ils ne contractent la pernicieuse habitude de la masturbation. La durée normale du sommeil, qui est de six à huit heures pour les adultes, peut être prolongée jusqu'à dix heures pour les enfants, comme pour les personnes faibles ou valétudinaires.

Nous terminerons ici l'indication des moyens hygiéniques qui constituent le traitement préservatif ou prophylactique des scrofules. Nous nous sommes peu étendu sur ce traitement, qu'on trouvera plus amplement développé dans les ouvrages sur l'éducation physique des enfants et dans les *traités d'hygiène*, particulièrement dans celui de notre savant ami M. le docteur Charles Londe.

Les moyens que nous venons de mentionner peuvent, la plupart du temps, guérir radicalement la prédisposition ou diathèse scrofuleuse sans altérations locales importantes. Mais si ces altérations sont anciennes, étendues, si elles occupent des organes essentiels à la vie, il est de toute nécessité d'en venir à un autre traitement.

Traitement curatif.

Le traitement curatif de la complexion ou constitution scrofuleuse, accompagnée de quelques lésions locales, comme celui des scrofules confirmées et de leurs diverses complications, doit être, d'après ce que nous avons dit de la nature de ces états pathologiques, plutôt débilitant qu'excitant. Nous concevons très-bien que notre proposition puisse être, de prime abord, un sujet d'embarras pour le médecin qui n'a pas fait une étude approfondie de l'action des agents thérapeutiques ordinairement conseillés pour guérir les scrofules, ces agents étant regardés par la plupart des praticiens comme excitants et toniques. Comment se figurer, en effet, que des médicaments excitants puissent guérir une maladie à fond phlogistique? Notre manière de voir touchant la nature des scrofules n'aurait évidemment pas le sens commun, si les moyens employés pour guérir cette affection agissaient, comme on le pense généralement, en qualité d'excitants ou de toniques. Mais on verra plus loin qu'il n'en est pas ainsi. L'école italienne moderne, si savamment résumée par l'illustre Giacomini, nous a démontré avec toute la lucidité possible que les agents thérapeutiques dits *antiscrofuleux*, pour la plupart tirés du règne minéral, ne sont que des débilitants, des antiphlogistiques, des hyposthénisants. Il n'est pas étonnant, nous en conviendrons, que les scrofules aient été si longtemps méconnues et attribuées à la faiblesse, puisque les moyens curatifs qui ont seuls de l'action sur elles étaient reçus et proclamés comme irritants. L'erreur avait sa logique. Mais à combien de malheureux malades n'a-t-elle pas dû être funeste! Car on ne se contentait pas de chercher à tonifier ceux-ci par des médicaments, on s'obstinait encore à les exciter par une alimentation surabondante. Cette idée fausse, que les scrofules dépendaient de la faiblesse, était encore, il est vrai, corroborée par la nature des causes sous l'influence desquelles la maladie se développe le plus ordinairement, et qui sont presque toutes débilitantes. On ne voyait que les causes sans réfléchir aux effets, qui sont des irritations. En raisonnant ainsi, en regardant la maladie scrofuleuse comme une maladie de faiblesse, parce que les causes qui la développent ordinairement sont de nature débilitante, je m'étonne que le rhumatisme aigu et la pneumonie ne soient point encore aujourd'hui traités de maladies de faiblesse par quelques médecins, puisque ces affections ont si souvent pour origine des causes débilitantes, le froid humide par exemple. On a vu, du reste, au chapitre des causes, comment nous nous sommes expliqué sur leurs différents modes d'action.

Le traitement de la subinflammation scrofuleuse a dans le commencement beaucoup d'analogie avec celui des inflammations franches. Il faut se hâter de la détruire avant qu'elle ait pu produire des ulcérations locales, étendues, dont les sécrétions ne manqueraient pas de pervertir l'absorption et la nutrition. Avec les antiphlogistiques ordinaires, on arrive souvent à guérir les affections extérieures (que beaucoup de médecins regardent comme incurables), surtout s'il ne s'est point fait de propagation à l'intérieur. Dans beaucoup de cas cependant, on doit aider le traitement antiphlogistique ordinaire par des médicaments qui ont leur effet électif sur le système lymphatique, et dont l'action dynamique est également antiphlogistique, quoiqu'ils aient été jusqu'ici regardés comme médicaments excitants.

La subinflammation scrofuleuse, ayant chez la plupart des sujets une marche lente, chronique, demande ordinairement un traitement long. C'est la lenteur de cette maladie à disparaître, qui fait que tant de médecins persistent à la regarder comme incurable, ou bien qu'ils passent, en la traitant, d'une méthode à une autre, exposant ainsi le malade à ne guérir effectivement jamais. Quand on a fait choix d'une bonne méthode, il faut persévérer dans son emploi pendant un mois au moins. On peut ensuite l'interrompre une semaine, temps d'arrêt durant lequel le malade sera purgé, et fera, s'il est possible, un petit voyage d'agrément, les distractions ayant aussi leur valeur curative.

Puis on reviendra aux moyens déjà employés, ou à d'autres analogues.

Toutes les saisons conviennent-elles pour commencer le traitement curatif des scrofules ? Assurément, répondrons-nous, le printemps et l'été sont les saisons les plus favorables, à cause de l'expansion et de l'excès de vie vers l'extérieur qui se manifestent à ces époques ; mais nous croyons qu'il serait dangereux pour les malades d'attendre le beau temps, quand des accidents locaux les frappent en automne ou en hiver. Il ne faut jamais hésiter à combattre ces accidents quel que soit le temps, sauf à activer le traitement, la saison étant devenue plus favorable, si l'on n'a pas réussi à la maîtriser d'abord. Chacun comprendra, par exemple, combien on serait coupable d'attendre le beau temps pour traiter un catarrhe pulmonaire développé pendant l'hiver chez un sujet scrofuleux, ou seulement de constitution scrofuleuse, puisque, le printemps venu, on aurait probablement à traiter une phthisie tuberculeuse au lieu d'un simple catarrhe.

Les agents thérapeutiques qui ont le plus d'action sur les phlogoses aiguës ou chroniques du système lymphatique et des tissus blancs, et par conséquent sur les subinflammations, sont par ordre d'action, savoir : l'iode, le brôme, le mercure, la baryte, le soufre, le fer, les eaux minérales sulfureuses, alcalines, ferrugineuses, l'eau de mer, la ciguë, la digitale, le quinquina, le houblon, etc. Ils ont non-seulement une action très marquée sur le système lymphatico-glandulaire, mais encore sur le système circulatoire sanguin. Ces médicaments n'agissent pas, ainsi qu'on le croit vulgairement, en excitant, en tonifiant les parties malades, mais en les débarrassant de leur état subinflammatoire; par conséquent, comme antiphlogistiques, comme contro-stimulants et hyposténisants (1). Plusieurs exercent d'abord, au moment de leur ingestion, une action excitante sur les parties avec lesquelles ils sont mis en contact; mais cette action excitante cesse aussitôt après leur absorption, et elle est remplacée par une action dynamique contraire.

Ces médicaments agissent donc de façon antiphlogistique sur les vaisseaux et les ganglions lymphatiques. Ils sont par conséquent autant de moyens puissants de combattre la maladie scrofuleuse, qui après tout n'est pas autre chose, dans son principe, qu'une lymphagicite ou lymphadénite plus ou moins étendue, quelquefois inaperçue, laquelle détermine à la longue des indurations glandulaires très-difficiles à faire disparaître, et donne au système lymphatico-glandulaire assez d'activité pour lui faire, en quelque sorte, dominer la consti-

(1) Le mot *hyposthénisant*, créé par le professeur Giacomini, est employé par l'école italienne actuelle pour désigner les médicaments qui abaissent la force vitale au-dessous du rhythme normal ou du degré où elle était quand on les a administrés.

tution, au point de rendre toutes les maladies intercurrentes chroniques et opiniâtres. La subinflammation scrofuleuse offre, sous ce rapport, de la ressemblance avec la syphilis, dont elle diffère par une marche plus lente, non spécifique et non contagieuse. En regardant la maladie scrofuleuse comme une subinflammation, nous la débarrassons d'ailleurs de ces hypothèses qui l'ont fait regarder pendant si longtemps comme une maladie due à un principe particulier, et nous rendons son traitement plus facile et plus sûr.

Aussitôt donc qu'un sujet doué de la constitution scrofuleuse vient à éprouver de la tuméfaction dans les ganglions lymphatiques extérieurs, une ophthalmie, un catarrhe pulmonaire, un dévoiement chronique, etc., il faut se hâter d'abord d'écarter les causes connues et saisissables, qui se rapportent le plus souvent à l'habitation et aux aliments, en même temps que l'on prescrira des médicaments ayant une action antiphlogistique élective sur le système lymphatico-glandulaire. Alors l'effet sera prompt et sûr. Mais si la maladie, quand on l'attaque, est déjà intense, plus avancée, il faut aider l'action des médicaments par les antiphlogistiques ordinaires, par la saignée, les sangsues, quand il n'y aurait ni fièvre, ni douleur bien marquée, et même si le sujet paraissait disposé à devenir cachectique. Le traitement devra être continué pendant quelque temps après la disparition des accidents locaux, afin de dissiper entièrement l'irritation de l'appareil lymphatique, si disposée à se rallumer, tant qu'il en reste une trace, sous l'influence de la plus légère cause. Mais ce sont surtout les affections consécutives des viscères thoraciques et abdominaux qu'il faudra combattre avec énergie, si l'on veut conjurer le développement de la phthisie tuberculeuse ou de la consomption mésentérique.

L'action résolutive des médicaments dont nous parlons est le résultat de leur effet antiphlogistique. On peut dire qu'ils sont proprement les antiphlogistiques des affections dont le siége est dans le système lymphatico-glandulaire, comme les scrofules, les dermatoses qui affectent les follicules de la peau ; comme les gastrites, les entérites, les vaginites, les utérites chroniques, etc., qui affectent les cryptes, les follicules des muqueuses de ces parties ; comme enfin toutes les affections viscérales chroniques de nature lymphatique et glanduleuse, qui le sont devenues à cause de leur nature même.

L'action fondante qui est attribuée généralement à l'iode, au brôme, au mercure, à la baryte et à beaucoup d'eaux minérales, vient de ce que ces remèdes agissent sur les vaisseaux lymphatiques à la manière des antiphlogistiques, en les débarrassant de l'état subinflammatoire dans lequel ils les ont trouvés, et non pas à la manière des excitants Leur effet se manifeste par les mêmes phénomènes que celui de la saignée ou des émollients. Aussitôt que l'état antiphlogistique est diminué ou dissipé, les vaisseaux absorbants exercent énergiquement leur action sur toutes les matières qui se trouvent à leur portée, et les versent dans le torrent de la circulation pour être de nouveaux assimilées, ou excrétées par les voies naturelles.

Les praticiens qui ont bien étudié le sujet, ainsi que le mode d'action des médicaments, savent tous que lorsque l'inflammation ou la subinflammation possède une certaine intensité, l'absorption diminue ou s'arrête, selon le degré de la phlogose, les ouvertures des vaisseaux lymphatiques et souvent celles des capillaires veineux, si l'inflammation est mixte, se trouvant resserrées au point de ne plus rien ou presque rien recevoir : de là, stagnation des humeurs et tuméfaction. Mais aussitôt que l'état inflammatoire ou subinflammatoire a diminué d'intensité ou s'est dissipé, l'absorption reprend son cours et la tuméfaction diminue en proportion de l'énergie que l'absorption a reconquise.

Les médicaments que nous avons indiqués, et qui ont tant d'action sur la maladie scrofuleuse, demandent à être administrés avec beaucoup de circonspection. Employés à haute dose, lorsque les scrofules ne sont pas compliquées de lésions locales, ils pourraient promptement devenir toxiques : et l'on sait, à ce sujet, que les remèdes énergiques sont d'autant mieux tolérés que les maladies contre lesquelles on les emploie ont plus d'intensité.

Examinons succinctement les différents médicaments qu'on a l'habitude d'employer.

De l'iode. L'iode pur ou en teinture, conseillé par beaucoup de médecins, réussit peu dans le traitement des scrofules. Pour que cet agent thérapeutique produisît de bons effets, il faudrait que l'administration en fût continuée pendant longtemps, ce qui n'est pas possible à cause de l'irritation qu'il détermine promptement dans les voies digestives ; irritation suivie d'amaigrissement, accompagnée de sécheresse à la gorge, dans la bouche, d'accélération et de petitesse du pouls, d'altération douloureuse du visage, etc. Pour ces raisons nous avons depuis longtemps renoncé à l'administration de l'iode pur ou en teinture, et nous le remplaçons très-avantageusement par les iodures de potassium, de baryum et de mercure, mais particulièrement par le premier de ces composés : on peut, au reste, les employer indifféremment tous trois pendant assez longtemps sans le moindre inconvénient pour le malade ; au lieu qu'en y ajoutant, comme plusieurs praticiens le conseillent, une certaine quantité de teinture d'iode, on verrait bientôt paraître les perturbations et les désordres dont nous parlions tout à l'heure. Quelques mots maintenant sur le mode d'administration de ces composés, les doses à en faire prendre, et les cas dans lesquels chacun d'eux convient le mieux.

L'*iodure de potassium* a été employé contre les scrofules presque aussitôt que l'iode a été découvert, mais avec des résultats divers, parce qu'alors on le prescrivait à des doses minimes et presque toujours associé à l'iode, ce qui le rendait trop souvent inefficace. Ce sont MM. Wallace et Ricord qui ont établi que ce composé devait être administré à doses élevées pour produire des effets marqués, surtout dans les cas graves, et que l'usage pouvait en être prolongé impunément pour le tube digestif. Voici comment, dans ma pratique, je me sers de ce précieux médicament.

Chez les enfants d'un à trois ans, je prescris l'iodure de potassium en dissolution dans l'eau distillée, ou dans une infusion de ciguë ou de digitale, à la dose de 10 à 15 centigrammes par jour pendant la première semaine, et de 20 à 30 centigrammes pendant les trois semaines qui suivent. Au bout de ce temps, j'en interromps l'usage pendant huit jours. Durant cette interruption je purge une ou deux fois les petits malades avec le calomel. Ensuite, si les voies digestives sont en mauvais état, je fais prendre un ou deux grammes par jour de bicarbonate de soude, dissous dans de l'eau sucrée ou dans une infusion de houblon. On sait que ce sel, principe minéralisateur des eaux de Condillac, de Vichy, Pougues, Contrexeville, etc., est le médicament des maladies chroniques des voies digestives. Après quinze jours ou un mois de l'usage du bicarbonate de soude, je reviens à l'emploi de l'iodure de potassium ou du brômure de cette base, et à la même dose, pendant un mois ou deux.

Pour les enfants de quatre à sept ans, j'agis de la même manière, mais en augmentant la dose du médicament. Quand ils ont de huit à quinze ans, je commence ordinairement par la dose de 50 à 60 centigrammes par jour, dose que je porte par la suite jusqu'à 75 ou 80 centigrammes. Je dépasse rarement la dose d'un gramme par jour, même chez les adultes.

J'ai observé que le *brômure de potassium* possédait souvent plus d'action que l'iodure, et qu'il n'avait point l'inconvénient de déterminer de la sensibilité aux yeux, ou des conjonctivites, ou de ces éruptions cutanées, eczemas, prurigos, que l'on voit quelquefois se développer pendant l'administration de l'iodure de potassium. Ce *sel*, car on peut nommer ainsi l'iodure de potassium en dissolution, peut provoquer aussi des salivations très-rebelles. J'ai vu des accidents de ce genre se produire cinq ou six fois, sans que j'eusse prescrit de calomel. C'est pour cela que j'emploie le brômure de potassium de préférence à l'iodure,

Dans les cas de bronchite ou d'entérite chroniques, ou de subinflammation des articulations, je prescris encore assez souvent l'*iodure de baryum*, en commençant chez les petits enfants par 10 centigrammes par jour en dissolution dans 32 grammes d'eau distillée, que l'on fait prendre en deux fois dans une infusion émolliente ou de ciguë bien sucrée. Chez les enfants de quatre à six ans, je porte la dose à 15 et 20 centigrammes, administrée de la même manière. Chez les adolescents, et même chez les adultes, il est rare que je dépasse celle de 25 à 30 centigrammes. Ce remède m'a souvent réussi dans les subinflammations, dans les phlogoses chroniques des membranes muqueuses, lorsque l'iodure ou le brômure de potassium avait échoué. J'ai l'occasion constante d'administrer ce médicament aux pauvres enfants du peuple, quand ils sont atteints de la colite chronique, cause de dévoiements interminables, occasionnée et entretenue par les mauvaises conditions hygiéniques au milieu desquelles ils vivent, et les aliments grossiers dont ils sont nourris.

Je prescris encore quelquefois le *protoiodure de mercure* dans les maladies scrofuleuses qui me paraissent suspectes de syphilis, dans les cas de périostite chronique, ou de douleurs dans la continuité des os des membres, etc. La dose de ce médicament, pour les enfants très-jeunes, est de deux centigrammes par jour; pour ceux de quatre à six ans, de 3 à 4 centigrammes. Chez les adolescents et les adultes on peut commencer par 5 ou 6 centigrammes, en augmentant progressivement jusqu'à

10, mais sans jamais dépasser cette dernière dose. C'est sous la forme pilulaire que je le fais prendre ordinairement ; l'excipient que j'emploie est l'extrait de jusquiame, de ciguë ou de digitale. Par-dessus les pilules on donne à boire un peu d'eau sucrée.

A l'extérieur, on recueille de très-bons effets des iodures de potassium, de plomb, de fer, sous forme de pommades, surtout si on les combine avec quelques extraits narcotiques et le camphre. Ces pommades sont d'un très-grand secours dans les tuméfactions chroniques des glandes et des articulations. Voici comment je les fais ordinairement composer :

℞	Axonge.................		64 grammes.
	Iodure de potassium...	ãã	8 id.
	Extrait de ciguë.......		
	Camphre.............		
	M. S. A.		

℞	Axonge.................		64 grammes.
	Iodure de plomb......	ãã	8 id.
	Extrait de ciguë.......		
	Camphre.............		
	M.		

℞	Axonge.................		64 grammes.
	Protoiodure de fer.....	ãã	8 id.
	Extrait de jusquiame..		
	Camphre.............		
	M.		

J'emploie indifféremment les deux premières pommades dans les subinflammations des articulations des membres et des ganglions lymphatiques. La troisième convient davantage dans les subinflammations de la colonne vertébrale. Pendant son emploi, j'ai souvent vu disparaître, ou diminuer au moins, des douleurs très-aiguës du trajet de l'épine, de l'épigastre, de l'hypogastre ou des flancs, dans les cas de gibbosité vertébrale.

Du brôme. Le brôme pur s'emploie peu en médecine : pour moi, je n'ai jamais conseillé que les brômures de potassium, de baryum et de mercure, agents médicinaux qui jouissent de toutes les propriétés curatives des divers iodures, et même quelquefois à un degré plus élevé que ceux-ci. Depuis 1835, j'emploie fréquemment les brômures, et je ne les ai jamais vus occasionner les accidents attribués plus haut à l'iodure de potassium. Les composés du brôme s'emploient de la même manière et aux mêmes doses que ceux de l'iode, à l'intérieur comme à l'extérieur. Dans les chapitres qui traitent des lésions locales de la maladie scrofuleuse, on pourra voir les heureux résultats que nous avons obtenus de l'emploi des préparations du brôme.

Du chlorure de baryum. Ce composé, désigné pendant longtemps sous les noms de muriate et d'hydrochlorate de baryte, a été employé en médecine par Adair Crawford, médecin anglais, qui publia en 1789 un excellent mémoire sur les avantages qu'il en avait tirés. Ce médicament a été le sujet de beaucoup de controverses; les uns ont exagéré ses propriétés curatives, tandis que d'autres les ont par trop dépréciées. Son efficacité n'est pas étendue comme celle des iodures et des brômures, mais elle est très-grande dans quelques cas, par exemple dans certaines ophthalmies chroniques, dans les lésions scrofuleuses de la peau et dans les subinflammations des grandes articulations. Il faut surveiller attentivement l'emploi du chlorure de baryum, car il lui arrive souvent d'exercer une action physico-chimique irritante sur le canal digestif; et cependant, pour qu'il agisse efficacement, on ne peut l'employer qu'à des doses assez élevées.

Chez les sujets qui sont encore dans la première enfance, je le conseille à la dose de 10 centigrammes par jour, administré de la manière suivante :

℞	Chlorure de baryum.......	30 centigrammes.
	Eau distillée ou infusion concentrée de ciguë ou de digitale..................	60 grammes.
	Diss.	

A prendre une cuillerée à bouche matin et soir dans une petite tasse d'infusion de fleurs de guimauve bien sucrée.

Pour les malades qui n'ont point dépassé la seconde enfance, et même les adolescents, je porte la dose du remède à 20 ou 30 centigrammes par jour; chez les adultes à 40 ou 50 centigrammes, toujours dissous et administré sous la forme ci-dessus. Il m'arrive rarement, et chez des personnes faites, dans les cas très-graves, d'élever la dose jusqu'à un gramme par jour.

L'usage de ce médicament ne doit jamais être continué plus de vingt ou trente jours de suite : à la longue il diminue l'appétit, cause des malaises, des lassitudes, et l'estomac ne peut plus le tolérer. Il faut alors en suspendre l'usage pendant huit ou dix jours, et, dans cet intervalle, user d'un médicament moins irritant pour l'estomac. Ainsi je conseille souvent en ce cas trois ou quatre verres par jour d'eau minérale ferrugineuse de Passy, ou quelques grammes de bicarbonate de soude dissous dans de l'eau. Ces deux moyens thérapeutiques agissent comme antiphlogistiques sur les voies gastrites en même temps que sur l'appareil circulatoire. Lorsque les fonctions digestives sont rétablies et les incommodités dissipées, nous revenons à l'usage du chlorure de baryum, toujours dans la manière qui vient d'être indiquée.

Du mercure. L'emploi de ce médicament dans le traitement des scrofules a excité aussi de grandes discussions. Des médecins l'ont préconisé comme un des moyens les plus efficaces ; d'autres l'ont rejeté complétement, prétendant que non-seulement il ne guérissait pas les scrofules, mais qu'il était capable de les donner. Ceux-ci invoquaient à l'appui de leur opinion ces engorgements des ganglions lymphatiques du cou que l'on voit quelquefois se développer chez les individus atteints de salivation après l'usage prolongé du mercure; accidents réels, mais fort rares lorsque le médicament a été administré sous une forme convenable et dans des circonstances bien déterminées.

Pour moi, j'emploie souvent le mercure dans ma pratique, et toujours avec beaucoup d'avantage. Il est très-rare que je voie survenir la salivation. J'y ai recours principalement quand je soupçonne la coexistence d'une affection syphilitique, ou quand un sujet scrofuleux contracte la maladie vénérienne. J'ai vu de ces sujets chez qui l'état scrofuleux se modifiait très-heureusement pendant un traitement mercuriel; mais il arrive plus souvent, malheureusement, que les individus prédisposés aux scrofules en voient apparaître les symptômes pendant le cours d'une affection vénérienne. J'ai soigné trois fois un tapissier de Paris, qui avait été scrofuleux dans son enfance, pour des blenhorrhagies pendant la durée desquelles des engorgements des ganglions lymphatiques se formaient aux aines, au cou et dans tout le tissu cellulaire environnant, accompagnés d'une forte tuméfaction des amygdales et de la membrane pituitaire, tuméfaction qui changeait complétement le timbre de voix du malade, et lui gênait la respiration au point qu'il ne pouvait dormir que la bouche ouverte. Ces accidents se développaient dans la première semaine de l'invasion de la maladie, pendant l'emploi du baume de copahu. La blenhorrhagie guérie, deux fois j'avais débarrassé le sujet des accidents concomitants en lui faisant prendre du protoiodure de mercure alterné avec le brômure de potassium, et en le purgeant avec le calomel : mais la troisième fois, ce traitement n'a pas suffi, et il a fallu recourir à la liqueur de Van-Swieten, qui l'a, du reste, guéri en cinq semaines. Je parlerai de plusieurs faits de ce genre quand je traiterai des lésions locales scrofuleuses.

Chez les jeunes enfants à gros ventre, à la poitrine aplatie latéralement, aux articulations tuméfiées, le mercure produit des effets très-heureux, surtout quand on l'associe à la poudre de ciguë et de digitale. Le composé que je conseille alors de préférence est le sulfure noir de mercure (*ethiops minéral*). Ce composé, associé aux poudres sus-nommées, a un effet très-marqué sur la peau, indépendamment de son action dynamique sur les systèmes circulatoires rouge et blanc. J'administre quelquefois avec avantage le sulfure de mercure antimonié (*ethiops antimonial*), surtout quand il existe des lésions de l'appareil respiratoire. Ces deux composés mercuriels n'agissent pas sur les glandes salivaires au point de produire la salivation, mais ils agissent énergiquement sur la peau et déterminent d'abondantes transpirations.

Le calomel ou *protochlorure de mercure* est

utile dans beaucoup de circonstances. C'est un excellent purgatif, pour les enfants surtout. Mais c'est un médicament qu'il faut savoir employer, car il a le désavantage de causer la salivation et des excoriations de la bouche, accidents qui tourmentent beaucoup les malades. J'ai vu chez quelques sujets les glandes sous-maxillaires et la plupart des ganglions lymphatiques du pourtour du cou se tuméfier sous l'influence sympathique de ces irritations de la bouche, ou peut-être à cause de la revivification du mercure qui était venu s'y cantonner. Dans ces cas de salivation, de tuméfaction des glandes et ganglions lymphatiques et d'ulcérations, accidents que j'attribue à la revivification du mercure qui agit alors comme corps étranger sur les parties où il se cantonne, il faut se hâter de l'en déloger et de l'expulser du corps. Les moyens les plus efficaces de provoquer cette expulsion sont les médicaments à action antiphlogistique directe sur les vaisseaux sanguins, tels que la salsepareille, le gayac, les préparations sulfureuses, le sulfate de quinine, les purgatifs, etc., toutes matières qui provoquent et facilitent l'absorption et la transpiration.

A cause des inconvénients que je viens de signaler, je n'emploie ordinairement le calomel que comme purgatif, trois ou quatre fois par mois et à dose assez élevée; car j'ai observé que ce médicament, administré à forte dose, agit rarement sur les glandes salivaires, tandis que c'est l'inverse quand on le donne à petite dose. Chez les enfants de l'âge de deux à quatre ans, j'en prescrirai donc de 30 à 50 centigrammes; chez les adolescents et les adultes, j'éleverai la quantité jusqu'à 75 centigrammes, quelquefois même jusqu'à un gramme, et toujours sans inconvénients.

Le *deutochlorure de mercure* (sublimé corrosif) est encore employé quelquefois avantageusement dans le traitement de la maladie scrofuleuse, surtout lorsque les malades ont eu des affections vénériennes. Il est rare de voir la salivation se développer pendant son emploi, sans doute à cause de la grande solubilité de ce sel et de ses facultés assimilatrices qui l'empêchent de se revivifier et par conséquent de développer des irritations mécaniques dans les glandes et les follicules muqueuses. Je le fais prendre en dissolution de la manière suivante :

℞	Eau distillée................	250 grammes.
	Alcool....................	4 »
	Sublimé corrosif..........	20 centigrammes.
	M. et diss.	

Je fais prendre aux enfants de deux à quatre ans une cuillerée à café de cette dissolution, matin et soir, dans une petite tasse d'infusion de fleurs de guimauve sucrée; deux cuillerées à café aux enfants de cinq à huit ans; une cuillerée à bouche aux adolescents et aux adultes. J'interromps le remède au bout de la semaine, et je laisse reposer le malade pendant quelques jours : je reprends ensuite, en observant les mêmes intervalles. Pour obtenir de bons effets de ce puissant médicament, il faut en faire continuer l'usage pendant six semaines ou deux mois, à moins que l'estomac ne se refuse à le tolérer.

Tels sont les composés mercuriels que j'emploie dans ma pratique ordinaire. Je ne dirai rien des autres; je ne les ai pas expérimentés.

Maintenant que nous avons parlé des quatre principaux agents médicinaux à action élective sur le systèmelymphatico-glandulaire, nous allons nous occuper brièvement d'autres moyens thérapeutiques, qui, bien que n'agissant pas d'une manière aussi directe sur les tissus siéges principaux des scrofules, n'en sont pas moins très-souvent d'un grand secours dans le traitement de la maladie. Ces moyens sont le soufre, le fer, quelques eaux minérales, l'eau et les bains de mer, la ciguë, la digitale, l'huile de foie de morue, etc. Un grand nombre de médicaments ont encore été plus ou moins préconisés : nous ne blâmons pas qu'on les prescrive, mais ils doivent, à notre avis, plutôt être regardés comme des moyens adjuvants que comme des remèdes propres à modifier, même faiblement, la maladie.

Du fer. Le fer était employé en médecine dès la plus haute antiquité; mais il est vrai de dire que c'était d'après des idées fort erronées. On le conseillait comme fortifiant, comme excitant, ce qui faisait naturellement croire que les maladies dans lesquelles on le voyait produire des résultats avantageux étaient de nature asthénique, non inflammatoire. Dans ces maladies, faussement attribuées à la faiblesse, on rangeait les engorgements chroniques des viscères, les hémorragies dites passives, les catarrhes chroniques bronchiques, vésicaux, vaginaux, utérins ; les dermatoses, les rhumatismes, les tumeurs blanches, les diverses subinflammations des articulations, les scrofules, le rachitis, la chlorose et toutes les cachexies. Il est facile à comprendre que d'après ces idées, en voyant l'emploi des préparations ferrugineuses relever les forces, colorer la peau, donner de la consistance aux chairs, ranimer la puissance vitale des fonctions digestives et cérébrales, régulariser la menstruation, etc., on ait pu se tromper sur l'action véritable de ces préparations et la croire inverse de ce qu'elle est. Pour ramener les médecins à mieux comprendre les propriétés thérapeutiques du fer, il a fallu que l'anatomie pathologique vînt porter son flambeau dans les maladies chroniques, et montrer qu'elles sont de nature phlogistique, et non de nature asthénique. Broussais en France, Rasori, Tommasini et M. Giacomini, en Italie, sont les médecins dont les travaux ont le plus éclairé l'histoire de ces maladies et celle des subinflamations, parmi lesquelles les scrofules sont comme un prototype. L'école italienne moderne a plus fait en thérapeutique que l'école française. En même temps que les médecins de la péninsule italique s'occupaient de l'histoire des maladies, ils expérimentaient sur l'action des médicaments, ce que n'a pas eu le temps de faire le père de l'école française. Broussais et ses disciples, en attribuant si justement les maladies chroniques à l'irritation, à l'inflammation, ont méconnu l'action réelle d'une foule d'agents thérapeutiques si utiles aujourd'hui dans le traitement de ces maladies, et continuant, à la manière des anciens, à regarder ces agents comme excitants, irritants, toniques, ils en sont venus à les rejeter presque complétement de la pratique. C'est peut-être là ce qui a le plus nui à l'extension de la doctrine physiologique : et il devait en être ainsi, car beaucoup de praticiens, imbus des vieilles doctrines, en continuant à administrer avec succès les médicaments dits toniques et excitants, en ont conclu et fait conclure que la doctrine physiologique reposait sur des bases fausses. S'ils eussent connu le mode d'action de leurs prétendus excitants, ils auraient vu que les maladies dans lesquelles ces médicaments réussissaient, pouvaient bien être de nature inflammatoire ; et peut-être eussent-ils cherché à s'éclairer sur cette apparente contradiction. Espérons que pour le bien de l'humanité les doctrines de l'école italienne, touchant l'action des médicaments, seront bientôt popularisées dans toute la médecine.

Revenons à notre sujet.

Les auteurs disent bien que les préparations ferrugineuses combinées avec une bonne nourriture, un bon air, de l'exercice, etc., conviennent aux individus faibles et lympathiques. C'est à merveille : mais comment agissent-elles? D'après les vieilles idées, c'est en fortifiant, c'est en *tonifiant* la constitution. Grossière erreur, comme nous allons le faire voir. On pourrait mieux dire, *à priori*, que c'est en détruisant la maladie dont la faiblesse résulte.

L'administration des ferrugineux à un individu bien portant produit, si j'en crois les expériences que j'ai faites sur moi et les observations recueillies par d'autres médecins, les phénomènes suivants : pesanteur de tête, céphalalgie, intelligence moins nette, malaise général, sensation pénible à l'estomac, ralentissement et affaiblissement du pouls, quelques frissons, un sentiment de faiblesse et un tremblement dans les membres, surtout dans les poignets.

Chez les personnes atteintes de quelqu'une des maladies dont nous avons parlé, au contraire, on observe après quelques jours des phénomènes parfaitement inverses, c'est-à-dire un sentiment de force et de bien-être, une sorte de résurrection de l'appétit, une meilleure coloration de la peau, etc.

Une des causes qui ont sans doute fait regarder les préparations ferrugineuses comme toniques et excitantes, c'est qu'elles conviennent dans la chlorose, maladie généralement attribuée à la faiblesse, et caractérisée par la pâleur de la peau et des lèvres, la tristesse, l'inappétence, la difficulté des digestions, les palpitations, le retard du flux menstruel, etc. Cette opinion sur la chlorose n'est point exacte : dans la première période de cette maladie, au contraire, le sang est en excès et chargé de matières colorantes ; ce que l'on peut vérifier après la saignée, par le caillot qui est gros, fibrineux et souvent couenneux, comme dans les maladies inflammatoires. Cet état du sang chez les chlorotiques a poussé la médecine italienne à des recherches qui ont eu pour résultat de prouver que la chlorose est tout simplement une artérite lente générale. Partant de cette donnée, les médecins de la péninsule ont pensé que la décoloration et la pâleur de la peau ne tenaient point à des conditions semblables du sang, mais bien à une condition dynamique particulière du système capillaire périphérique qui est comme spasmodiquement contracté.

Tommasini croit, en conséquence, que de petites saignées répétées sont favorables aux chlorotiques ; elles viennent en aide aux autres moyens, tels que les eaux minérales ferrugineuses, salines, alcalines, l'eau et les bains de mer, et le régime doux, qui convient beaucoup mieux que le régime excitant.

J'ai souvent eu occasion, dans ma pratique, de vérifier la justesse de cette manière de voir quant à la thérapeutique de la chlorose. Ma position dans les hôpitaux me met à même d'être consulté fréquemment pour de jeunes filles lymphatiques, scrofuleuses, mal réglées, atteintes de courbures de la colonne vertébrale, et qui sont en même temps chlorotiques. Une saignée légère, un régime doux, quelques verres par jour d'eau minérale ferrugineuse de Passy, me réussissent à merveille chez ces malades. Un mot d'explication sur les causes de la décoloration de la peau.

Dans presque toutes les affections de la femme pubère, on remarque des dérangements de la menstruation. Lorsque cette fonction est interrompue, la surabondance du sang donne lieu à des troubles, des lésions de l'appareil circulatoire, surtout dans les artères, qui en reçoivent le premier choc. Surchargées, excitées ainsi, celles-ci finissent par s'irriter et devenir le siége de dilatations et d'altérations organiques. Si la surabondance du sang et la gêne de la circulation durent longtemps, la tunique interne des artères, continuellement tourmentée par la masse du liquide, tendra peu à peu à s'épaissir et bientôt ne permettra plus qu'à la partie la plus aqueuse du sang de passer dans les artérioles de la circonférence du corps. La conséquence de cet état de choses sera une décoloration de la peau, qui ne viendra pas, comme on voit, de la faiblesse générale du sujet, mais d'un afflux trop minime du sang vers cette membrane. Une saignée modérée, au début de la maladie, produira donc toujours un grand soulagement, en relevant le pouls, en diminuant ou supprimant les palpitations : et c'est alors que l'emploi du fer, agissant comme antiphlogistique sur l'appareil circulatoire, rétablira promptement la santé.

Mode d'administration du fer et de ses composés. A l'exemple d'une foule de substances, l'emploi du fer dans les maladies varie de formule selon la manière de voir, les études et les habitudes de chaque médecin. Nous ne passerons donc point ici la revue de toutes les préparations ferrugineuses qui ont été conseillées par les auteurs ; nous nous contenterons de mentionner celles que nous employons et qui nous ont paru les meilleures.

Le sulfate de fer est le composé que nous prescrivons de préférence, parce qu'il est très-soluble et très-facilement absorbé. La dose ordinaire est de 10 à 20 centigrammes par jour pour les enfants du premier âge. Dans les âges qui suivent jusqu'à l'adolescence comprise, nous dépassons rarement 40 centigrammes ; chez les adultes, atteints de lésions graves, nous allons quelquefois jusqu'à un gramme. Nous donnons ce sel en solution dans l'eau distillée ou les infusions de ciguë ou de digitale, selon le cas, comme pour les iodures et les brômures. Il serait imprudent de forcer les doses que nous venons d'indiquer, ce médicament pouvant devenir toxique, à cause de sa grande solubilité.

Nous prescrivons encore la limaille de fer porphyrisée, seule ou combinée avec la poudre de ciguë ou de digitale, à la dose de 10, 20 ou 30 centigrammes, selon l'âge des sujets et le degré d'intensité de la lésion scrofuleuse.

Le carbonate de fer est très-usité en médecine. Nous le conseillons volontiers dans quelques circonstances, mais toujours à des doses élevées, parce que ce sel, n'étant pas soluble, se soumet peu à l'absorption. J'ai observé que, pour en obtenir des effets marqués, il fallait le prescrire depuis un gramme jusqu'à quatre ou cinq par jour, selon l'âge du malade et la gravité de la maladie. Le carbonate de fer, ainsi que les autres préparations insolubles de la même base, détermine quelquefois des irritations de l'estomac et des intestins, et par conséquent des dérangements dans les fonctions digestives, tandis que les sulfate, citrate et lactate de fer, de même que les eaux minérales ferrugineuses, n'ont pas cet inconvénient, à cause de leur grande solubilité qui les rend d'une absorption facile. Ces derniers sels, ainsi que les eaux, n'ont point la propriété de colorer les matières fécales en noir, comme font le carbonate et les autres composés insolubles.

Le sulfate de fer étant le principal agent minéralisateur des eaux minérales ferrugineuses, et notamment de celles de Passy, quand nous avons à prescrire les ferrugineux aux malades habitant Paris, nous indiquons ces eaux de préférence à tout autre composé du même genre. Les eaux minérales de Passy, puisées à la source n° 3, des *nouvelles*, contiennent 40 centigrammes de sulfate de fer par litre, ainsi que plusieurs autres sels qui ajoutent encore à leur action. La prise de ces eaux est presque *ad libitum*, surtout pour les adultes. Pour les enfants, jusqu'à l'âge de sept à huit ans, elle peut varier d'un verre à un litre par jour. Nous y reviendrons au chapitre des eaux minérales ferrugineuses.

Du soufre. Le soufre est un des médicaments qui ont été le plus employés dans la pratique médicale, surtout contre les maladies de l'appareil respiratoire, les catarrhes, les pneumonies chroniques, la phthisie pulmonaire, les rhumatismes, la goutte, les épanchements séreux des cavités splanchniques, les diverses affections de la peau, enfin les scrofules, le rachitis, etc.

Le soufre a la propriété spéciale de favoriser la transpiration cutanée, l'expectoration et les évacuations alvines. Son action est lente, mais durable et pénétrante, ce qui lui permet d'atteindre jusqu'aux tissus les plus serrés, les plus éloignés des centres, aux ganglions, aux follicules cutanés et muqueux. Le soufre convient surtout dans les affections subaiguës ou chroniques de la peau et des muqueuses. En raison de ses qualités pénétrantes et antiphlogistiques, il agit très-heureusement sur les cryptes folliculeuses enflammées ou subinflammées, dont la sécrétion est quelquefois si abondante chez les sujets lymphatiques et scrofuleux.

Le soufre est, comme le fer, un des principaux agents minéralisateurs d'un grand nombre d'eaux minérales. Nous y reviendrons.

Mode d'administration. A l'intérieur, je prescris rarement le soufre seul ; je le marie à d'autres substances qui en augmentent ou en modifient l'action. Voici les principales formules que j'emploie :

℞ Soufre sublimé	40 centigrammes.	
Crême de tartre soluble	80 —	

M. et div. en six paquets à prendre dans la journée, en six fois, dans un peu d'eau sucrée.

℞ Soufre sublimé	50 centigrammes.	
Poudre de ciguë	ãã	1 gramme.
— de digitale		

M. et div. en dix paquets. En prendre trois paquets dans la journée, dans du pain azyme ou des confitures, et par-dessus boire une tasse d'infusion appropriée, bien sucrée.

A l'extérieur, le soufre peut être employé seul ou combiné avec d'autres substances, soit en pommades, soit en bains. Son mode d'administration en ce genre est assez connu pour nous dispenser d'en parler.

Des eaux minérales.

Nous avons dit ce qui nous a paru nécessaire de l'iode, du brôme, de la baryte, du mercure, du fer et du soufre, moyens dont l'efficacité est constatée d'une manière positive dans le traitement des subinflammations scrofuleuses : nous allons maintenant examiner l'action analogue des eaux minérales, agents thérapeutiques non moins recommandables. Tout le monde sait que les eaux minérales doivent leurs principes actifs, *minéralisateurs*, à l'un ou plusieurs des corps cités tout à l'heure, et que c'est par la combinaison de ces corps avec d'autres, dont nous n'avons pas encore parlé, que telle ou telle eau minérale acquiert la propriété d'agir électivement sur tel ou tel système organique. Ceci étant, il est simple de comprendre qu'une eau minérale, même la plus renommée, ne saurait convenir indifféremment dans tous les cas de maladie scrofuleuse, et qu'il y a nécessité de bien connaître la composition et l'action des différentes eaux, pour pouvoir, d'après la lésion existante, prescrire celle dont l'action élective s'adresse aux tissus malades Cette connaissance est très-importante en thérapeutique ; sans cela on risquerait tous les jours de tomber dans l'erreur générale des médecins qui, chaque saison, à tort et à travers, envoient leurs malades indistinctement à telle ou telle eau minérale, selon la convenance ou le caprice de ceux-ci. Nous aurons occasion de dire, à ce propos, comment nous considérons l'action des eaux minérales d'après la composition de chacune d'elles.

Donc, avant de conseiller l'emploi d'une eau minérale à un scrofuleux, il faut s'être rendu un compte exact, minutieux même, de l'état actuel du malade, de sa constitution, du degré et du siége de la lésion locale qui le tourmente le plus. Quand on sait bien tout cela, quand on a de plus la connaissance des principes actifs propres aux différentes eaux minérales, le choix de celle qu'il convient d'indiquer est facile. On devra, en général, choisir une eau qui contienne un ou plusieurs des agents minéralisateurs connus pour avoir le plus d'action sur le système lymphatique, comme l'iode, le brôme, etc. Ces eaux, du reste, sont nombreuses. M. le professeur Cantu, de Turin, a constaté la présence de l'iode et du brôme dans plusieurs eaux minérales du Piémont, et il assure qu'il existe du brôme dans tous les corps inorganiques où l'iode et le chlore se trouvent en combinaison avec le sodium ou le potassium. D'après ces idées, que je partage depuis longtemps, presque toutes les eaux minérales sulfureuses doivent contenir de l'iode et du brôme, car dans presque toutes nous trouvons des chlorures, surtout du chlorure de sodium, et en grande quantité. M. Cantu a découvert de l'iode dans plus de vingt sources différentes, sous forme d'hydriodate de soude, de potasse ou de magnésie, sels de vertus très-énergiques, même à petite dose, et capables d'ajouter aux eaux qui les possèdent une action très-supérieure à celles des eaux qui en seraient dépourvues. D'après cela, l'iode doit se rencontrer dans presque toutes les eaux sulfureuses, et même dans beaucoup d'eaux minérales salines chaudes ou froides, comme on le rencontre dans l'eau de la mer et quasi dans toutes les plantes maritimes. Ainsi la présence de ce métalloïde a été constatée dans un grand nombre d'eaux salines d'Allemagne, d'Angleterre, et d'autant plus que les eaux étaient plus salées, que leur goût se rapprochait davantage de celui de l'eau de mer, qu'elles contenaient plus de chlorure de sodium. Presque partout où l'iode se trouve dans les eaux, il y est accompagné du brôme, sous forme d'hydrobrômate. La rencontre de ces deux sels ne peut qu'augmenter singulièrement l'action des eaux minérales sur les maladies qui nous occupent; et elle est assez commune dans les sources minérales de France, particulièrement les sulfureuses thermales.

Sources minérales sulfureuses. Les sources minérales sulfureuses sont nombreuses en France. Au premier rang, selon l'avis général des médecins, sont placées les sulfureuses thermales, et en particulier celles des Pyrénées, comme de Barèges, de Cauteretz, de Bagnères de Luchon, de Saint-Sauveur, du

Vernet, des Eaux-Bonnes, etc. Ces eaux sont plus ou moins riches en principes sulfureux. Quelques-unes d'entre elles sont très-chargées de chlorure de sodium, et probablement contiennent une certaine quantité d'iode et de brôme. C'est à la présence de ces métalloïdes que doivent être attribuées, par exemple, les grandes vertus des Eaux-Bonnes dans le traitement du catarrhe chronique et de la phthisie tuberculeuse. L'action des eaux thermales sulfureuses d'Aix en Savoie est de beaucoup augmentée si l'on y ajoute, chaque jour, la prise de quelques verres d'eau de Challes, celle qui contient le plus de principes sulfureux de toutes les eaux minérales de cette classe. C'est au reste, depuis quelques années, l'habitude des nombreux malades qui fréquentent le bel établissement d'Aix : on leur en apporte tous les matins. Les eaux de Challes, dont le principe sulfureux est le sulfure neutre de sodium, possèdent de plus de l'iode, du brôme, de la barégine. Elles sont onctueuses, amies de la peau et des muqueuses. Les malades irritables, très-affaiblis, dont l'estomac ne peut quasi tolérer aucune médication, les supportent avec facilité. Elles ont la propriété de rendre les urines neutres d'abord, et de leur faire acquérir bientôt la réaction alcaline, alcalinité qui s'étend encore à la transpiration et aux autres sécrétions. On comprend aisément ce que cette action sur les sécrétions peut avoir d'avantages dans la maladie scrofuleuse et dans les altérations des reins et de la vessie (1).

Les sources sulfureuses thermales ont toutes leur valeur dans le traitement de la maladie scrofuleuse, mais à des degrés différents. Ainsi elles ne conviennent pas indistinctement à toutes les lésions locales. Baréges, Luchon, quelques sources de Cauteretz, qui ont une si grande efficacité pour combattre la diathèse ou constitution scrofuleuse, les maladies des articulations, les affections cutanées, ne valent pas à beaucoup près Bonnes et Aix dans la phthisie tuberculeuse et le catarrhe chronique, *et vice versâ*.

Les eaux sulfureuses froides, ou à peu près, comme celles d'Enghien, de Castera, de Bagnols, de la Roche-Posay, de Saint-Amand, d'Allevard, d'Uriage, etc., sont encore fort bonnes dans le traitement des scrofules. Nous ne pensons pas, comme beaucoup de médecins, qu'il faille rechercher une source minérale seulement parce qu'elle est thermale, car le calorique n'a ici qu'un effet excitant bien passager. Ce sont les principes minéralisateurs qui doivent surtout nous diriger dans le choix des eaux; et encore est-il vrai de dire qu'un assez grand nombre d'eaux minérales, où la chimie n'a encore cons-

(1) Les eaux de Challes sont de toutes les eaux minérales sulfureuses celles qui peuvent le plus facilement être exportées sans se détériorer, sans doute à cause de la grande quantité de sulfure alcalin qu'elles contiennent.

tataté que peu de principes minéralisateurs, possèdent cependant des vertus curatives remarquables.

Les auteurs qui ont écrit sur les eaux minérales sulfureuses les ont regardées comme excitantes et toniques, ce qui ne les a point empêchés de les conseiller dans le traitement des subinflammations et des inflammations chroniques, telles que les maladies de la peau anciennes, les divers catarrhes chroniques, la phthisie tuberculeuse, les rhumatismes, les tumeurs blanches et autres maladies des articulations; comme encore les maladies chroniques de l'abdomen, de la poitrine, etc. Les principes ne seraient donc plus d'accord avec la pratique, qui veut qu'on ne traite les phlogoses que par les antiphlogistiques? L'erreur de nos auteurs vient bien évidemment de ce qu'ils ont mal observé l'effet produit par les eaux après leur emploi, soit en boisson, soit en bains. D'abord les principes actifs ou le calorique qu'elles contiennent réagissent sur la muqueuse gastro-intestinale ou sur la peau, au point d'accélérer la circulation, d'exciter la transpiration, etc. : mais si vous continuez d'observer, vous verrez que cet effet est bien passager, et que, bientôt après l'absorption de leurs principes, la véritable *action* des eaux se dessine, c'est-à-dire celle de leurs principes mêmes. Ainsi l'action des eaux sulfureuses ressemble à celle de leur principal agent minéralisateur, le soufre; elle est antiphlogistique et s'exerce principalement sur le système capillaire périphérique, sur la peau, les muqueuses, etc.

Le gaz sulfhydrique ou hydrogène sulfuré agit à la façon des acides ordinaires, c'est-à-dire comme antiphlogistique, ayant son action élective sur les capillaires périphériques. Il est très-énergique, parce que sa forme gazeuse le rend très-pénétrant. Il deviendrait promptement toxique, s'il se trouvait en excès dans les eaux que les malades boivent et même dans les bains qu'ils prennent. Si donc les eaux sulfureuses thermales employées en boissons ou en bains paraissent stimulantes au moment de leur administration, c'est à peu près uniquement à cause de l'excès de calorique qu'elles contiennent : mais ce phénomène, nous le répétons, n'est que momentané, et se trouve bientôt neutralisé par l'effet débilitant qui succède à l'absorption.

Les éléments fixes des eaux minérales sulfureuses, les hydrosulfates de soude, de magnésie, de chaux, etc., sont des agents dont l'action dynamique doit être la même que celle de leurs bases. L'hydrosulfate de soude, par exemple, le plus important et le plus commun des sels qui se trouvent dans les eaux des Pyrénées, a une action sur les tissus semblable à celle de l'acide sulfhydrique, mais tempérée par la soude dont l'action élective est différente : ainsi l'acide agit principalement sur la peau et les muqueuses ; la soude, sur le tube digestif. On voit, d'après cet aperçu, que les eaux minérales peu riches en hydrosulfate de soude ont une action bien moindre que celles qui en contiennent beaucoup, par exemple celles des Pyrénées et de Challes. Et comme il est probable que toutes les eaux sulfureuses cachent de l'iode et du brôme, puisqu'on y trouve du chlorure de sodium, ces deux corps étant des agents thérapeutiques à action élective sur le système lymphatique, leur présence doit singulièrement ajouter à l'action curative des eaux dont il s'agit, quand on emploie celles-ci dans le traitement des maladies scrofuleuses.

Nous terminerons ces observations sur l'action véritable et trop longtemps méconnue des eaux minérales sulfureuses, par la citation d'un passage des *Annales de Thérapeutique* de M. le docteur Rognetta, savant médecin dont les idées neuves en hydrologie médicale ont jeté un si grand jour sur cette partie de la science.

« On traite tous les ans à Baréges, à Cauteretz, à » Saint-Sauveur, au Vernet, etc., un nombre con» sidérable de sujets atteints de tumeurs blanches » articulaires, d'ulcères anciens, de suppurations » fistuleuses, de rétractions ou de raideurs muscu» laires, de plaies anciennes ou de cicatrices incer» taines ou douloureuses, de tumeurs scrofuleuses » avec ou sans carie ou nécrose, de périostites et d'os» téites chroniques, d'exostoses, d'ankyloses plus » ou moins complètes, de coxalgies, etc., etc.; on » les traite, disons-nous, à l'aide des bains entiers,

» des demi-bains, des bains locaux, des bains de va-
» peurs minérales (*vaporarium*), de douches liquides
» ou gazeuses, de fomentations boueuses ou aqueu-
» ses, d'injections, et en même temps de l'usage in-
» terne des eaux. Il en résulte soit des améliorations,
» soit des guérisons; les tissus malades se ramollis-
» sent, se dégonflent, se détergent, perdent leur ca-
» ractère cacochyme; leur suppuration diminue, ils
» se couvrent de bourgeons charnus de belle appa-
» rence; par suite de cette détente, les corps étran-
» gers, les balles, les fragments osseux, les séquestres
» qui entretenaient la suppuration et les fistules se
» détachent et tombent, et à l'aide de quelques se-
» cours chirurgicaux, la nature opère la guérison.
» Est-il possible de voir autre chose, dans ces phé-
» nomènes, qu'une action antiphlogistique hypos-
» thénisante puissante qui combat l'élément dyna-
» mique morbide, l'inflammation, qui s'opposait
» jusque-là au travail réparateur ? On ne parle ce-
» pendant que de tonicité, de stimulation dans l'ac-
» tion de ces eaux; et l'on ne réfléchit pas que ce
» qui stimule, ce qui excite, ce qui tonifie ne fait
» que tendre davantage les fibres, les endurcir, les
» enflammer et augmenter davantage la maladie.
» Vous défendez, en effet, soigneusement, et avec
» raison, à ces sortes de malades de marcher, afin
» d'éviter l'irritation, l'inflammation, et vous vous
» gardez bien de leur appliquer des topiques réel-
» lement excitants, comme l'eau-de-vie, l'alcool, le

» vin, la canelle, etc., l'expérience vous ayant appris
» que ces applications nuisent en exaltant l'inflam-
» mation préexistante, en augmentant le gonfle-
» ment, la suppuration et la douleur. Comment se
» fait-il donc que vous caractérisiez de toniques,
» d'excitants, des corps qui, comme les eaux en
» question, produisent précisément des effets op-
» posés ? Il y a donc là erreur fondamentale dans
» l'application du remède, et cette erreur n'est pas
» une chose indifférente, une simple affaire de
» théorie ou d'abstraction, car elle conduit souvent
» à des applications fâcheuses, par cela même que
» les indications de ces applications ne sont pas
» exactes. Nous le répétons, cette mollesse onctueuse
» que la peau acquiert sous l'influence de l'eau sul-
» fureuse, cette détumescence, cette disparition de
» la douleur, de la chaleur et de la suppuration,
» sont autant d'effets dynamiques hyposthénisants
» auxquels on doit rattacher les autres phénomè-
» nes. » (T. 2, p. 41.)

Nous indiquerons sommairement quelques eaux minérales d'autres régions dont on a reconnu depuis longtemps la valeur dans le traitement de la maladie scrofuleuse. Ces eaux sont celles de Balaruc, de Bourbonne-les-Bains, de Plombières, d'Uriage, d'Evaux, de Bourbon l'Archambault, de Bourbon-Lancy, etc. La plupart de ces eaux, qu'on pourrait appeler *alcalines*, à cause de la grande quantité de soude (*alcali minéral* des anciens) qu'elles contiennent, doivent tenir leur efficacité dans le traitement des scrofules de la présence encore inaperçue de l'iode et du brôme, séparés ou réunis. Cette présomption me paraît fondée d'après ce que j'ai dit plus haut, savoir : que les eaux qui contenaient des chlorures, et surtout du chlorure de sodium, contenaient aussi des brômures et des iodures. Des analyses exactes finiront, j'en suis persuadé, par démontrer la présence de ces deux sortes de composés dans les eaux que nous venons d'énumérer, comme on l'a déjà fait pour la plupart des sources minérales d'Allemagne, de la Suisse et de l'Angleterre, si avantageusement visitées par les sujets lymphatiques atteints de phlogoses chroniques et disposés aux scrofules ou déjà scrofuleux. J'expliquerai ici ma manière de voir quant au mode d'action des eaux thermales de Plombières, particulièrement ; ma présence à ces dernières sources comme médecin inspecteur, m'ayant donné sur leur mode d'action et leur emploi des connaissances pratiques toutes spéciales.

Des eaux minérales de Plombières. Les eaux minérales salines de Plombières ont été employées en médecine dès la plus haute antiquité, mais presque toujours, malheureusement, d'après des vues erronées. Les anciens médecins les regardaient comme fortifiantes, stimulantes, toniques; parce que, si l'on en use en boisson et en bains simultanément, elles exercent d'abord une action stimulante, à cause de l'excès de calorique qu'elles contiennent, action momentanée, fugitive, apparente, et bientôt neutralisée par l'effet débilitant qui succède à l'absorption. Or, l'observation de cette stimulation avait sans doute contribué à faire croire que la plupart des maladies dans lesquelles on voyait les eaux produire des résultats avantageux étaient de nature asthénique ou non inflammatoire.

Les eaux minérales de Plombières, devant leurs principes actifs minéralisateurs à la combinaison de plusieurs sels à base de soude, carbonate, sulfate, hydrochlorate, et surtout arsénite, ainsi qu'à une matière animale et à quelques gaz, possèdent aussi la faculté d'agir électivement sur tel ou tel système organique, à la manière des antiphlogistiques indirects, comme tous les médicaments tirés du règne minéral, et non pas comme excitant ni stimulant. La base principale de ces sels, la *soude*, agit principalement sur deux genres d'organes, les membranes muqueuses et les tissus blancs, tandis que les acides carbonique, sulfurique, hydrochlorique et arsénieux agissent sur le système circulatoire sanguin ; double action qui rend les eaux minérales de Plombières très-utiles dans un grand nombre de maladies chroniques rebelles aux moyens pharmaceutiques. Les différents sels de ces eaux, dont la dissolution et la combinaison sont si parfaites, ont la propriété de résoudre, de fondre ou de modifier les états morbides sur lesquels elles agissent, en changeant leur nature, en enlevant la phlogose des capillaires de toute sorte qui constitue les maladies. Cette manière de voir est très-importante à admettre, car c'est elle qui donne la clef du mode d'action de ces eaux. Je me résume. Le principal élément fixe des eaux de Plombières est la soude; on la trouve, comme nous l'avons déjà dit, à l'état de sulfate, de carbonate, d'hydrochlorate et d'arsénite. Les acides de ces sels sodiques exercent une action antiphlogistique sur l'arbre cardiaco-vasculaire, tandis que la soude elle-même paraît porter plus particulièrement son action élective sur l'appareil digestif, action, sans contredit, antiphlogistique comme celle de tous les produits métalliques indistinctement. Les sels de Plombières ont donc une double action élective dynamique, l'une gastro-entérique, l'autre cardiaco-vasculaire, mais dont le résultat final est toujours l'hyposthénisation à différents degrés.

Comme il est impossible de nier les faits, on a cherché à expliquer la manière d'agir des eaux thermales dans les affections chroniques de nature inflammatoire. On a dit qu'elles agissaient en changeant la nature de la phlogose, en la faisant passer à l'état sub-aigu, et par conséquent en la disposant à la résolution ; ou bien qu'elles disséminaient sur la peau, les reins, les muqueuses, dont elles excitent les fonctions et augmentent les sécrétions, à la manière des révulsifs, des dérivatifs, etc. Il y a souvent du vrai, certainement, dans cette manière de voir.

A nos yeux, l'arsenic agit comme antiphlogistique, à la manière du sulfate de quinine, et c'est pour cela qu'il est si efficace dans le traitement des fièvres intermittentes, qui dépendent toujours d'un état phlogistique des gros vaisseaux sanguins, ou du cœur, de la rate, du foie et des autres viscères (1). Il est très-puissant contre certaines formes de la maladie vénérienne, le psoriasis, la lèpre vulgaire, toutes les maladies rebelles de la peau, les phlogoses des centres nerveux, les rhumatismes chroniques, etc. Fowler et Pearson, en Angleterre, l'ont beaucoup employé dans une foule de maladies, telles que les fièvres intermittentes, les névralgies, les maladies chroniques de la peau. M. Trousseau, d'après Pline et Dioscoride, l'emploie avec avantage dans les phthisies pulmonaires, les catarrhes chroniques des bronches et du larynx. Dans la phthisie au troisième degré, il a vu que ce toxique modérait les sueurs et les diarrhées, ainsi que la fièvre hectique, et, par conséquent, retardait le terme fatal.

On ne doit point être surpris, d'après ce que nous venons de dire de l'action médicinale de l'ar-

(1) Slevogt, professeur de médecine à Iéna, en 1700, déclarait l'arsenic le fébrifuge par excellence.

senic, que les eaux de Plombières, dont il constitue, selon nous, le principal agent minéralisateur, soient d'un si merveilleux secours dans un grand nombre de maladies réfractaires aux traitements ordinaires les plus variés et les mieux suivis. Les anciens médecins qui ont écrit sur Plombières rapportent un grand nombre d'observations de malades atteints de fièvres intermittentes obstinées, de paralysies, de névralgies, de maladies de la peau, d'obstructions viscérales, de gastralgies, etc., lesquels, traités infructueusement par les moyens ordinaires pendant plusieurs années, ont vu ces eaux les guérir en fort peu de temps.

De même aussi, nous en sommes persuadé, grand nombre de malades atteints d'affections vénériennes rebelles au mercure et aux iodures, de fièvres intermittentes rebelles au quinquina et à ses sels, de maladies de la peau rebelles aux préparations sulfureuses, de maladies scrofuleuses rebelles aux nombreux procédés qu'on emploie contre elles, viendront à Plombières chercher le médicament souverain, si dangereux sous la forme ordinaire, que la nature leur tient là, commodément et innocemment préparé.

Venons maintenant aux sources minérales ferrugineuses, en prenant pour type principal celles de Passy près Paris, dont nous avons tous les jours occasion de constater les bons effets dans les affections scrofuleuses et rachitiques.

Eaux minérales de Passy. Les sources minérales ferrugineuses de Passy, situées à quelques pas de l'une des belles entrées de Paris, dans une superbe propriété appartenant à la famille Delessert, sont peut-être les eaux minérales les plus ferrugineuses de France. Il semble que la Providence ait voulu placer à la portée d'une agglomération considérable d'individus, la plupart souffrant de maux si divers, l'agent thérapeutique sous l'influence duquel ces maux peuvent et doivent promptement disparaître. La bienveillance connue des propriétaires des sources en met le bienfait à la portée de tout le monde; les eaux de Passy sont délivrées gratis aux personnes pauvres, et le prix en est très-médiocre pour celles qui peuvent les payer. Nous avons toujours à Paris, tant dans notre pratique particulière qu'aux hôpitaux, des centaines de malades qui en font usage, la plupart avec un grand avantage.

Les sources de Passy sont au nombre de cinq : mais on ne prescrit guère que les eaux du n° 2 des *anciennes* et du n° 3 des *nouvelles*. C'est presque toujours de cette dernière que je conseille l'usage à mes malades, et le plus ordinairement sans mélange d'autres liquides. Quand je conseille le n° 2 des anciennes, c'est que je veux obtenir des effets purgatifs. Le n° 3 des nouvelles contient de 35 à 40 centigrammes de sulfate de fer par litre, à peu près autant en sulfates de magnésie et de soude, et une bien plus grande quantité de sulfate de chaux; tous sels qui ajoutent à l'action du fer dans beaucoup de circonstances. Ces eaux sont très-limpides à la source; mais une fois exposées à l'air, elles ne tardent pas à devenir irisées à leur surface: elles déposent alors une matière ocracée, où le principe ferrugineux se précipite et devient insoluble, ce qui leur fait perdre une grande partie de leurs propriétés médicinales. La facile altération des eaux de Passy fait que l'emploi en est surtout efficace sur les lieux, c'est-à-dire aux sources même ou à Paris; celles que l'on exporte ont été préalablement soumises à une espèce de dépuration, par le séjour de quelques semaines dans des jarres où elles s'appauvrissent d'une partie du fer, leur richesse principale. Il faut donc, quand cela est possible, les aller boire aux sources même, ou tout au moins se les faire apporter tous les quatre ou cinq jours, ce délai ne suffisant pas au développement du dépôt ocracé qui est le signe de leur décomposition. Je les ai vues même être encore bonnes huit jours après leur puisement, quand on avait soin de les tenir dans des vases bien bouchés et au frais.

La dose des eaux ferrugineuses de Passy doit varier selon l'âge du malade et l'état de ses organes digestifs. On sait que lorsque les organes digestifs sont le siége d'inflammations subaiguës ou chroniques, les médicaments jouissant de quelque activité exercent sur eux une action mécanique irritante qui fait éprouver aussitôt après leur ingestion une espèce de pincement, de pesanteur dans l'abdomen, phénomènes de peu de durée, mais assez inquiétants quelquefois pour que les malades ou leurs parents demandent au médecin si les médicaments ne sont pas trop froids ou trop lourds. Pour obvier à cet inconvénient, je fais alors couper l'eau de Passy avec de l'eau sucrée ou une infusion mucilagineuse. Le plus souvent, autrement, je prescris les eaux de Passy à des doses généreuses, et même pour toute boisson chez certains malades.

Les eaux de Passy, surtout celles de la source n° 3 des nouvelles, contenant donc par litre à peu près un gramme et demi (30 grains) de sulfate de chaux, 40 centigrammes (8 grains) de sulfate de fer, 25 centigrammes (5 grains) de sulfate de soude, 30 centigrammes (6 grains) de sulfate de magnésie, etc., sels qui ont tous une action antiphlogistique sur les appareils circulatoire et digestif, et sur les tissus blancs (périoste, membrane et lames médullaires, os et ligaments, etc.), elles doivent, à cause de cette action multiple, être très-utiles aux scrofuleux et aux rachitiques atteints de lésions locales, de maux d'yeux, de gastro-entérites chroniques, de subinflammation des articulations, etc. Elles possèdent enfin, dans l'espèce, toutes les propriétés que nous avons reconnues au fer et à ses préparations.

Eaux minérales de Condillac. D'autres eaux minérales, vraiment supérieures en leur genre, ont été récemment découvertes à Condillac, département de la Drôme, dans l'une des propriétés de notre savant ami M. Mathieu (de la Drôme). Il résulte d'un rapport de l'Académie nationale de médecine, que ces eaux, salutaires entre toutes, sont à la fois *acidules, gazeuses, alcalines, ferrugineuses et iodurées.* Elles contiennent leur volume d'acide carbonique, puis des bicarbonates de soude, de chaux, de magnésie, des chlorures de sodium et de calcium, des iodures, des sels de potasse, de l'oxide de fer carbonaté, etc., par conséquent des principes minéralisateurs fixes, qui s'élèvent ensemble à plus de deux grammes par litre. C'est là une proportion largement suffisante pour une eau destinée à l'usage interne, et qui se boit ordinairement à hautes doses, surtout si l'on tient compte de la nature assimilable des aliments alcalins, iodurés et ferrugineux qu'elle renferme, tous si précieux pour l'économie dans un nombre infini de circonstances. Les eaux de Condillac ne sauraient guère être comparées qu'à celles de Vichy et de Pougues, et encore leur sont-elles bien supérieures comme eaux hygiéniques et d'agrément. Zimmermann, le médecin poëte, appelait les eaux minérales naturelles de Seltz *eau des poëtes et des gens de lettres :* le reconnaissant hommage du rêveur allemand conviendrait plus justement à l'eau de Condillac, bien autrement gazeuse que l'eau de Seltz, et que l'éminent chimiste Du pasquier, médecin de l'Hôtel-Dieu de Lyon, proclamait, après l'avoir analysée, la *reine des eaux de table*. Cette eau, en effet, est délicieuse au goût, rafraîchissante, exhilarante, et son bienfait se fait sentir très-promptement, soit qu'on la boive en mangeant et mêlée au vin, soit qu'on en fasse usage avant, après ou entre les repas, seule ou édulcorée avec un sirop à base acidule comme elle, le sirop de limons ou de groseilles, par exemple.

Les eaux de Condillac comprennent deux sources, peu éloignées l'une de l'autre, que M. Mathieu, leur propriétaire, a baptisées du nom de ses deux charmantes filles, *Lise* et *Anastasie*. L'eau de la source Anastasie est si riche en gaz acide carbonique, qu'il faut de grandes précautions en la recueillant pour éviter l'éclat des bouteilles : et comme les deux sources sont froides, l'eau qui en provient a l'immense avantage de conserver son gaz, quelle que soit la distance où on la transporte ; mérite que n'ont pas les eaux de Vichy, qui sont presque toutes thermales. Les deux sources de Condillac contiennent les mêmes principes minéralisateurs : il y a seulement plus d'acide carbonique dans l'eau de la source Anastasie, et plus de fer dans celle de Lise.

Ces eaux ont, en résumé, de grandes qualités. Elles aident merveilleusement à la digestion chez les convalescents, chez les personnes atteintes de gastrite chronique, de gastralgie, de flatuosités, d'affections organiques du foie, du poumon, des reins, etc. Je leur ai dû, au mois de février 1852, la guérison d'une de mes pensionnaires, qui était à la fois chlorotique et aménorrhéique ; l'appétit, la menstruation et les couleurs sont revenues à cette malade dans l'espace de trois semaines. J'ai aussi guéri par leur usage deux sujets affectés d'envies d'uriner provenant d'une irritation du col de la vessie. Tout dernièrement, j'ai rendu l'appétit et fait expulser une quantité notable de graviers à l'un de nos amis, malade d'une néphrite subaiguë qui l'avait mis en danger : le bienfait en revient tout entier aux eaux de Condillac. Au mois de mai dernier, j'ai fait boire avec soulagement de l'eau de la source Anastasie à une *célèbre écuyère* atteinte de phthisie scrofuleuse au troisième degré ; c'était la seule boisson que son estomac voulût supporter. J'ajouterai que tous les jours j'emploie ces eaux dans les manifestations scrofuleuses les plus graves, et avec le plus grand succès ; elles ont surtout une action puissante pour combattre la fièvre hectique, qui complique si souvent la plupart des lésions locales scrofuleuses.

Nous pouvons affirmer que l'eau de Condillac est destinée à devenir un jour la tisane de presque tous les malades affectés de maladies chroniques graves, à fond phlogistique ; ses principes minéralisateurs lui donnant une action cardiaco-vasculaire qui rendra des services immenses dans la pratique.

Elle remplacera avec avantage toutes les eaux minérales naturelles de table, étant la plus riche en acide carbonique, et sera particulièrement recherchée des grands buveurs qui ont besoin de tempérer leur vin.

De l'eau de mer. L'eau de mer, comme les eaux minérales, soit qu'on l'emploie à l'intérieur, en bains ou des deux manières à la fois, possède une action antiphlogistique, hyposthénisante, moins subite, sans doute, que celle de la saignée, du tartre stibié, etc., mais qui n'en est pas moins constante pour cela. Cette action est la seule qu'il soit raisonnablement possible de lui attribuer aujourd'hui, que l'observation des faits est portée si loin, grâce au zèle éclairé de quelques praticiens de nos grands hôpitaux, qui ne s'en rapportent plus aux vieilles idées touchant les vertus de la plupart des agents thérapeutiques énergiques.

Jusqu'à ce jour on avait attribué à l'eau de mer une double action, résolutive et tonique, frappé qu'on était de voir après son usage des engorgements chroniques disparaître, la santé générale se rétablir, les forces se développer, etc. Si l'on eût fait attention que les mêmes phénomènes s'observent souvent, dans les maladies aiguës, sous l'empire de la saignée et des purgatifs, on aurait pu tout de suite tirer cette conséquence que le rétablissement de la santé et des forces après l'usage de l'eau de mer dans les affections chroniques, inflammatoires, comme après celui des antiphlogistiques énergiques dans les maladies aiguës, devait dépendre des mêmes raisons, c'est-à-dire de la propriété antiphlogistique de cette eau. Mais la routine empêchant qu'on observât juste, il fallait bien tirer des conséquences fausses.

L'eau de mer, prise à l'intérieur, détermine ordinairement d'abord de la pesanteur à l'estomac, quelques coliques, un peu de dévoiement, de la soif, etc., pendant huit ou quinze jours, jusqu'à ce que la tolérance de l'estomac et des intestins soit tout à fait établie. Ceci fait, les malades peuvent boire l'eau de mer pendant plusieurs mois de suite sans ressentir aucun des malaises signalés. Pour éviter, au reste, les inconvénients que les buveurs d'eau de mer éprouvent pendant les deux premières semaines, j'ai soin de la leur faire couper à partie égale avec l'eau de Seltz factice, laquelle ne contient le plus souvent que de l'acide carbonique. Quand je l'ordonne pure, je dis de faire boire, quelques minutes après, un verre d'eau édulcorée par le sirop d'orgeat : prise avec ce correctif, l'eau de mer ne cause pas de soif et passe facilement. Un pharmacien de Fécamp, M. Pasquier, a fait connaître une nouvelle manière de préparer l'eau de mer pour l'usage intérieur. Cette préparation consiste à la rendre gazeuse par l'addition de quatre ou cinq volumes d'acide carbonique. C'est un procédé heureux, au moyen duquel l'eau devient plus légère et plus facile à tolérer par les estomacs délicats, en même temps que, prise ainsi, elle ne développe jamais ce pyrosis incommode dont les malades se plaignent. J'ai observé que l'effet purgatif de l'eau de mer dont les auteurs ont tant parlé, n'avait lieu ordinairement que les premiers jours. Au bout d'une semaine ou deux, en effet, on observe plutôt de la constipation que de la diarrhée : le docteur Guastalla, de Trieste, qui a écrit un excellent ouvrage sur l'emploi de l'eau de mer à l'intérieur, a fait à cet égard la même remarque que moi. L'eau de mer prise à l'intérieur et en bains, a la propriété de ralentir les mouvements du cœur, par conséquent de diminuer le nombre des pulsations du pouls. M. Greenhow (*London Gaz.*, Nov. 1835) dit que les premiers organes qui ressentent les effets de l'eau de mer prise à l'intérieur sont le foie et les veines adjacentes, le système glandulaire lymphatique, etc. C'est surtout dans les affections scrofuleuses, et les affections chroniques de la rate, du foie, des glandes mésentériques, de la vessie, de la matrice, etc., que l'eau de mer jouit d'une très-grande efficacité. La plupart de ces affections ne résistent pas à son usage plus ou moins prolongé, et il est évident qu'elle agit sur elles comme antiphlogistique. Je sais bien que beaucoup de médecins ont l'habitude de prescrire, en même temps que l'eau de mer, des toniques et des excitants comme le vin, les viandes noires, les consommés, et que, malgré ce contresens, on voit quelques malades guérir : c'est tout simplement parce que le vin et le régime excitant dont font usage leurs malades se trouvent neutralisés par l'action tout opposée de l'eau de mer. Il serait donc absurde de prétendre, d'après cela, que, dans ce genre de guérisons, l'eau de mer a agi comme tonique et comme excitant sur les scrofules, puisque la constitution, les engorgements, les lésions locales qui caractérisent la maladie, sont, comme nous l'avons clairement établi, de nature irritative et phlogistique.

Les bords de la mer offrent un séjour avantageux aux personnes affectées de maladies chroniques, l'évaporation marine y faisant la température plus douce et moins sujette aux changements brusques. En été, l'air que l'on respire sur la mer ou sur ses rivages est plus frais, parce que l'évaporation enlève une certaine dose de calorique à l'atmosphère. En hiver, au contraire, les couches supérieures de l'eau cèdent à l'air atmosphérique une partie de leur calorique et en modèrent la rigueur. C'est certainement là pourquoi on trouve comparativement moins de neige et de glace en hiver sur les bords de la mer et dans les îles que dans l'intérieur des terres. Ces conditions, et aussi le sel dont l'air est chargé, expliquent la salubrité dont se recommandent généralement les ports de mer et les îles. Les marins, tant qu'ils naviguent surtout, jouissent presque tous d'une excellente santé; et l'on a vu des individus atteints de maladies chroniques, de phthisie, etc., être guéris après un voyage de long cours. Je pourrais citer bon nombre d'auteurs qui rapportent des faits de guérison de maladies chroniques obtenues par quelques mois de séjour sur les bords de la mer. Greenhow (*London Gaz.*, 1839) dit, entre autres, que les affections dans lesquelles l'atmosphère maritime réussit admirablement sont les scrofules et les lésions tuberculeuses du poumon : il est à sa connaissance que des sujets nombreux appartenant à des familles de phthisiques se sont maintenus dans un bon état de santé en établissant leur domicile aux bords de la mer, ou dans les îles de la Manche. Inutile d'ajouter que là, comme ailleurs, il faut choisir des localités aérées et non marécageuses. Les pauvres ouvriers des villes maritimes qui habitent des rues étroites, tortueuses, boueuses, dont les maisons sont hautes, humides, privées de calorique et de lumière, ne jouissent guère des avantages de l'air marin ; leurs enfants deviennent scrofuleux, rachitiques, et sont atteints de tumeurs blanches, de coxalgie, de gibbosité, comme ils le seraient dans des villes de l'intérieur des terres.

Bains de mer. Les bains de mer ont la même action générale que l'eau de mer prise à l'intérieur, et produisent les mêmes effets, mais à un moindre degré. L'eau, ainsi employée, agit sur toute la surface du corps ; et ses principes minéralisateurs, se trouvant absorbés par la peau, passent directement dans le sang, sans être altérés par le travail de la digestion. D'après les expériences de Haller, de Winslow, de Meckel, de Béclard, et surtout de Panizza, qui ont établi que l'épiderme était inorganique, il semblerait, au premier abord, que cette membrane dût être dépourvue d'ouvertures pouvant produire l'inhalation des liquides : mais point. Bien que l'épiderme soit inorganique, il est criblé d'innombrables porosités qui permettent aux liquides de s'introduire à travers par imbibition, pour ensuite se trouver en rapport avec la couche inextricable des petits vaisseaux veineux et lymphatiques au moyen desquels s'opère bien évidemment l'absorption cutanée par infiltration ou imbibition mécanique, en vertu des lois de la capillarité, ainsi que l'a si bien démontré Fodera, et sans le secours des courants électriques admis par Dutrochet. Les liquides, mis en contact avec la peau, traversent donc les pores de l'épiderme et sont absorbés par les réseaux veineux et lymphatiques sousjacents. C'est comme cela et pas autrement que l'absorption de l'eau de mer et des autres liquides employés en bains se fait.

L'absorption des principes contenus dans l'eau de mer doit être d'autant plus énergique que la température de l'eau est plus élevée, et que le corps y séjourne plus longtemps. Dans les eaux de la Méditerranée, par exemple, où la température est pendant l'été de 18 à 20 degrés R., c'est-à-dire presque tiède, l'absorption sera plus énergique que dans la Manche et l'Océan, où la température ne s'élève guère à plus de 12 à 16 degrés R. Et ici encore, cependant, malgré cette basse température et la très-courte durée du temps que les malades restent dans l'eau (de 10 à 15 minutes), l'absorption du sel marin s'opère, car des chimistes en ont trouvé dans les urines et dans le sang des baigneurs. Quelle que soit donc la température de la mer, les molécules du liquide pénétreront, en vertu des propriétés hygrométriques de l'épiderme, à travers les pores des individus qui s'y baigneront, pourvu que ceux-ci restent quelque temps en contact avec l'eau : de simples immersions ne suffisant pas à produire une absorption assez abondante pour être suivie de résultats.

M. Guastalla signale un fait que j'avais observé depuis longtemps, c'est que, quelques heures et même deux ou trois jours encore après avoir pris un bain de mer assez prolongé pour que l'absorption ait pu s'opérer, on trouve à la surface du corps une certaine quantité de particules salines, sous forme de vernis, qu'on peut facilement reconnaître en appliquant sa langue sur un point quelconque de la peau.

Un autre fait important à mentionner, c'est que les principes qui minéralisent l'eau de mer sont d'autant plus facilement absorbés qu'ils se trouvent en dissolution conjointement avec des substances animales. C'est bon à savoir pour l'emploi des bains médicinaux, qu'on peut rendre plusactifs par l'addition de la gélatine, etc.

M. Gaudet pense que tout le bienfait des bains de mer peut être attribué à la température de l'eau et à celle de l'air : nous sommes loin de partager son avis, car les bains de rivière, d'après cette manière de voir, pourraient fort bien remplacer les bains de mer, et c'est ce qui n'est pas. Ce médecin inspecteur ne tient pas assez compte des principes salins que la mer tient en dissolution, et auxquels on doit rapporter, en très-grande partie, les bons effets que les bains de mer produisent. Nous le répétons et la logique veut cela : plus la surface cutanée du corps absorbe de principes salins, plus l'action dynamique de ces principes agit énergiquement sur l'économie, et, par conséquent, plus les effets qui en dépendent sont efficaces : de même leur absorption plus ou moins grande résulte du temps que les malades séjournent dans l'eau, et de la température plus ou moins élevée de la mer. C'est guidé par ce raisonnement que je conseille depuis longtemps à mes malades de faire usage de bains de mer artificiellement chauffés lorsque la température de la mer est basse. Pour les tout jeunes enfants je ne les conseille jamais froids, mais toujours tièdes et pris dans des baignoires. C'est pourquoi aussi je prescris à mes malades qui prennent des bains de mer, soit à la mer ou dans des baignoires, de boire le plus qu'ils peuvent de cette eau filtrée, et coupée d'abord selon que nous l'avons indiqué plus haut. Prise de ces deux façons à la fois, en bains et en boisson, l'eau de mer est un des meilleurs remèdes à employer contre les scrofules, le rachitis, et les diverses inflammations chroniques des viscères. Nous pourrions rapporter un grand nombre d'observations de malades qui avaient été traités infructueusement d'autre façon pendant plusieurs années, et que l'eau de mer, employée intérieurement et extérieurement, a complétement guéris.

La natation dans la mer, cette gymnastique aquatique, est particulièrement utile pour habituer le corps à un séjour prolongé dans l'eau, qui puisse permettre une plus grande absorption des principes salins. Il faut naturellement faire aussi la part des bons effets de l'exercice que les malades prennent en s'y livrant.

Les théories médicales servent ordinairement de guide aux praticiens qui conseillent les bains de mer. En France, où ces bains sont considérés comme excitants, comme toniques, nos praticiens les prescrivent de préférence en immersion momentanée, et répétée pendant 10 ou 15 minutes : les bons effets qu'on en retire sont attribués au saisissement nerveux, à la soustraction instantanée du calorique, au choc de la vague qui, dit-on, procure une révulsion, une action résolutive. Il est clair encore que si l'on adopte cette manière de voir, les bains de rivière doivent produire le même effet. Mais nous l'avons déjà dit, l'action des bains de mer, comme celle de tous les bains minéraux, vient principalement de l'absorption des principes minéralisateurs qu'ils contiennent. Ainsi sans absorption, action nulle ou minime; tandis que si l'absorption est grande, les effets seront très-marqués, comme nous avons eu maintes fois l'occasion de l'observer en faisant prendre des bains de mer tièdes dans des baignoires, où il n'y avait certes ni saisissement nerveux ni choc imprimé par les vagues.

Nous terminerons ce que nous avons à dire de l'eau de mer, par une donnée approximative des sels qu'elle contient et qui sont des agents actifs dans la pratique médicale.

Les mers du Nord, l'océan Atlantique, la Méditerranée, ne contiennent pas absolument les mêmes proportions de sel dans leurs eaux. Cette variation paraît provenir de leur situation géographique et des fleuves qui se jettent dans leur sein. D'après Berzélius, la Baltique ne contient jamais moins de 3/100 de sels; d'après Murray, l'eau des côtes orientales de l'Écosse contient, pour 100 parties, 3,074 de substances salines; Marcet dit que l'eau de l'Océan en contient 3,7799. Il résulte, en définitive, de ces analyses que 100 parties d'eau de mer contiennent à peu près 3/100 de sels. Ainsi dans 500 litres d'eau de mer, quantité suffisante pour un bain ordinaire, on trouve environ 13 kilogrammes de chlorure de sodium, un kilogramme de chlorure de magnesium, 500 grammes de chlorure de potassium, un kilogramme et demi de sulfate de magnésie, 600 grammes de sulfate de chaux, ainsi que des sels d'iode, de brôme et des matières animales en quantité indéterminée : ce qui représente *quinze kilogrammes et demi* de ces divers sels pour un simple bain pris dans une grande baignoire. D'après cela, on croirait, à première vue, excessivement facile de composer des bains de mer artificiels, en ajoutant aux sels principaux une matière animale quelconque, telle que la colle de Flandre, et quelques grammes d'iodure et de brômure de potassium. Mais il n'en est pas ainsi; car si l'on faisait dissoudre ces quantités énormes de sels dans 500 litres d'eau, on composerait un bain trop irritant pour la peau, qui, s'il était prolongé, pourrait devenir promptement toxique. La nature a mis dans ce qu'elle compose un art et des correctifs qui nous sont encore inconnus, et toutes nos analyses ne sauraient nous apprendre pourquoi l'eau de mer est propre à la digestion et à l'absorption cutanée. Il m'est arrivé quelquefois de faire faire des bains de mer artificiels pour des malades riches, mais j'avais soin de diminuer considérablement la dose des sels. Je formulais, par exemple, ainsi, pour un bain ordinaire de 500 litres d'eau.

℞ Chlorure de sodium	4	kilogr.
— magnesium	250	grammes.
— potassium	150	—
Sulfate de chaux	100	—
— magnésie	500	—
Iodure de potassium / Brômure — } āā	4	—
Colle de Flandre	500	—

M. et diss. à part.

Pour les bains d'enfants, où 125 litres d'eau suffisent, j'ordonnais le quart des substances ci-dessus.

Ces bains de mer artificiels rendent quelquefois de très-grands services ; seulement il faut avoir soin que leur température ne dépasse pas 30 degrés centigrades : donnés plus chauds, ils peuvent déterminer des éruptions cutanées, de véritables eczémas, surtout chez les enfants.

Des bains médicinaux. — Des bains simples tempérés, chauds et froids.

Les bains *tempérés* sont ceux dont l'eau est chauffée à une température moyenne, 30 ou 35° centigrades : on les appelle vulgairement *bains chauds*, et leur température est au-dessous de celle du sang. Les bains *chauds* proprement dits doivent atteindre une température de 40 à 50° centigrades, c'est-à-dire être plus chauds que le sang. Les bains froids enfin ne dépassent point 18 à 20°.

Bain tempéré. Les effets du bain *tempéré* ou bain ordinaire sont un sentiment de bien-être, de douce chaleur à l'extérieur et d'expansion de la peau, qui semble se dépouiller de son épiderme. Dans ces bains, le pouls baisse presque toujours de quelques pulsations, surtout si le bain est prolongé pendant une heure ou deux ; et la respiration se ralentit en proportion de la diminution des pulsations. Il y a aussi une grande propension au sommeil et des envies fréquentes d'uriner. Cette espèce de bain délasse, rafraîchit, allége, rend les fonctions de la peau plus actives, et dispose à la bonne humeur pour la journée. Les bains tempérés, d'un usage fréquent dans toutes les circonstances de la vie, tant en santé qu'en maladie, sont employés tantôt comme moyens hygiéniques, tantôt comme moyens curatifs. Ils conviennent beaucoup dans la diathèse ou prédisposition scrofuleuse, en régularisant les fonctions de la peau, et en débilitant les systèmes organiques dont l'action est prédominante.

Bain chaud. Le bain chaud a pour effets immédiats de produire un sentiment spasmodique dans toute la périphérie du corps, comme ferait le bain froid, moins le frisson cependant. Le resserrement de la peau se dissipe bientôt, et fait place à un gonflement très-marqué, même aux parties qui ne plongent pas dans l'eau. Il se fait en même temps une grande augmentation de rougeur et de chaleur, surtout au visage. Le pouls est fréquent, la respiration accélérée ; on éprouve du malaise, de la soif, une forte transpiration, de l'angoisse, des palpitations, de l'oppression, des vertiges, un affaiblissement général. Si, malgré ces phénomènes, on prolongeait l'emploi du bain chaud, il pourrait en résulter une attaque d'apoplexie. La chaleur et la sueur continuent quelque temps après la sortie du bain, même lorsque les individus restent exposés à l'air froid.

Les effets consécutifs du bain chaud, pendant le jour où on l'a pris, sont une faiblesse générale, une diminution dans l'appétit et comme un engourdissement des facultés intellectuelles. Il est évident, d'après cela, que le bain chaud est d'abord excitant, puis devient débilitant, à cause surtout de la grande transpiration qu'il occasionne. Il est très-souvent utile aux personnes qui ont les fonctions de la peau perverties, principalement celles qui transpirent avec difficulté, dont la peau est sèche et comme écailleuse.

Bain froid. Le premier effet du bain froid est le frisson, ébranlement nerveux qui se communique de la circonférence au centre, et qu'accompagne une contraction de la peau communément connue sous le nom de *chair de poule*. Le baigneur éprouve en même temps un sentiment de malaise, d'anxiété. Quelques minutes après qu'on est dans l'eau, ces symptômes disparaissent, les forces vitales réagissent, la peau rougit, la vitesse du pouls augmente singulièrement. Mais demeure-t-on dans le bain froid quelque temps encore et sans prendre de mouvement, le pouls diminue de fréquence; la respiration se ralentit dans la même proportion; le frisson se manifeste de nouveau, la peau redevient pâle, la circonférence diminue en raison que l'eau est ou paraît plus froide, les extrémités s'engourdissent, on ressent une pesanteur générale, surtout à la tête, des contractions musculaires, des crampes, etc. Après la sortie de l'eau, cet état désagréable cesse et une réaction plus ou moins forte y succède.

Les bains froids se prennent à la rivière, à la mer ou même dans des baignoires. Leur température est très-variable, selon la saison et beaucoup d'autres circonstances. Un grand nombre de médecins attribuent une importance notable au frisson, au saisissement nerveux, ainsi qu'au choc du liquide que les malades éprouvent quand on les fait se baigner dans les rivières ou dans la mer. Ce choc ou percussion est ordinairement plus fort à la mer, à cause de la plus grande densité du liquide et de la puissance des vagues qui produisent mécaniquement une stimulation sur toute l'habitude extérieure du corps, stimulation accompagnée ou non d'absorption, comme nous l'avons dit en parlant des bains de mer.

Les bains froids ont été conseillés pour un grand

nombre de maladies qui ne rentrent pas dans le sujet de ce livre. Dupuytren avait l'habitude de les prescrire aux individus faibles, lymphatiques, surtout quand ils étaient atteints de quelque affection chronique. Je l'ai vu souvent les ordonner en immersion pour des jeunes filles, affligées de déviations de l'épine, qu'il avait envoyées dans mon établissement orthopédique, malades pour la plupart, d'une constitution débile, mal réglées, etc. Voici comment on s'y prenait pour baigner ces jeunes personnes. Deux femmes de chambre saisissaient la patiente, l'une par les bras, l'autre par les jambes, et la plongeaient rapidement dans une baignoire d'eau froide; l'immersion était répétée cinq ou six fois dans l'espace de cinq à dix minutes. Cela se pratiquait dans toutes les saisons, même pendant l'hiver. Aussitôt qu'on avait fini, on essuyait et habillait promptement la malade, et on la faisait ensuite se promener une demi-heure ou une heure dans le jardin sur des béquilles. Dans le cours de la promenade, on voyait s'établir une vive réaction vers la peau qui devenait rouge, et se couvrait bientôt d'une douce moiteur. C'était un moyen souvent très-efficace de faire reparaître les règles quand elles étaient supprimées, ou d'en favoriser l'établissement quand elles ne s'étaient pas encore montrées. L'effet général sur la santé était toujours très-favorable.

J'ai retiré de grands avantages des bains froids donnés comme on vient de le dire, dans le traitement des sujets scrofuleux ou rachitiques, surtout quand à la maladie se joignaient des lésions locales, des gastrites, des gastro-entérites chroniques, l'incontinence d'urine, les pollutions nocturnes, etc. Le principal effet de ces bains par immersion étant de soustraire du calorique, détermine à la suite une réaction vers la peau, qui favorise singulièrement la transpiration cutanée.

Je conseille encore de faire baigner dans l'eau froide, par immersion, à la manière de Dupuytren, les petits rachitiques qui éprouvent le soir et la nuit des transpirations abondantes, surtout à la tête et à la partie supérieure du tronc. Ce moyen me réussit : je vois, grâce à lui, l'état fébrile qui causait les transpirations diminuer bientôt, et cesser complétement en deux ou trois semaines.

La durée des bains froids doit varier selon l'âge, la force et la constitution du sujet, la température de l'eau, le milieu dans lequel on les fait prendre. Si c'est, par exemple, dans une baignoire, l'eau étant à une température au-dessous de 12° cent., il ne faut pas y tenir le malade plus de cinq minutes, à moins que l'on n'emploie le procédé de l'immersion. Dans une rivière ou à la mer, pendant l'été, le bain peut durer de quinze à trente minutes et plus, selon que le sujet s'agite, soit en nageant, soit en se faisant soutenir par un baigneur.

On voit qu'à notre avis, les bains sont d'une grande utilité dans le traitement de la maladie scrofuleuse et de ses dérivés. Mais leur secours est bien autrement important, quand on sait les faire servir de véhicule à des principes médicamenteux qui, par leur moyen, s'introduisent dans le derme, par endosmose et par absorption, et de là sont portés dans les circulations lymphatique et sanguine. Ainsi, le cas d'une gastrite ou d'une gastro-entérite étant indiqué, les bains feront passer sans danger dans l'économie des médicaments précieux, mais qui eussent fatigué ou révolté l'appareil digestif. J'emploie souvent ce genre de bains pour commencer le traitement d'enfants scrofuleux ou rachitiques dont l'estomac et les intestins ne sauraient supporter que des médicaments adoucissants, émollients, tempérants; et quand j'ai pu ainsi administrer pendant quelque temps les médicaments appropriés à l'état de mes jeunes malades, je vois ceux-ci reprendre de la vigueur, leur peau se colorer et leurs fonctions digestives se rétablir au point de supporter impunément ensuite les effets mécaniques irritants dont presque tous les agents médicinaux ayant une action élective sur le système lymphatique sont doués. Les scrofuleux dont les voies digestives sont atteintes de phlegmasies chroniques, ont toujours ces voies remplies de mucosités morbides qui dénaturent plus ou moins les médicaments mis en contact avec elles, et leur font produire des effets opposés à ceux qu'on en attendait. Ces sécrétions mauvaises agissent fréquemment aussi comme substances enveloppantes, et se trouvent expulsées avec le médicament avant que celui-ci ait eu le temps d'être absorbé, et de produire conséquemment son action dynamique sur les tissus.

Par la voie dermique, on agit plus immédiatement sur le système lymphatique général, siége primitif de la maladie scrofuleuse ; c'est encore ce qui explique le grand secours des bains médicinaux, quand il s'agit de guérir les subinflammations scrofuleuses de la peau, des ganglions lymphatiques, et du tissu cellulaire sous-cutané. On ne saurait employer de moyen plus puissant pour corriger le vice des sécrétions, dissiper les éruptions, résoudre les engorgements des glandes, cicatriser les ulcères, etc. Et si l'on veut prendre ces bains avec tous leurs avantages, il faut les tempérer à 28 ou 30° cent., et les prolonger pendant une demi-heure, une heure, même plus dans quelques circonstances, afin que l'absorption de leurs principes ait le temps de s'opérer.

Les substances suivantes sont celles que je fais entrer le plus communément dans leur composition.

1° *Le sel marin* ou sel gris commun, employé dans la cuisine, et qui contient toujours un peu d'iode. Afin que le sel soit plus facilement absorbable, j'y fais ordinairement ajouter de la colle de Flandre : des matières animales en dissolution dans les bains, rendent leur action plus douce à la peau et favorisent l'absorption des principes qu'ils contiennent. Ainsi, par exemple, les eaux sulfureuses des Pyrénées et d'autres pays doivent à la barégine ou glairine, substance végéto-animale, la sensation agréable qu'elles font éprouver quand on les emploie en bains, et la rapidité avec laquelle la peau s'en saisit. On peut en dire autant des bains d'eau de mer tièdes dans lesquels on éprouve aussi cette sensation agréable, due certainement à la grande quantité de matières animales que l'eau de mer tient en dissolution.

Un kilogramme de sel marin, et 125 grammes de colle de Flandre, dans 125 litres d'eau, suffisent pour un bain d'enfant. C'est le quart de ce qui compose un grand bain d'adulte, savoir :

Eau....................	500 litres.
Sel commun..........	4 kilogr.
Colle de Flandre.......	500 grammes.

Ces bains peuvent jusqu'à un certain point, dans beaucoup de circonstances, remplacer les bains de mer. Depuis plus de vingt ans j'en ai retiré des avantages immenses tant pour le traitement de la maladie scrofuleuse que pour celui du rachitis, surtout chez les enfants ayant le ventre gros, chaud, sujets à des alternatives de dévoiement et de constipation, à des sueurs vespérales et nocturnes abondantes. Je crois pouvoir dire hardiment que dans cette longue période de mon service spécial près des hôpitaux civils de Paris, j'ai sauvé la vie à des milliers de pauvres enfants qui seraient morts sans ces moyens thérapeutiques d'une administration si facile et si peu dispendieuse.

2° Après les bains salés, ceux que je conseille le plus souvent sont les bains de ciguë, de feuilles de noyer, de plantes aromatiques, ou de tout cela ensemble. Pour un bain d'enfant, je fais mettre une forte poignée de ces plantes dans un seau d'eau bouillante ; on laisse infuser pendant une heure, ensuite on verse le tout dans la baignoire, en y ajoutant quelques poignées de son, ou mieux de la colle de Flandre, afin de rendre l'eau ainsi chargée plus douce à la peau, et d'empêcher les éruptions cutanées.

3° Les bains sulfureux et gélatineux sont encore excellents dans le traitement des maladies scrofuleuses. Je les conseille principalement pour les affections scrofuleuses de la peau. L'emploi de ces bains est assez connu pour que nous n'ayons pas à donner des détails touchant leur mode d'administration et leurs effets sur les tissus. Nous en avons dit tout ce que nous avions à dire, au reste, en parlant du soufre et des eaux minérales sulfureuses.

4° *Le sulfate de fer* me sert quelquefois pour composer des bains ferrugineux. Je fais mettre 16 grammes de ce sel dans une baignoire ordinaire, 8 grammes dans une demi-baignoire et 4 grammes dans une baignoire d'enfant contenant

125 litres d'eau. Je me sers du sulfate de fer de préférence à tout autre composé ferrugineux, parce qu'il est très-actif, très-soluble et peu cher.

Il y a bien encore d'autres substances qui pourraient servir à faire des bains médicinaux, telles que les composés d'iode, de brôme, de quinquina, etc. Mais des bains ainsi préparés, reviennent à un prix trop élevé pour la plupart des malades ; c'est pourquoi nous nous bornons dans la pratique aux substances déjà mentionnées et qui possèdent des vertus curatives tout aussi énergiques que les composés iodiques, brômiques, etc.

Nous en avons fini avec les bains, considérés comme moyens curatifs des maladies scrofuleuses. Il convient maintenant que nous disions quelque chose de la ciguë, de la digitale, du quinquina, matières fréquemment et utilement employées. Nous désignerons ensuite nominalement quelques autres moyens curatifs accessoires.

Ciguë. La ciguë (*cicuta major, conium maculatum*) est une plante qui a autrefois joui d'une certaine célébrité, non-seulement comme remède, mais aussi comme poison *légal*. C'est avec le suc frais de cette plante que plusieurs grands hommes de l'ancienne Grèce ont été judiciairement mis à mort, entre autres Socrate et Phocion. Pour en venir à ce qui nous touche, c'est surtout depuis le milieu du dernier siècle que la ciguë a été préconisée dans le traitement des affections glandulaires ayant le caractère squirrheux, contre les tuméfactions cellulo-glandulaires qui envahissent les régions le plus abondamment pourvues de ces tissus et s'y cantonnent pendant des mois et même des années. Le baron Stoerck, son enthousiaste, en étendit encore l'usage au carreau et à bon nombre de maladies chroniques de la peau, mais en la regardant toujours plutôt comme le spécifique des engorgements glanduleux de toute nature. Puis après quelque temps d'une grande vogue, après que la ciguë eut été proclamée remède souverain, spécifique du squirrhe, du carreau et des engorgements des ganglions lymphatiques, de nombreux contradicteurs s'élevèrent contre la panacée de Stoerck et de ses disciples et la traitèrent comme dépourvue de valeur aucune, au point de dire avec Dehaen que la ciguë était moins active que l'eau chaude, et avec Cullen que les médecins allemands qui avaient porté aux nues la vertu thérapeutique de cette plante l'avaient fait uniquement pour flatter le *puissant baron* Stoerck! Il en a été de la ciguë comme de toutes les choses trop vantées : après l'exagération des louanges est venue l'exagération du blâme. Mais au milieu des divergences d'opinion à propos d'un agent thérapeutique, le médecin praticien doit consulter les résultats de l'expérience de ses prédécesseurs et les faits de sa propre pratique ; c'est alors seulement qu'il peut se prononcer sur la valeur véritable du moyen controversé. Or, voici ce que notre expérience personnelle nous fait dire de la ciguë.

Nous regardons ce médicament, soit qu'on l'emploie seul ou qu'on l'associe à d'autres moyens médicinaux, comme très-précieux dans les phlogoses chroniques et les sous-phlogoses de l'appareil lymphatico-glandulaire qui ont de la tendance à passer à l'état d'induration squirrheuse ou cancéreuse : si la ciguë ne guérit pas toujours, du moins a-t-elle souvent l'avantage de retarder les progrès du mal et de calmer les douleurs. Dans les gonflements anciens des ganglions lymphatiques, dans les tumeurs blanches, les coxalgies, le carreau, toutes les subinflammations des cryptes cutanées ou muqueuses, dans les dartres, les catarrhes chroniques, etc., nous avons eu fort à nous louer de ce remède employé simultanément à l'intérieur et à l'extérieur, et de la manière que nous exposerons tout à l'heure.

La ciguë agit particulièrement sur le système lymphatique et sur les glandes. C'est en vertu de son action élective sur ces parties qu'elle opère comme fondant, comme antiphlogistique, dans les inflammations ou subinflammations. De plus, comme elle a la propriété de ralentir les battements du cœur, d'augmenter les sécrétions, de guérir certaines affections inflammatoires aiguës chez des sujets plutôt sanguins ou nerveux que lymphatiques, on doit aussi lui accorder une vertu antiphlogistique sur le cœur et les vaisseaux sanguins. C'est à cause de cette dernière propriété que la ciguë est, comme la digitale et la scille, si avantageusement employée dans le traitement des complications ou lésions locales des scrofules, lésions dans lesquelles les capillaires sanguins sont attaqués en même temps que les lymphatiques.

L'action hyposthénisante, antiphlogistique que nous attribuons à la ciguë, peut être déduite facilement des phénomènes que l'on observe dans les cas d'empoisonnement par cette plante. Ces phénomènes sont des vertiges, du tremblement dans les membres ; un grand affaiblissement du système musculaire, la diminution du nombre des pulsations des artères ; des défaillances ; froid des extrémités et de tout le corps, sueurs froides, syncope et mort ordinairement tranquille. L'estomac, en général, ne présente pas de traces d'inflammation. Ce sont ces phénomènes qui avaient fait dire aux anciens que la ciguë était un poison froid dont l'antidote était le vin, que le vin était *le poison de la ciguë*. On a dit aussi, et avec beaucoup de raison, que l'opium ôtait à la ciguë une partie de ses propriétés toxiques, de même que la ciguë rendait nulle ou presque nulle l'action de l'opium. D'après tout cela nous pensons que la ciguë, employée à haute dose, est un toxique froid, hyposthénisant ; et un médicament débilitant, antiphlogistique, quand on s'en sert à juste dose. C'est pourquoi, selon nous, dans les cas d'empoisonnement par la ciguë, il faut bien se garder de faire vomir les malades avec l'émétique, qui est lui-même un débilitant, un hyposthénisant énergique; il faut également, et par raison analogue, éviter l'emploi des acides, pour se hâter d'avoir recours au vin chaud animé par un peu d'eau-de-vie, aux potions avec la canelle et l'opium, enfin aux véritables excitants.

Mode d'administration. La forme la plus commune d'administrer la ciguë à l'intérieur est celle d'extrait ou de poudre. La dose de l'extrait est de 10, 20, 30 centigrammes qu'on répète deux ou trois fois dans la journée, selon l'âge des malades. On peut la porter à un gramme par jour chez les adultes. La poudre de ciguë se donne à la même dose que l'extrait. Je fais rarement prendre ce médicament seul, je le combine presque toujours avec d'autres agents : l'extrait avec l'iodure ou le brômure de potassium ou de baryum, le protoiodure de mercure, le sulfate de quinine, etc. ; la poudre avec le sulfure noir de mercure, le sulfure antimonial, la poudre de digitale, de scille, etc. A l'extérieur, je prescris la ciguë verte en été, sèche en hiver, en bains ou en cataplasmes. Pour préparer un bain avec la ciguë, je fais bouillir quelques poignées de cette plante verte ou sèche dans plusieurs litres d'eau pendant cinq ou dix minutes, puis je fais verser cette décoction avec la plante même dans la baignoire remplie d'eau commune, au moment de prendre le bain. Quant aux cataplasmes de ciguë, il y a plusieurs manières de les préparer : la meilleure, selon moi, est de délayer de la farine de graine de lin ou de seigle dans une forte décoction de la plante, fraîche ou sèche selon la saison. J'ai obtenu de très-bons résultats de ces cataplasmes dans les engorgements chroniques des glandes conglobées, dans les subinflammations des articulations, dans diverses altérations de la peau.

Je n'indiquerai pas les lieux et les pays où la ciguë a le plus d'énergie, ni l'époque de l'année à laquelle il vaut mieux la récolter ; ces détails se trouvent dans tous les ouvrages de matière médicale. Je dirai seulement que la ciguë verte jouit de vertus bien plus efficaces que la sèche ; c'est pourquoi je l'emploie dès qu'elle commence à végéter, et jusqu'au moment où les gelées la détruisent. J'ajouterai que je préfère celle qui vient spontanément dans les lieux incultes à celle qu'on cultive dans les jardins.

Digitale. La digitale (*digitalis purpurea*) croît spontanément et abondamment le long des chemins montueux et dans les bois. On la cultive dans les jardins pour ses belles fleurs d'un rose pourpré. Nous ne parlerons pas de ses caractères physiques et chimiques, ni de ses effets sur les animaux et sur l'homme bien portant ; on peut consulter à ce sujet les ouvrages de matière médicale, et principalement la thérapeutique du savant professeur de Padoue, M. Giacomini. J'ai à m'occuper seulement des effets que produit la digitale sur l'homme malade et surtout sur les scrofuleux.

C'est à l'illustre Rasori, au père de la médecine moderne italienne, que revient l'honneur d'avoir, au commencement de ce siècle, montré comment la digitale agit véritablement dans les maladies. Ses nombreuses expériences ont prouvé que ce remède n'était pas excitant, comme on l'avait cru jusqu'alors, mais contro-stimulant, antiphlogistique; et que la digitale pouvait, dans beaucoup de maladies inflammatoires des plus graves, dispenser de la répétition des saignées. Tommasini, Borda et Fonzago confirmèrent par leurs heureux essais la découverte de Rasori. Bientôt après, un grand nombre de médecins préconisèrent l'usage de la digitale dans une foule de maladies à fond inflammatoire, dans la pneumonie et les diverses affections de l'appareil respiratoire, la péritonite, le rhumatisme aigu et chronique, les maladies du cœur et des gros vaisseaux, etc. Pendant plusieurs années même, certains l'ont regardée comme un remède souverain dans toutes les variétés de la phthisie pulmonaire. Mais ce genre d'enthousiasme ne s'est pas soutenu, car, on le sait, il y a des phthisies qui ne sont pas curables, à cause des désordres accumulés dans les poumons; par conséquent, malgré la digitale, on voit des phthisiques mourir. Ces insuccès en eussent fait sûrement abandonner l'emploi, si de bons esprits n'avaient cherché à préciser les cas de phthisie dans lesquels le remède convenait : ce qu'on aurait dû faire aussitôt son mode d'action connu. Ce n'est pas ainsi, malheureusement, qu'on a l'habitude de procéder en médecine : qu'un moyen curatif nouveau se montre utile dans quelques cas, on va l'ordonner à tort et à travers sans s'assurer de la curabilité de la maladie. Quoi qu'il en soit, nous pensons, d'après notre expérience personnelle conforme à l'avis de beaucoup de grands praticiens, que la digitale, seule ou associée à d'autres médicaments, est un des meilleurs moyens à employer contre la phthisie pulmonaire commençante et la phthisie catarrhale ou tuberculeuse. Si elle ne guérit pas toujours les phthisies confirmées, du moins elle peut en retarder les progrès, elle améliore pour quelque temps l'état des malades ; le tout, à cause de son action antiphlogistique cardiaco-vasculaire, genre d'action d'autant plus efficace que l'organe siége de la maladie est très-vasculaire, et fait partie du système circulatoire accomplissant une circulation spéciale. C'est pourquoi les remèdes cardiaco-vasculaires conviennent tous dans les affections du poumon.

Regardant en conséquence, ainsi que l'a fait l'école italienne moderne, l'ensemble des phénomènes morbides désignés sous le nom de phthisie, comme dépendant d'une artérite aiguë ou chronique du poumon ou des bronches, primitive ou consécutive (artéro-pneumonite, artéro-bronchite), nous croyons qu'il y a toujours indication d'administrer la digitale, dont l'action élective sur l'arbre artériel est si incontestable.

Cette plante agit encore à la manière de la ciguë, comme antiphlogistique à la fois des vaisseaux sanguins et lymphatiques; elle favorise singulièrement l'absorption et la résorption des liquides épanchés dans les cavités splanchniques, les séreuses articulaires, les mailles du tissu cellulaire, etc. Son action se trouve de beaucoup augmentée quand elle est unie aux mercuriaux, aux iodures ou brômures de potassium et de barium, au soufre doré d'antimoine, etc., etc. Hufeland la vante dans le traitement de la maladie scrofuleuse, et, pour ma part, j'en ai retiré de très-bons effets dans les complications ou lésions locales appartenant à cette maladie, quand les capillaires sanguins et lymphatiques étaient le siége de subinflammations, trop souvent désorganisatrices des tissus malades. La digitale, dans ces circonstances, agit d'abord sur le cœur et les artères dont les extrémités perdent leur érétisme sous son influence et sécrètent moins de liquides, tandis que les veines et les lymphatiques, en se débarrassant de l'inflammation ou de la subinflammation, reprennent leur activité absorbante et font passer les liquides extravasés dans le torrent de la circulation.

Mode d'administration. La digitale s'administre ordinairement en poudre, depuis la dose de 5 centigrammes jusqu'à un gramme, selon l'âge du sujet et le degré d'intensité de la maladie, seule ou combinée avec d'autres substances. Si on la fait prendre en infusion, il convient de doubler la dose. A Paris, où l'on peut se procurer de bon extrait de la plante, je l'emploie volontiers sous cette forme, à la même dose que la poudre. J'ajouterai toutefois que la plupart du temps je me sers de l'extrait de digitale en pilules, combiné avec le sulfate de quinine ou les composés d'iode, de brôme, de mercure, etc.

Quinquina. Nous ne raconterons pas les diverses façons dont le quinquina a été usité en médecine depuis sa découverte vers le milieu du dix-septième siècle jusqu'en 1820, époque où MM. Pelletier et Caventou parvinrent à isoler les principes actifs de cette écorce. Ces principes, qui sont la cinchonine et la quinine, existent en différentes proportions dans les trois espèces principales de quinquina qui sont répandues dans le commerce ; ainsi les quinquinas jaune et rouge contiennent beaucoup plus de quinine que le gris où la cinchonine l'emporte. Depuis longtemps nous n'employons plus dans notre pratique que les sels de ces deux alcaloïdes, principalement le sulfate et le citrate. Ces sels agissent à la manière du quinquina lui-même, dans les mêmes circonstances pathologiques, mais avec plus d'énergie; ils ont l'avantage en outre de ne pas surcharger l'estomac, comme ferait le quinquina en nature, d'être promptement absorbés, et par conséquent de produire l'effet attendu dans un espace de temps beaucoup plus court.

Quel est le mode d'action du quinquina et de ses alcaloïdes ? M. Giacomini a expérimenté le sulfate de quinine sur lui-même depuis la dose de 30 centigrammes (6 grains) jusqu'à celle de 4 grammes (1 gros), et après avoir dépassé un gramme, il a observé que son pouls avait constamment baissé de 4 à 12 pulsations par minute. Jusqu'au dessous d'un gramme il se sentit la tête plus libre, il était plus gai, quoiqu'il éprouvât une certaine *inquiétude* par tout le corps : les hautes doses lui donnèrent de la somnolence, du trouble dans les idées, des bourdonnements dans les oreilles, de la surdité ; désordres qui se dissipaient assez promptement, surtout sous l'influence des excitants, comme le vin et les alcooliques. Il en conclut que l'action du quinquina était hyposthénisante, conséquemment antiphlogistique dans les affections à fond inflammatoire. Cette opinion a été partagée depuis par un grand nombre de médecins.

Les sulfate et citrate de quinine et de cinchonine jouissent d'une très grande efficacité dans les subinflammations scrofuleuses de l'appareil respiratoire.

J'en ai recueilli des résultats merveilleux dans les catarrhes chroniques, les hémoptysies, les asthmes, la phthisie pulmonaire, en les ordonnant seuls ou combinés avec la digitale, la ciguë, le camphre, etc. Ils conviennent encore admirablement pour les lésions locales graves des viscères abdominaux et des articulations, surtout quand ces lésions sont compliquées de fièvre, de chlorose; ainsi que dans les cas d'aménorrhée, de bronchorrée chroniques ou subinflammatoires. Dans toutes ces affections, l'action du quinquina et de ses composés se montre antiphlogistique et sédative, comme l'ont surabondamment établi Rasori, Silvy, Banquières, Bailly et Giacomini surtout.

Mode d'administration. Si depuis longtemps nous employons exclusivement dans notre pratique les sels de quinine ou de cinchonine, principalement le sulfate et le citrate, et non plus le quinquina en nature, c'est parce que, nous le répétons, ces composés ont le grand avantage d'agir énergiquement sous un petit volume, au lieu de surcharger l'estomac comme ferait la poudre de quinquina, par exemple, qui contient beaucoup de substance ligneuse, laquelle, en fatiguant l'organe par son poids, lui fait subir une irritation mécanique capable d'augmenter la phlogose gastro-intestinale quand elle existe déjà. Nous employons ces sels en poudre ou en pilules, seuls ou associés à d'autres médicaments. Voici quelques-unes des formules que nous prescrivons.

℞ Sulfate de quinine..	ãã 2 grammes.
Poudre de digitale..	
— ciguë....	

Mêlez et divisez en dix paquets. Faire prendre un de ces paquets tous les soirs dans un peu de confitures ou dans du pain azyme ; par-dessus chaque prise de poudre faire boire un verre d'eau sucrée ou une tasse de la tisane ordinaire du malade.

Cette prescription est très-avantageuse dans les cas de lésions locales graves ; elle soulage le malade, le porte au sommeil, et lui procure une bonne nuit.

Dans les cas de complication des maladies de poitrine (catarrhes chroniques, hémoptysies, phthisies pulmonaires etc.), je conseille souvent l'usage des pilules suivantes qui réussissent fort bien :

℞ Sulfate de quinine.........	ãã 2 grammes.
Camphre..................	
Soufre sublimé............	
Thridace ou extrait de digitale	

Mêlez et faites pilules, n° 30.

Faire prendre le soir en deux fois à une heure d'intervalle deux ou trois de ces pilules et, par-dessus chaque prise, faire boire une tasse d'infusion pectorale.

Si les insomnies dont souffrent les malades sont

déterminées par des subinflammations graves (coxalgies, tumeurs blanches, gibbosités, etc.), les sels de quinine alliés comme suit produisent un soulagement remarquable :

℞ Sulfate ou citrate de quinine.	ãã 2 grammes.
Camphre...................	
Extrait de ciguë.............	
— jusquiame........	

Mêlez et faites 30 pilules dont on fera prendre deux, trois ou quatre, selon le besoin.

Il m'a semblé que le camphre, ajouté au sulfate de quinine et aux narcotiques, secondait leur action sédative et empêchait leur effet congestionnel sur le cerveau. Avec cette formule, dosée pour les enfants, je suis toujours parvenu, dans les cas de gibbosité vertébrale ou de courbure angulaire compliqués de subinflammation des vertèbres et de leurs moyens d'union, à faire disparaître les affreuses douleurs que les malades éprouvent dans l'épigastre, les flancs, l'hypogastre, etc., douleurs qui reviennent à plusieurs reprises dans le jour et pendant la nuit.

Chez certains malades le sulfate de quinine provoque facilement des accidents vers le cerveau, qui se traduisent par des bourdonnements d'oreilles, de la surdité, etc. Nous remplaçons pour ceux-là le sulfate par le citrate, qui n'a pas cet inconvénient.

Huile de foie de morue. Depuis plusieurs années l'huile de foie de morue est employée en médecine pour une foule de maladies : les scrofules, le rachitis, le rhumastisme, les différentes affections des os ; mais avec des résultats fort divers, ce qui doit surtout dépendre de la qualité de l'huile employée. Les marchands vendent souvent, comme huile de foie de morue, des huiles de baleine, de maquereau ou d'autres poissons, lesquelles, indépendamment de leur odeur et de leur saveur détestables, se digèrent mal et peuvent rarement être supportées par les malades. Nous pensons que c'est la mauvaise qualité de ces huiles qui a engagé plusieurs médecins à remplacer, dans leurs prescriptions, l'huile de foie de morue par l'huile de foie de raie ; ou même par des huiles végétales, telles que les huiles d'olive, d'amandes douces, de graine de lin, etc. Nous avons aussi essayé de ces huiles végétales dans notre pratique, et nous n'en avons jamais obtenu d'autre résultat qu'un effet purgatif, même quand nous les faisions prendre à la dose de 30 ou 40 grammes.

On trouve dans les pharmacies deux espèces d'huiles de foie de morue, l'une brune, l'autre blonde ou jaunâtre ; cette dernière est moins désagréable à prendre que la brune, mais nous lui attribuons moins d'effets médicinaux.

Les analyses que les chimistes ont faites de l'huile de foie de morue sont très-contradictoires. Les uns prétendent qu'elle contient de l'iode et du brôme en notable quantité, tandis que d'autres défient d'y en trouver la moindre parcelle. Ceux-ci croient que l'action de l'huile de foie de morue réside uniquement dans la gomme et le gluten dont elle est amplement pourvue, comme aussi dans les acides oléique, margarique, la glycérine et quelques sels, tels que l'hydrochlorate de chaux et l'hydrochlorate de soude. Quant à moi, je crois fermement que la bonne huile de foie de morue contient toujours de l'iode, du brôme et du chlore, et que ces trois corps, réunis aux autres principes qui la composent, concourent à en faire un médicament très-précieux dans le traitement des affections scrofuleuses.

L'action de l'huile de foie de morue sur l'économie commence par le canal intestinal et l'appareil urinaire, en déterminant des selles et en augmentant la sécrétion des urines qui prennent le plus souvent son odeur. Quelquefois on voit des éruptions cutanées se développer ou des éruptions répercutées reparaître après son emploi. Les principaux effets généraux de l'huile de foie de morue sont de régulariser la marche du système lymphatique ainsi que les sécrétions et les excrétions, de corriger et de soutenir la vitalité dans les fonctions digestives, surtout chez les scrofuleux et les rachitiques. Plusieurs médecins pensent que l'action de ce remède a beaucoup d'analogie avec celle des baumes et des résines ; c'est pour cela, disent-ils, qu'on l'emploie avec avantage dans les affections des os et dans les rhumatismes.

Quoi qu'il en soit des contradictions que l'on rencontre dans les auteurs relativement à l'emploi de l'huile de foie de morue, nous pouvons affirmer, en ce qui nous concerne, que ce remède, de bonne qualité, est un puissant moyen thérapeutique. Nous l'employons très-fréquemment et très-utilement dans le rachitis compliqué de *gros ventre*, accompagnement presque inévitable ; dans les cas de prédisposition ou constitution scrofuleuse, source et commencement de tous les états scrofuleux que les auteurs regardent comme le résultat d'une nutrition vicieuse, dépendant d'une assimilation morbide ou d'une alimentation insuffisante ou malsaine ; dans les affections scrofuleuses des os, la subinflammation des genoux, des hanches, des pieds, et principalement enfin dans les gibbosités vertébrales. Cette huile nous rend encore de grands services dans les affections catarrhales scrofuleuses des yeux, des oreilles, des bronches ; dans les gastrites ou gastro-entérites chroniques des sujets éminemment lymphatiques, etc. Nous devons cependant faire observer que nous la prescrivons rarement seule ; que si, par exemple, nous la faisons prendre le matin à la dose de une, deux, trois ou quatre cuillerées à bouche, nous ferons boire dans la journée quelques verres d'eau minérale de Passy, et le soir une cuillerée à bouche de l'une ou de l'autre dissolution que voici :

℞ Iodure ou brômure de potassium. 4 grammes.
Eau distillée.................. 120 —
M.

℞ Iodure de barium.............. 60 centigrammes.
Eau distillée.................. 120 grammes.
M.

Nous augmentons singulièrement l'action de l'huile de foie de morue par l'eau minérale de Passy et les solutions ci-dessus, et l'on pourrait avec raison nous demander auquel de ces trois moyens thérapeutiques nous accordons la plus grande part des résultats obtenus? La réponse serait certainement que ces médicaments concourent, chacun pour son compte, dans la production des effets curatifs.

Nous avons épuisé ce que nous pouvons appeler la première partie de cet ouvrage. Nous allons maintenant examiner les principales manifestations locales de la maladie, telles que les affections de la peau et du tissu cellulaire sous-cutané ; les adénites externes ou affections des glandes lymphatiques; les affections des articulations; les ophthalmies; les affections tuberculeuses internes, phthisie pulmonaire, carreau, etc. Nous en tracerons les différents caractères, et nous indiquerons leur traitement particulier. Nous ne reviendrons que par nécessité sur la disposition ou diathèse scrofuleuse, sur la nature, la marche, les progrès, la terminaison, le diagnostic, le pronostic et le traitement des scrofules en général, ayant déjà traité à fond tous ces points.

CHAPITRE XII.

Maladies de la peau et du tissu cellulaire sous-cutané chez les scrofuleux.

Quoique les diverses maladies de la peau puissent comme chez tout le monde, et sans exception, se développer chez les scrofuleux, il en est cependant qui semblent avoir, pour ainsi dire, une préférence toute particulière pour les sujets de la constitution strumeuse. Dans ce nombre sont : 1° *L'eczéma chronique*, autrement dit *fausse teigne, achor lactuminosus* (croûtes de lait) quand il n'attaque que le cuir chevelu. L'eczéma des scrofuleux est caractérisé par des pustules ordinairement petites et agglomérées qui, lorsqu'elles crèvent, laissent échapper un liquide âcre, ichoreux. Ce liquide devient une cause continuelle d'inflammation, parce qu'en se répandant sur la surface des téguments, siége de la maladie, il rougit cette surface, l'excorie, la fendille et y détermine une nouvelle exhalation qui se joint à la première pour se convertir de même, par la dessiccation, en larges squammes minces, jaunâtres, irrégulières. Cette affection, quand elle se développe ailleurs qu'au cuir chevelu, reçoit le nom de *dartre squammeuse humide.*

2° L'*impetigo*, éruption de pustules de petite dimension et par groupes, dont la rupture fait place à des croûtes jaunes, plus ou moins épaisses. Cette éruption occupe la figure, le tour du nez, le cuir chevelu. Sur le cuir chevelu les spécialistes l'appellent *achor muciflus* (teigne muqueuse), *impetigo larvalis.*

Disons ici que toutes les variétés de dermites qui se développent chez les scrofuleux ont une tendance à suppurer et à produire l'hypertrophie du derme, et que presque toutes réclament à peu près le même traitement. On verra tout à l'heure lequel. Quelques mots, en passant, de la différence qui existe entre la vraie teigne, *favus,* et la fausse teigne, *teigne muqueuse.* Le favus, qui n'attaque pas plutôt les scrofuleux que les individus doués d'une autre constitution, offre au regard, après l'enlèvement des croûtes, une série de fossettes diverses, lisses, en forme d'alvéoles, qui se remplissent bientôt de nouvelles croûtes coniques à bords renversés, ressemblant à des champignons. Les fausses teignes, ou *pseudo-teignes,* font voir sous les croûtes de petits ulcères plus ou moins complets, plus ou moins profonds, ou des pustules diversement saillantes, qui laissent échapper un liquide séro-purulent lequel, en se concrétant, forme des croûtes nouvelles.

3° *Lupus*, *esthiomène* (dartre rongeante). Cette redoutable affection cutanée ne se rencontre guère que chez les scrofuleux, ou chez les individus à constitution éminemment lymphatique : elle siége de préférence sur la face et le nez.

Biett a établi trois variétés de lupus: le lupus qui détruit *en surface;* celui qui détruit *en profondeur;* et le lupus *avec hypertrophie du derme.*

Lupus qui détruit en surface. « Dans quelques cas » la maladie semble n'affecter que les couches les » plus superficielles du derme; on observe cette » variété à la face et aux joues en particulier. Il ne » se développe pas de tubercules, il ne se forme » pas de croûtes; mais la peau prend une teinte » rouge, des exfoliations épidermiques ont lieu sur » la surface malade; la peau s'amincit graduelle- » ment, elle est lisse, luisante, rouge, et offre en- » suite l'apparence d'une cicatrice qui se serait » formée par une brûlure superficielle ; la rougeur » disparaît sous la pression du doigt; le malade » n'éprouve aucune douleur, mais le toucher en » développe. La surface devient sensible après un » violent exercice et des excès de boisson. Lorsque » la maladie cesse de faire des progrès, la rougeur

» disparaît; il ne se forme plus de légères exfolia-
» tions épidermiques, mais la peau reste mince et
» luisante; elle est lisse au toucher et paraît avoir
» perdu de son épaisseur. » (Casenave et Schedel, *Obs. prat. des maladies de la peau.*)

Cette forme du lupus est la plus bénigne et aussi la plus rare. Ordinairement la forme *serpigineuse* du lupus, ou celle qui *détruit en surface*, commence par une ulcération superficielle qui a beaucoup de disposition à s'étendre. Elle débute volontiers par des pustules agglomérées, ressemblant à celles de l'*impetigo*, bientôt changées en ulcérations qui se recouvrent de croûtes peu épaisses, noirâtres, etc. Quand la face a subi les atteintes du lupus serpigineux étendu, « elle présente un aspect remar-
» quable; elle offre une foule de cicatrices irrégu-
» lières, souvent très-étendues, d'un blanc quelque-
» fois rose, fendues, luisantes, assez épaisses dans
» quelques points, mais dans d'autres tellement
» minces qu'elles paraissent comme transparentes,
» et qu'on dirait qu'elles sont sur le point de se
» rompre. On retrouve ces derniers caractères sur
» les parties qui ont été envahies plusieurs fois, et
» dont les cicatrices ont été détruites par des ul-
» cérations successives. » (Casenave et Schedel, *ouv. cité.*)

Lupus qui détruit en profondeur. Cette variété du lupus attaque le plus souvent le nez. Elle débute par les ailes ou par le sommet. Le point qui doit être envahi devient d'abord rouge, gonflé, douloureux : puis le centre de la tuméfaction s'excorie et se recouvre d'une petite croûte d'un jaune brunâtre ou verdâtre, qui ne tarde pas à se détacher, mais pour être aussitôt remplacée par une nouvelle croûte un peu plus épaisse, et ainsi de suite. Chaque croûte qui se détache emporte avec elle un peu de la substance de la partie malade, de sorte que celle-ci finit, dans un temps plus ou moins long, par se trouver rongée à une certaine profondeur. C'est quelquefois dans le cours d'un coryza que la maladie commence, par une petite croûte qui se forme à l'entrée des fosses nasales, que le malade arrache et qui est remplacée dans les vingt-quatre heures. Cette croûte arrachée met toujours à découvert une petite ulcération de laquelle s'échappe un liquide séro-purulent et fétide. Le nez ou le côté du nez affecté se tuméfie dans des proportions quelquefois énormes, et la destruction de cet organe peut avoir lieu, plus ou moins lentement, en partie ou en totalité, la cloison cartilagineuse comprise : on l'a vue s'opérer en un ou deux mois.

Lupus avec hypertrophie du derme. Dans cette forme, il y a rarement suppuration. C'est une exfoliation très-active des couches épidermiques, où cependant la peau est et demeure hypertrophiée dans une certaine étendue. Ce lupus se montre surtout au visage, et rend les individus qu'il atteint hideusement difformes : leurs joues, leurs lèvres et leurs paupières disparaissent sous une tuméfaction monstrueuse qui dure toujours très-longtemps. Dans cette triste variété de l'affection dermique, les tubercules sont des mois et des années avant de s'ulcérer ; quelquefois même la sanie qu'ils contiennent se résorbe sans s'être épanchée.

« Les diverses variétés du lupus peuvent exister » simultanément chez le même individu, et sou- » vent celui qui détruit en étendue peut envahir » une partie de la face, par exemple, tandis que le » nez est en même temps détruit par celui dont les » ravages s'exercent de dehors en dedans, ou bien » encore pendant que l'autre joue est le siége du » lupus par hypertrophie. Il y a même des cas dans » lesquels il étend ses ravages en surface, en même » temps qu'il est accompagné d'une véritable hy- » pertrophie. C'est surtout dans ces circonstances » graves qu'il survient de plus grands désordres ; » un accident redoutable et qui n'est pas très-rare » alors, c'est la destruction de la paupière infé- » rieure par un ou plusieurs tubercules qui s'y » seraient développés, et qui se seraient, comme » dans les autres points du visage, terminés par » une ulcération plus ou moins large. La peau de » la joue se continue alors directement avec la » conjonctive oculaire ; mais l'on conçoit très-bien » que cet état n'est pas seulement hideux, et qu'il » est encore grave pour le malade. En effet, sans

» parler de l'*épiphora*, qui est inévitable dans ces » circonstances, l'œil, qui n'est plus protégé en » grande partie, devient le siége d'une inflam- » mation chronique ; la conjonctive s'épaissit, la » cornée est de plus en plus opaque, et la cécité » devient complète. Dans quelques cas la paupière » n'est pas détruite en totalité, mais les petites ul- » cérations dont elle est le siége, en se cicatrisant, » en ont opéré le renversement. Les yeux alors » semblent offrir deux fois leur volume naturel, ce » qui, joint à la vive douleur des conjonctives ainsi » renversées, ajoute sensiblement à cet aspect vrai- » ment repoussant. » (Casenave et Schedel, *ouvrage cité.*)

Pronostic. Le pronostic des dermites chez les scrofuleux, le lupus excepté, n'est pas grave : avec un bon traitement, on en triomphe toujours. Quant au lupus, négligé ou mal traité, il peut compromettre sérieusement la vie, ce qui est rare ; il se borne d'ordinaire à défigurer le malade. Je l'ai quelquefois rencontré dans ma pratique, et toujours j'ai eu le bonheur de le maîtriser et de le guérir en peu de temps (1).

(1) A l'exception des teignes, les maladies cutanées dont nous venons de parler sont ordinairement désignées par les malades sous le vieux nom de *dartres*, et les diverses appellations ambitieuses qu'on leur a données depuis une trentaine d'années sont plutôt scientifiques que pratiques, puisque toutes ces affections exigent presque le même traitement.

Traitement. Ainsi que nous l'avons dit tout à l'heure, l'immense majorité des dermatoses qui se développent chez les scrofuleux veulent être traitées de la même manière. Nous leur reconnaissons à toutes pour élément l'élément phlegmasique, pour diathèse la diathèse scrofuleuse, laquelle leur imprime son cachet de chronicité subinflammatoire mixte, c'est-à-dire d'inflammation chronique des capillaires sanguins et des capillaires lymphatiques.

Parmi les moyens de traitement à employer, nous placerons en première ligne le soufre et ses composés, l'arsenic, l'iode, le brôme, le mercure, la ciguë, etc., toutes choses dont nous avons amplement parlé dans la première partie de notre livre. Nous n'avons pas, en conséquence, à revenir sur le mode d'action de ces énergiques médicaments : indiquons seulement la façon dont nous entendons le traitement des dermites scrofuleuses les plus communes ; ce résumé de notre pratique, dans les cas ordinaires, aidera nos confrères à traiter celles dont nous n'aurons pas parlé.

Quand on me présente un jeune sujet ayant la tête, le front, une partie du visage couverts de croûtes, mon premier soin est de faire enlever ces croûtes, afin de juger de la maladie ; car c'est seulement à l'aspect de la peau dénudée que l'on peut savoir à quoi l'on a affaire. Nous l'avons dit, la teigne véritable et contagieuse apparaît, les croûtes enlevées, sous la forme d'alvéoles aux parois lisses, tandis que les fausses teignes, l'*achor lactuminosus*, l'*achor muciflus*, l'*impétigo larvalis*, etc., montrent, étant dépouillées, de petits ulcères ou ulcérations qui se recouvrent promptement. Pour débarrasser des croûtes la tête ou les autres parties du corps, j'ai l'habitude, dans toutes les dermites, de *faire laver* ces parties plusieurs fois le jour avec une décoction de racine de guimauve et de ciguë. Quand c'est possible, on les recouvre le soir de cataplasmes de farine de lin délayée dans une forte décoction de ciguë; puis, le matin, après avoir bien essuyé la partie malade, on la graisse doucement avec du saindoux. Lorsqu'on a ainsi nettoyé tout à fait le *siége* du mal, je remplace les cataplasmes et le saindoux par des lotions avec la décoction de ciguë, et par des onctions avec la pommade suivante :

℞			
Axonge..................		45	grammes.
Soufre sublimé.........	ãã	5	id.
Goudron...............			
Extrait de ciguë........			
Camphre................		3	id.
M.			

Si malgré l'emploi de ces moyens simples, la maladie ne cède pas, j'ajoute aux lotions d'eau de ciguë 5 centigrammes d'acide arsénieux par livre de décoction, et je fais suivre ces lotions nouvelles de l'emploi, matin et soir, d'une autre pommade ainsi composée :

℞			
Axonge		64	grammes.
Iodure de soufre		4	id.
Extrait de ciguë	āā	6	id.
Camphre			

M.

Si la partie malade donne lieu à de grandes démangeaisons, entre les lotions et l'application des pommades je fais faire une onction avec l'huile d'amandes douces mêlée de camphre et d'extrait de belladone : 4 grammes d'extrait de belladone et 2 grammes de camphre pour 32 grammes d'huile.

Les lotions sulfureuses et alcalines sont aussi d'un grand secours dans le traitement des dermatoses chez les scrofuleux. Les bains sont toujours très-utiles. Quand les maladies sont encore récentes, quand la peau est irritable et l'état phlegmasique plutôt subaigu que chronique, on se contente de donner des bains simples, rendus adoucissants par la gélatine ou le son. Il ne faut pas qu'ils soient pris à une température plus élevée que 30° centigrades. On peut alterner les bains adoucissants avec les bains alcalins, ou plutôt rendre alcalins les bains adoucissants en y ajoutant 150 grammes de sous-carbonate de soude ou de potasse, pour une baignoire ordinaire.

Comme la plupart des affections dermiques des scrofuleux sont arrivées à l'état chronique quand on nous consulte, après avoir prescrit un ou deux bains simples ou adoucissants je fais aussitôt passer aux bains sulfureux, regardés, à juste titre, comme si importants dans le traitement des affections de la peau, quelle qu'en soit la forme. Souvent je recommande d'alterner les bains sulfureux avec les bains salés, dans lesquels on ajoute une forte poignée de ciguë sèche et quelques litres de son. La préparation des bains sulfureux consiste tout simplement à faire dissoudre 90 grammes de sulfure de potassium dans le contenu d'une baignoire ordinaire ; on les rend gélatineux en y ajoutant 250 ou 300 grammes de colle de Flandre. Les bains salés se composent en mettant un demi-kilogramme de sel de cuisine par trois seaux d'eau commune.

Aux malades aisés ou riches, je conseille les eaux minérales naturelles sulfureuses ou alcalines, prises sous toutes les formes : en bains, douches, lotions, et à l'intérieur. Celles que je préfère sont en France, Barèges, Cauteretz, Bagnères de Luchon, Plombières, etc. J'ai vu des résultats remarquables obtenus à Plombières lorsque j'étais inspecteur de ces eaux ; des eczémas chroniques, des impétigos, des prurigos, etc., qui avaient été traités très-rationnellement, mais sans succès, guérir dans l'espace de trois semaines. Nous ne reviendrons pas non plus ici sur le mode d'action des eaux minérales ; nous en avons parlé assez longuement ailleurs.

Le lupus étant de toutes les dermatoses des scrofuleux la plus grave et la plus tenace, il faut l'attaquer localement avec vigueur, et l'empêcher, à quelque prix que ce soit, de dévorer les parties auxquelles il se prend. Si, lorsqu'on aura employé les cataplasmes de farine de lin à la décoction de ciguë, les lotions, les onctions, les pommades dont nous avons parlé, et qui suffisent d'ordinaire quand le lupus est récent et serpigineux, on ne le voit point céder, il sera nécessaire, indispensable, d'avoir recours aux caustiques. Ceux que j'emploie le plus volontiers sont les caustiques à l'acide sulfurique et au safran de M. le professeur Velpeau, à l'acide sulfurique et au soufre sublimé de M. Bourdin de Choisy-le-Roi, ou même l'acide sulfurique pur et simple. Les crayons caustiques de M. Filhos sont encore d'un bon usage, et dans quelques cas les poudres et pâtes arsenicales, surtout lorsque le lupus semble avoir un aspect semi-cancéreux. En suivant cette marche, on parviendra presque toujours à guérir le malade. Par malheur, le lupus récidive souvent, on pourrait même dire fatalement, si, de concert avec les précautions locales, on ne le traite vigoureusement à l'intérieur : encore ne l'empêche-t-on pas toujours de se reproduire jusqu'à trois et quatre fois. Le traitement interne que je fais suivre à tous mes sujets affligés de dermatoses, aussi bien en vue de la diathèse scrofuleuse que de la maladie locale elle-même, est conçu de la façon que l'on va voir.

Si l'appareil digestif est en mauvais état, ce qui se rencontre fort souvent, je conseille des infusions de pensée sauvage ou de fleurs de guimauve, en ajoutant à chaque tasse 25 centigrammes et jusqu'à 1 gramme de bicarbonate de soude, selon l'âge des malades. Le matin je fais prendre de une à trois cuillerées à bouche d'huile de foie de morue, et le soir une ou deux cuillerées de dissolution d'iodure ou de brômure de potassium dans une tasse de tisane bien sucrée. Chaque cuillerée doit contenir de 10 à 15 centigrammes d'iodure ou de brômure. Le malade ne peut-il pas prendre l'huile de foie de morue, il la remplace par un verre d'eau minérale naturelle de Challes. Si, au contraire, le tube digestif est en bon état, je conseille plutôt pour tisane une décoction de salsepareille et de racine de patience, édulcorée avec le sirop de Cuisinier, ou mieux avec celui que je fais expressément composer par mon frère, pharmacien à Paris, rue Croix-des-Petits-Champs, dans lequel entrent des bois sudorifiques, des feuilles de noyer, de la ciguë, et l'un des iodures ou brômures dont j'ai parlé.

La dermatose persiste-t-elle à ne point disparaître, j'ai recours à l'arsenic. J'ordonne par jour trois ou quatre cuillerées à bouche d'une dissolution de 5 centigrammes d'acide arsenieux dans un demi-kilogramme d'eau distillée de cannelle; chaque cuillerée administrée dans une petite tasse de la tisane ci-dessus. Quelquefois je remplace les tisanes par l'eau minérale ferrugineuse de Passy, qui m'a rendu de grands services dans le traitement de beaucoup de lésions locales scrofuleuses. L'eau de Challes, à la dose d'une bouteille par jour, est également fort utile quand on traite les dermatoses rebelles.

Comme il serait dangereux de faire brusquement ou trop promptement disparaître certaines affections chroniques de la peau, parce qu'elles sont un émonctoire pour l'économie, il faut en même temps que l'on commence à les traiter, établir un exutoire dans les environs de leur siége, ou au bras, et de temps en temps faire une dérivation sur le canal intestinal par quelques purgatifs salins. En s'y prenant de cette manière, on n'aura jamais d'accidents à déplorer.

Affections cutanées scrofulo-syphilitiques. Les maladies de la peau qui ont pour causes déterminantes la syphilis sont excessivement tenaces et difficiles à guérir chez les scrofuleux. Les meilleurs syphiligraphes, et notamment le docteur Ricord, ont classé ce genre d'affections parmi les accidents *secondaires* et *tertiaires* de la maladie vénérienne. Les accidents secondaires surviennent en général dans les trois ou quatre mois qui suivent l'apparition des accidents primitifs. Les accidents tertiaires se font jour à des époques indéterminées, mais presque toujours plus ou moins longtemps après la cessation des premiers phénomènes de la maladie. Ainsi les pustules vénériennes, ou syphilides de la peau, signes positifs d'infection, plutôt consécutives aux chancres qu'à la blennorrhagie, selon M. Ricord, peuvent apparaître pendant l'existence d'accidents primitifs négligés, mal traités, mais bien plus souvent quelques mois ou même quelques années après. Elles peuvent affecter toute la surface cutanée du corps, comme les parties extérieures des membranes muqueuses. Elles se diagnostiquent en général par une auréole cuivrée caractéristique.

Les syphilides se présentent sous plusieurs formes : sous la forme pustuleuse ou sous la forme tuberculeuse. Les syphilides sous forme de pustules offrent elles-mêmes des variétés. Celles que les auteurs nomment *phlysaciées* sont larges, aplaties, souvent isolées, à centre purulent, à base entourée de l'auréole sus-mentionnée; quand elles se réunissent, elles forment de grandes surfaces croûteuses, brunâtres. On les observe au visage, sur le tronc, sur les jambes, etc. D'autres, que l'on désigne sous le nom de *psydraciées*, sont petites, conoïdes, souvent confluentes, à base dure, et entourées, comme les premières, de l'auréole caractéristique. Elles siégent particulièrement au front, sur le visage et sur les membres.

Les syphilides tuberculeuses présentent, de même que les pustuleuses, plusieurs variétés. Il y en a de la grosseur d'un grain de chènevis ou même d'un pois, qui choisissent d'ordinaire le front : elles sont arrondies, de couleur cuivrée, jaunâtre. D'autres occupent de préférence la face et les ailes du nez : elles sont de même forme et de même couleur que les précédentes, mais elles s'ulcèrent plus volontiers. Enfin d'autres, qui affectent le visage, le nez, la lèvre supérieure, consistent en de larges tubercules isolés, arrondis, d'un rouge violacé et à base jaunâtre. Toutes les syphilides tuberculeuses en général s'ulcèrent dans un temps plus ou moins court, et leur ulcération, surtout quand elles sont réunies plusieurs ensemble, donne lieu à des plaies profondes qui peuvent détruire les parties qui leur servent de siége, notamment le nez. Ce sont ces plaies que certains auteurs appellent *ulcères malins, rongeants :* de toutes les variétés des syphilides, c'est la plus redoutable.

Une dernière variété de syphilide tuberculeuse a pour siége favori les parties génitales et leurs environs, ainsi la verge, le scrotum, le pubis, la vulve ou la marge de l'anus. Dans ce genre, les tubercules sont rouges, livides, circulaires, épais, aplatis, et peuvent acquérir la dimension d'une pièce d'un franc. Leur surface est humide, quelquefois excoriée, laissant suinter un liquide sanieux, grisâtre, d'une odeur infecte ; et quand ils sont agglomérés, il se fait entre eux des fissures, des crevasses, etc.

Toutes les syphilides dont nous venons de parler sont très-difficiles à guérir , surtout chez les sujets à constitution scrofuleuse. Nous pourrions, si nous ne craignions d'allonger par trop le chapitre, rapporter de nombreuses observations de ces affections qui font vraiment le désespoir des malades. Nous nous bornerons à une seule, qui nous paraît des plus intéressantes.

Au mois de février 1841, je fus consulté par le contre-maître d'une usine de Puteaux, jeune homme d'une trentaine d'années, très-intelligent, assez impressionnable, et d'une constitution éminemment lymphatique. Il avait été scrofuleux rachitique dans son enfance ; il avait eu le ventre gros, la poitrine aplatie latéralement, les jambes courbées en dehors ; il avait éprouvé des engorgements ganglionnaires, etc. Tous ces accidents s'étaient successivement dissipés, et le sujet, si maltraité d'abord, avait fini par atteindre une stature moyenne avec les apparences d'une bonne santé. Au commencement de 1838, il contracta une blennorrhagie accompagnée de chancres qui labourèrent le pourtour du gland. La blennorrhagie céda après deux mois de traitement ; les chancres, après cinq mois. Il se croyait guéri pour toujours, ayant pris, me disait-il, cinq fois la potion de Chopart entière, et trois bouteilles de liqueur de Van Swieten. Mais il avait compté sans son hôte. Trois mois après sa prétendue guérison, des boutons petits, coniques, à base dure, réunis en bouquets et entourés de l'auréole significative, lui vinrent au front et aux ailes du nez. Ils étaient le foyer d'une démangeaison assez vive ; de notables douleurs de tête les accompagnaient. Le malade n'y fit pas d'abord grande attention. Voyant enfin qu'ils ne se passaient point, il résolut d'aller à l'hôpital Saint-Louis, afin de consulter. Là, on lui apprit la nature de son mal, et on lui prescrivit un traitement qu'il suivit pendant plus de six mois sans résultat appréciable : ce traitement consistait en iodure de potassium et en tisanes sudorifiques. Comme il ne guérissait point, ce qui naturellement le lassait, quelqu'un lui conseilla de s'adresser à un herboriste, fameux dans le quartier et très-connaisseur en fait de simples. Le malade y courut, et en fut bientôt tout joyeux ; au bout de six semaines, il n'avait plus trace de boutons ni de maux de tête. Ce traitement aux effets si merveilleux s'était composé de purgations répétées tous les deux jours, et de tisanes fort chères préparées de la propre main du guérisseur botanique. Quatre ou cinq mois se passèrent, pendant lesquels le reconnaissant jeune homme employait ses moments de loisir à chercher des pratiques pour son marchand d'herbes : puis alors, convaincu d'être complétement guéri pour le coup, il s'exposa de nouveau, et se trouva pris d'une seconde blennorrhagie qu'il se hâta de confier à son herboriste. L'homme aux simples ne fut pas heureux cette fois. En dépit de sa science expérimentale, la blennorrhagie ne se modéra point, et il s'y ajouta le gonflement d'un testicule ainsi qu'une tuméfaction énorme des ganglions lymphatiques de l'aine gauche. Il fallut alors se mettre au lit et appeler un médecin, car les douleurs étaient devenues intolérables et la fièvre s'était mise de la partie. Des applications de sangsues dans l'aine et au périnée, des bains prolongés et des boissons délayantes modifièrent assez l'état inflammatoire pour qu'au bout de quinze jours le malade pût se lever et reprendre ses travaux. Cependant il restait encore de la tuméfaction dans l'aine; l'écoulement, bien que très-diminué, n'avait pas disparu; enfin, le testicule était de moitié plus volumineux qu'avant la maladie. Le médecin qui avait réussi à enlever les accidents inflammatoires aigus voulut, comme c'était son droit, achever la cure. Naturellement donc, il conseilla le baume de copahu et la dissolution d'iodure de potassium avec accompagnement de tisanes sudorifiques : ce qui fut inutile et n'eut pas même la puissance d'empêcher le retour des boutons du front et de la face, qui reparurent dans a même forme et bien plus nombreux que la première fois, avec une grande tendance à se couvrir de croûtes, de sorte que le malade n'osait presque plus sortir de chez lui, tant il se trouvait défiguré. Il retourna donc à l'hôpital Saint-Louis. Là, M. le docteur Casenave lui dit que ses boutons étaient peut-être ceux de la première maladie, revenus pour avoir été mal guéris par l'herboriste. Ce savant médecin lui conseilla d'entrer à l'hôpital, afin d'être traité radicalement; ce qu'il ne voulut pas faire, ayant un emploi avantageux à conserver. Enfin, il me fut amené par un ouvrier que j'avais guéri plusieurs années auparavant d'une affection cutanée tertiaire. Je le trouvai en assez triste état. Il avait le front et la face entière couverts d'une éruption cutanée offrant toutes les variétés des syphilides à auréole cuivrée; il y en avait de pustuleuses et de tuberculeuses. Les yeux étaient affectés; les conjonctives, très-rouges, le démangeaient vivement. Mais c'était surtout le nez qui paraissait le plus compromis. Quelques tubercules avaient aussi pris naissance sur le scrotum et à la marge de l'anus. Enfin, le pauvre malade se regardait comme perdu, et cette pensée ne contribuait pas faiblement aux progrès de sa disgracieuse affection. Mon premier soin fut de lui remonter le moral, et de lui ordonner un traitement antiphlogistique calmant, afin d'abattre l'éréthisme général où je le voyais livré. Je fis en conséquence appliquer quinze sangsues à l'épigastre, siége d'une douleur assez vive lorsqu'on appuyait sur cette région de l'abdomen. Je fis prendre pendant six jours un bain quotidien rendu gélatineux par l'addition d'un demi-kilogramme de colle de Flandre. On faisait quatre ou cinq fois dans la journée des lotions sur le visage avec une décoction de morelle et de ciguë. Le malade buvait un litre et demi par jour de tisane de saponaire, dans chaque verre de laquelle on mettait dissoudre un gramme de bicarbonate de soude. L'éréthisme ayant beaucoup diminué sous l'influence de ce traitement préliminaire, je pus favorablement aborder le traitement curatif, qui se composa : 1° d'un bain sulfureux et gélatineux tous les deux jours; 2° d'onctions chaque soir sur les syphilides avec la pommade suivante :

℞	Protoiodure de plomb.....		2	grammes.
	Extrait de ciguë.......	ãã	5	—
	— de jusquiame..			
	Camphre................		3	—
	Axonge.................		45	—
	M.			

3° Dans la journée, comme le malade était obligé d'aller à son atelier, on se bornait aux lotions avec la décoction de ciguë et de morelle ou de jusquiame, sans négliger, toutefois, de faire, le matin de bonne heure, des onctions locales avec du saindoux. 4° A l'intérieur, on administrait, chaque matin, quatre cuillerées à bouche d'huile de foie de morue; 5° dans la journée, un litre et demi d'eau minérale ferrugineuse de Passy, pendant huit jours; et les huit jours d'après, un litre d'eau minérale sulfureuse de Challes alternée avec la tisane de salsepareille et de patience; 6° chaque soir enfin, 30 centigrammes de brômure de potassium dans une tasse de la tisane sudorifique.

Au bout d'un mois de ce traitement, qui fut très-exactement suivi, j'eus la satisfaction de voir mon malade la face et le front aux trois quarts débarrassés des nombreuses éruptions qui les recouvraient. Mais les syphilides tuberculeuses du scrotum et de la marge de l'anus étaient à peu près dans le même état, ainsi que les conjonctives, demeurées rouges et sensibles. Je modifiai donc le traitement, en supprimant l'huile de foie de morue le matin et le brômure de potassium le soir. Au lieu de l'huile, j'ordonnai les pilules dont la formule suit :

℞		
Protoiodure de mercure...	1 gramme.	
Extrait de ciguë.......	aa 2	—
Thridace.............		

M. pour 18 pilules.

Une le matin pendant cinq jours, et deux à partir du sixième; un verre de tisane sudorifique par-dessus chaque prise de pilules.

Le soir, pour remplacer le brômure de potassium, je donnai à boire, dans une tasse de tisane bien sucrée, une cuillerée à bouche d'une dissolution de 5 centigrammes d'acide arsénieux dans

500 grammes d'eau distillée. Les eaux minérales furent également supprimées ; mais les bains sulfureux furent continués, deux par semaine, tant que dura le traitement.

Au bout de deux mois du traitement ainsi modifié, le malade était complétement guéri ; il ne lui restait plus de ses désastres au visage qu'une plaque rouge de la largeur d'une pièce de cinq centimes, en arrière de l'aile du nez du côté gauche.

La cure a été radicale et solide. J'ai eu occasion de revoir le sujet plusieurs fois depuis ; il jouissait toujours d'une excellente santé.

A la suite de cette observation remarquable j'en pourrais rapporter plus de trente autres de syphilides cutanées très-tenaces, très-rebelles, qui devaient leur obstination au tempérament lymphatique et à la constitution scrofuleuse des malades. Une expérience répétée peut, à ce sujet, me faire assurer, sans crainte d'être démenti, que les malades riches ou aisés atteints de ces tristes affections trouveront dans les eaux minérales de Plombières un adjuvant très-efficace à leur guérison. Je dis un adjuvant, parce que chaque fois que j'ai conseillé les eaux de Plombières en pareille circonstance, je les ai toujours fait administrer en même temps que d'autres moyens ; et c'est évidemment à leur combinaison avec les iodures ou les brômures que je dois de les avoir vues produire des résultats si prompts et si décisifs.

Endurcissements circonscrits de la peau. Ces tuméfactions du tissu cutané sont ordinairement de forme oblongue, et leur dimension varie entre trois et quatre centimètres de longueur sur un ou deux de largeur. Elles sont en général d'un rose pâle, tirant parfois sur le violet. On les voit se former et persister pendant plusieurs mois avant que d'abcéder, sans causer d'ailleurs d'autre gêne qu'une démangeaison tolérable. Tôt ou tard, cependant, elles finissent par s'échauffer, s'enflammer et devenir douloureuses; sur la peau malade, alors, s'ouvrent de petits trous par où sort un pus d'un blanc jaunâtre, ou séreux et sanguinolent, constamment mêlé de quelques grumeaux grisâtres, blanchâtres, signe caractéristique de l'origine des endurcissements. A cette abcession succèdent presque toujours de petits ulcères d'une cicatrisation difficile, qui pourraient même, étant traités mal, dégénérer en lupus ou en cancer.

Les accidents cutanés dont nous parlons se montrent de préférence dans les environs du nez, derrière les oreilles, aux aisselles, aux aines, aux jarrets, à la face dorsale des mains et aux pieds.

Traitement. Pour les traiter, j'emploie d'abord la nuit les cataplasmes de farine de lin délayée avec la décoction de ciguë, ayant eu soin, au préalable, d'oindre de saindoux la partie malade. Le jour, je fais faire des onctions avec la pommade de proto-iodure de plomb et d'extrait de ciguë camphré. J'ajoute un traitement interne approprié. Si la résolution ne semble pas vouloir s'opérer, j'incise les endurcissements, je continue les pansements avec les cataplasmes la nuit, et le jour je substitue le baume de Geneviève à la pommade. Le baume de Geneviève, comme on le prépare dans la pharmacie de mon frère (1), est un excellent détersif qui m'a souvent servi à faire cicatriser des ulcérations de très-mauvaise nature.

Abcès cutanés. On rencontre souvent encore dans la pratique chez les enfants, et quelquefois chez les adolescents, des abcès qui ont leur siége sous l'épiderme ou même dans l'épaisseur du derme. C'est pour moi un signe pathognomonique de la scrofule. Ces abcès sont en général ronds, n'ont guère plus de relief qu'un verre de montre plate, et varient pour la dimension entre la largeur d'une pièce de vingt sous et celle d'une pièce de cinq francs. Ils sont de consistance molle et de couleur rouge violacée. Quand ils s'ouvrent d'eux-mêmes, c'est aussi par de petits trous qui laissent échapper une espèce de sanie rougeâtre ; si on les incise, au contraire, avec le bistouri ou la lancette, il en sort un pus mêlé de sérosité roussâtre, de sang et de flocons blancs d'autant plus abondants que les abcès gîtent plus profondément dans la peau. Ils peuvent en-

(1) A Paris, rue Croix-des-Petits-Champs.

suite; en raison de leur profondeur, se transformer en petits ulcères à fond grisâtre qui mettent des mois entiers à disparaître; mais lorsqu'ils sont superficiels et qu'ils ont été ouverts en temps opportun, ils se cicatrisent en quelques jours. Au reste, superficiels ou profonds, quand on s'est remis à la nature du soin de les faire aboutir, ils laissent toujours après eux des stigmates plus ou moins difformes qui conservent longtemps une couleur violacée.

Les abcès cutanés apparaissent dès le début de la maladie scrofuleuse, comme à toutes les époques de son cours. On les voit se développer indifférement sur le haut de la poitrine, sur les épaules, vers l'angle de la mâchoire, le long des membres. Au mois de mars 1852, chez un petit garçon de huit ans, j'en ai ouvert le même jour quatre qui étaient placés, le premier derrière l'apophyse mastoïde gauche, un autre sur la partie antérieure de la poitrine, à trois centimètres au-dessus du mamelon gauche, un autre au jarret gauche, derrière le tendon du biceps crural, et le dernier sur la face dorsale du pied droit. L'enfant porteur de ces quatre abcès souffrait beaucoup ; il avait complétement perdu le sommeil et l'appétit ; il avait de la fièvre. Deux jours après leur ouverture, douleur et fièvre avaient disparu, l'enfant mangeait et dormait; quinze jours ensuite, trois des abcès étaient taris et cicatrisés. Un seul, celui du jarret, s'était changé en un ulcère grand comme une pièce de deux francs, mais qui n'empêchait pas l'enfant de marcher. Cet ulcère a duré près de trois mois.

Les abcès cutanés sont observés le plus fréquemment chez les sujets qui habitent des logements frais et humides, et ont eu ou ont encore le ventre gros.

Abcès sous-cutanés. Ces abcès font ordinairement leur apparition au printemps ou en automne : la marche en est généralement chronique et très-lente, surtout quand ils ont leur siége dans des endroits peu fournis de vaisseaux sanguins : ce qui explique aussi leur longue indolence. Ils sont de forme oblongue, ronde quelquefois ; la peau qui les recouvre peut conserver sa couleur normale pendant longtemps, et même toujours quand, grâce à un bon traitement, la collection purulente vient à se résorber : mais ceci est plutôt l'exception que la règle. Souvent, au contraire, la plaie finit par s'enflammer, devenir violette, s'ulcérer et donner passage à du pus séreux, mêlé de caillots composés de débris du tissu cellulaire, de fibrine ou de matière tuberculeuse. Les abcès sous-cutanés, quand ils se développent dans le pourtour d'une grande articulation, pourraient faire croire à une carie, à une lésion grave de l'articulation : cependant, j'en ai rencontré dans les jarrets, autour des malléoles, en arrière ou en avant du grand trochanter, sur les points de rapport des côtes avec leurs fibro-cartilages, etc., sans qu'il y eût lésion aucune de ces diverses articulations.

Le chirurgien, dans le traitement des collections purulentes cutanées ou sous-cutanées, doit toujours commencer par les ouvrir, et les ouvrir largement; c'est le moyen d'éviter le décollement, l'amincissement, la destruction de la peau, par conséquent la formation de cicatrices difformes. Puis, en même temps que le malade suit un traitement interne approprié, il convient de faciliter la fonte de la subinflammation en recouvrant chaque nuit l'abcès ouvert d'un large cataplasme de farine de lin délayée avec une décoction de ciguë, mis entre deux linges; et, dans le jour, en faisant des onctions avec la pommade suivante :

℞ Axonge................	45	grammes.
Protoiodure de plomb....	4	—
Extrait de ciguë.........	6	—
Camphre..................	2	—
M.		

On peut varier les cataplasmes et la pommade selon la sensibilité de la partie malade et l'état du sujet.

CHAPITRE XIII.

Tumeurs ganglionnaires extérieures ou adénites scrofuleuses, et ulcères scrofuleux.

Les tumeurs ganglionnaires extérieures ont été longtemps ce que l'on désignait proprement sous le nom de *scrofules*, d'*écrouelles;* et, à présent encore, tous les jours, les parents qui nous amènent leurs enfants malades nous affirment que les pauvres petits ne sont pas scrofuleux, parce qu'ils ne leur voient point d'engorgements ganglionnaires à l'extérieur, principalement au cou. Au reste, ces engorgements extérieurs, c'est-à-dire ceux du cou, des aisselles, des aines, étant toujours ce qui frappe le plus dans le signalement de la maladie scrofuleuse, nous nous en occuperons d'abord, avant d'examiner ceux des cavités splanchniques.

Les tumeurs ganglionnaires extérieures, qu'elles se soient développées sans cause connue ou qu'elles soient le résultat d'une irritation étrangère, se montrent toujours à leur début sous l'aspect de petits corps ronds, ovalaires, peu sensibles ou même indolents, mobiles et sans changement de couleur à la peau. Ces tumeurs, d'abord peu nombreuses, finissent, en général, par se multiplier et prendre un développement assez grand pour faire obstacle aux mouvements de la partie, comprimer les vaisseaux et les nerfs, et conséquemment devenir très-gênants pour le malade.

Chez les individus qui n'ont pas la constitution trop détériorée, et qui ressentent encore l'influence des systèmes sanguin et nerveux, les engorgements scrofuleux des ganglions lymphatiques peuvent débuter par les signes ordinaires de l'inflammation, savoir la douleur, la chaleur, la rougeur, la tuméfaction et la fièvre. Mais cet état d'excitation générale ne dure pas longtemps : l'inflammation des capillaires sanguins se dissipe bientôt, et l'engorgement des glandes conglobées arrive à la quasi-indolence, sinon à l'indolence complète. Or, comme, en général, les engorgements glanduleux affectionnent les sujets à constitution éminemment lymphatique, chez qui les nerfs et les vaisseaux sanguins sont comme noyés au milieu d'un tissu cellulaire exubérant et gorgé de liquides lymphatiques, il est rare qu'en se montrant ils occasionnent de la douleur ou de la gêne dans les mouvements de la partie qui en est le siége. Les tumeurs ganglionnaires restent parfois ainsi des mois et même des années dans cet état d'indolence et d'apparente innocuité ; on dit alors que les engorgements sont *crus*, vieux mot qui remonte à la doctrine de la coction des humeurs. Au bout de quelque temps, survient un travail inflammatoire de l'extérieur des tumeurs, lequel accélère leur terminaison par la suppuration. La peau qui recouvre les tumeurs devient alors d'un rouge violacé, et l'on sent de la fluctuation au-dessous. Si l'on ne se hâte, en ce moment, de donner issue à la collection purulente, la peau déjà malade s'amincit, s'ulcère et donne issue bientôt à un pus séreux, floconneux, ou sanieux, grisâtre, fétide et rempli de matière tuberculeuse. Cette suppuration, dont l'abondance ne paraît pas d'ailleurs en rapport avec le volume de la tumeur abcédée, est fournie par un foyer à fond aplati, pourvu de bourgeons celluleux, vasculaires, peu sensibles et peu propres à une bonne cicatrisation. La peau recouvrant l'ulcération est amincie, bleuâtre, dépourvue de tissu cellulaire sous-jacent, ce qui fait qu'elle se recolle très-difficilement. Cependant, après un temps plus ou moins long, la cicatrice finit par s'opérer, mais hideuse, difforme, et décelant toujours la maladie. Elle s'est à peine formée, au reste, que souvent un ou plusieurs abcès se montrent de nouveau aux environs ou sur d'autres ganglions engorgés, pour se terminer de la même manière.

Le plus communément, et cela pendant plusieurs années de suite, les adénites scrofuleuses extérieures apparaissent vers l'hiver, mais restent comme endormies pendant la mauvaise saison; puis, le printemps venu, on les voit s'accroître subitement, abcéder et même se cicatriser avant l'automne. Cette marche peut facilement être expliquée de la manière suivante. Tant que dure la mauvaise saison, la vie est pour ainsi dire concentrée à l'intérieur; les viscères semblent attirer vers eux une plus grande somme de forces vitales, et par cela même sont plus facilement envahis par les subinflammations; la tuméfaction des ganglions lymphatiques extérieurs reste donc stationnaire. Mais aussitôt que les rayons vivifiants du soleil du printemps viennent à réchauffer la nature, la vie se porte vers la circonférence; alors les glandes lymphatiques extérieures, qui étaient engourdies, se réveillent et grandissent rapidement : on voit en même temps le corps se couvrir d'éruptions de différente nature.

Quand les adénites scrofuleuses, au lieu de se terminer de la façon que nous venons de dire, s'étendent à l'intérieur de proche en proche, ou bien lorsqu'il y a eu inflammation des membranes muqueuses ou des organes parenchymateux eux-mêmes, tout le système lymphatique peut finir par être envahi, surtout si la diathèse est très-prononcée.

Il arrive parfois que les tumeurs scrofuleuses ne se ramollissent pas, qu'elles restent des années entières indolentes, augmentant de volume très-lentement mais toujours, jusqu'à former des masses énormes qui défigurent les parties, soulèvent les muscles, compriment les vaisseaux et les nerfs, et dégénèrent enfin en tissus squirrheux, en de véritables cancers. Il n'est même pas rare de rencontrer dans la pratique des sujets porteurs de ces accumulations monstrueuses autour du cou, sous les aisselles, aux aines, etc., et qui n'en paraissent pas sensiblement incommodés. Si quelques-uns finissent plus tard par en mourir, c'est que leurs tumeurs auront, comme nous le disons, passé à l'état squirrheux, ou bien qu'il y aura eu désorganisation des ganglions intérieurs. Car on sait que, chez les scrofuleux, il suffit d'un catarrhe pulmonaire prolongé ou d'une gastro-entérite pour développer de ces masses ganglionnaires dans la poitrine, ou dans le ventre et les duplicatures du mésentère. Si les subinflammations pectorale ou abdominale ne sont point arrêtées, la fièvre et une diarrhée colliquative ont bientôt jeté les malades dans un état de cachexie et de dégénérescence tuberculeuse.

On voit encore des sujets être vraiment revêtus, en dehors et en dedans, de tuméfactions ganglionnaires qui restent stationnaires et les amènent peu à peu à un dessèchement complet : c'est la forme de scrofules désignée par Alibert sous le nom de *scrofules momies*.

Les adénites scrofuleuses ou engorgements lymphatiques extérieurs dépendent, dans la plupart des cas, de l'irritation exercée sur la peau par une inflammation qui s'est développée aux environs : ainsi au cou par les gourmes, les fausses teignes, les ophthalmies, une irritation buccale déterminée par l'évulsion difficile des dents, les aphthes, etc.; aux aisselles par un vésicatoire au bras, des piqûres aux doigts; aux aines par la masturbation, etc. Les ganglions lymphatiques du cou s'engorgent également sous l'influence du froid, surtout du froid humide; aussi est-ce pendant le printemps et l'automne, époques des plus nombreuses variations atmosphériques, qu'on les voit de préférence apparaître.

Quand nous sommes consultés pour des *glandes au cou*, les sujets ou leurs parents nous assurent toujours que ces tuméfactions se sont produites spontanément. Nous interrogeons, nous examinons, et nous reconnaissons à peu près infailliblement que l'adénite se rapporte à quelque cause externe, soit à l'action du chaud et du froid alternativement exercée sur la partie, soit à une inflammation, à une irritation dans les environs. Presque toujours on nous dit qu'au début il y a eu peu de douleur et même de rougeur; quelques cataplasmes émollients l'ont fait disparaître; mais les glandes sont restées isolées et ont continué à prendre du volume. Cela s'explique ainsi. Aussitôt l'impression irritante reçue, une congestion à la fois sanguine et lymphatique s'opère dans la partie, c'est-à-dire dans les vaisseaux capillaires sanguins et dans les vaisseaux lymphatiques; les émollients viennent bientôt à bout de la congestion des capillaires sanguins, tandis que celle des vaisseaux lymphatiques subsiste, à cause du plus grand développement de ces vaisseaux et de leur sensibilité plus grande. C'est pourquoi les phénomènes de la subinflammation restent seuls apparents.

Lorsque les agents extérieurs agissent sur la peau au point de l'irriter pathologiquement, les follicules du derme se congestionnent; de là rougeur, tuméfaction et douleur. Mais chez les scrofuleux, ces phénomènes inflammatoires ne tardent pas à se dissiper : une sécrétion plus grande des fluides sébacés les remplace; ces liquides sont âcres, corrosifs; il en résulte des affections cutanées de diverses formes, qui sont bientôt une cause active de la tuméfaction des ganglions lymphatiques voisins. La subinflammation des glandes lymphatiques survit longtemps en général à la guérison de l'affection qui lui avait donné naissance ou qui s'était développée en même temps qu'elle. Ainsi l'on voit toujours les adénites du cou, chez les scrofuleux, persister après la disparition de l'inflammation de la bouche qui les avait causées, après la guérison des irritations croûteuses de la tête, de la teigne, etc. La même chose s'observe des engorgements ganglionnaires survenus à la suite de l'inflammation qu'aura déterminée à la peau d'une partie riche en ganglions l'application d'un vésicatoire dans les environs, à l'aine, par un vésicatoire à la cuisse, à l'aisselle, par un vésicatoire au bras.

Au bout de quelque temps, les adénites scrofuleuses deviennent denses, blanchâtres, grisâtres, arrivent enfin à l'induration véritable; et si la résolution n'a pas lieu promptement, une matière blanche, concrète, caséiforme, se dépose à l'intérieur de l'engorgement et finit par en infiltrer tout le tissu : c'est ce qu'on appelle *tubercule cru* des ganglions lymphatiques. Cet état peut durer beaucoup d'années; mais à la longue le tubercule se ramollit et se change en un amas de pus séreux, floconneux, mêlé quelquefois de pus crêmeux ; on dit alors que le tubercule est *cuit*, *ramolli*. Ce ramollissement, selon moi, ne saurait avoir lieu que lorsque les capillaires sanguins de la partie où l'adénite s'est développée s'enflamment; inflammation qu'excite encore la présence du liquide purulent qui favorise la fonte des parties environnantes. A ce nouveau mouvement inflammatoire se joint toujours une véritable fièvre hectique que déterminent les irritations sympathiques de la muqueuse gastro-intestinale et du cœur, prodrômes à peu près certains du ramollissement des engorgements ganglionnaires lymphatiques intérieurs.

Sous l'influence de la diathèse scrofuleuse on voit les glandes conglobées de toutes les parties du corps se comporter comme celles du cou, des aisselles, des aines, des jarrets. Nous avons quelquefois rencontré même des amas de matière tuberculeuse dans des endroits où l'anatomie ne montre pas de ganglions : ce qu'on peut s'expliquer en admettant que cette matière est produite par l'exhalation subinflammatoire générale des vaisseaux lymphatiques.

Diagnostic. Il est important de distinguer les adénites simples des adénites scrofuleuses. Les unes comme les autres se développent communément sous l'influence de causes externes semblables ; celles du cou, par exemple, consécutivement à des affections cutanées du cuir chevelu, de la face, etc. Mais quand ce sont des adénites simples, aussitôt que les affections qui les avaient occasionnées sont guéries, elles disparaissent presque toujours sans traitement ; ou bien de simples émollients, quelques bains, un régime doux les enlèvent si elles ont déjà plusieurs mois de durée. Les adénites simples, quand elles débutent, sont ordinairement douloureuses à la pression et moins dures que les scrofuleuses. On remarquera aussi qu'elles sont situées plus superficiellement. Pour le vrai praticien, au surplus, la distinction entre les engorgements simples des glandes lymphatiques et ceux de nature scrofuleuse ne sera jamais embarrassante ; le plus léger examen lui suffira pour reconnaître la constitution du sujet.

Pronostic. Le pronostic des adénites scrofuleuses n'est pas ordinairement bien grave. Ces affections n'entraînent pas la mort par elles-mêmes : pour qu'une terminaison si funeste ait lieu, il faut que des complications intérieures se soient développées, dans le cerveau, par exemple, les poumons ou l'appareil digestif. Il ne faut pas croire, parce qu'un malade aura depuis longtemps des adénites en dehors, qu'il doive nécessairement aussi en avoir en dedans. Nous avons vu des sujets mourir d'une maladie intercurrente, et à l'autopsie n'offrir intérieurement aucune de ces tuméfactions. Cependant nous déclarons qu'il y a présomption pour l'existence d'adénites intérieures si le sujet est jeune, valétudinaire, d'une constitution remarquablement lymphatique, et surtout s'il est atteint depuis longtemps d'adénites extérieures. Le traitement doit toujours, au surplus, être dirigé dans cette prévision, particulièrement lorsqu'en même temps que les adénites extérieures il existe quelque autre lésion locale.

Si les adénites sont peu nombreuses, et mobiles sous la peau, quoique déjà anciennes et positivement scrofuleuses, mais sans complication de lésions locales, le pronostic ne présente aucune gravité. Il n'en est pas de même si les adénites sont agglomérées et très-volumineuses, parce que, dans ces conditions, elles compriment les vaisseaux et les nerfs, et que, lorsqu'elles viennent à suppurer, c'est ordinairement par plusieurs trajets fistuleux. Je connais des individus qui paraissent jouir d'une bonne santé et qui, depuis dix ans, ont de ces suppurations-là. Il est clair qu'à moins d'accidents ultérieurs elles finiront par se tarir, mais en laissant des cicatrices hideuses.

Nous croyons en avoir assez dit quant au diagnostic et au pronostic des adénites extérieures ou tuméfactions des glandes lymphatiques externes. La description que nous avons donnée de cette partie de la maladie doit suffire pour élucider le sujet.

Traitement. Le traitement des tuméfactions des glandes lymphatiques externes est peut-être celui de toute la médecine pour lequel il a été proposé le plus grand nombre de méthodes et de remèdes particuliers : méthodes et remèdes conseillés d'après l'idée que chacun se faisait de la nature de ces affections. On peut juger, d'après cela, combien d'erreurs ont dû être commises et quel vaste champ l'incertitude des auteurs a ainsi ouvert au charlatanisme. Nous ne reviendrons pas, quant à nous, sur ce que nous avons indiqué de moyens curatifs en parlant du traitement général de la maladie scrofuleuse. On ne guérit point les adénites scrofuleuses autrement que les autres accidents ou formes de la maladie ; c'est toujours le fer, le soufre, l'iode, le brôme, le mercure, la baryte et leurs composés divers qu'il convient d'employer, ainsi que les eaux minérales. Nous renvoyons donc le lecteur à ce que nous avons dit de ces médicaments en général et en particulier.

On comprend très-bien cependant qu'il ne faille

pas traiter les adénites scrofuleuses *récentes*, c'est-à-dire remontant à quelques semaines ou quelques mois seulement, comme on traiterait des tuméfactions ganglionnaires très-anciennes. Dans les adénites récentes il y a toujours un peu de douleur au toucher, ce qui indique le devoir de les traiter d'abord par les antiphlogistiques : sangsues, émollients rendus fondants et quelquefois narcotiques, pommades résolutives, etc. Quant aux vieilles tuméfactions ganglionnaires, ce serait perdre son temps que de leur appliquer les antiphlogistiques directs ; il leur faut les médicaments appelés *fondants intùs et extrà*. Comme règle générale, d'ailleurs, avant de chercher ou pendant que nous cherchons à faire résoudre, dissoudre ou suppurer des adénites scrofuleuses quelconques, nous soumettons le malade à un traitement interne modifié, diversifié selon sa constitution. Les observations que nous allons rapporter suffiront, au surplus, à l'intelligence de notre manière d'agir.

Au mois d'avril 1844, on me consulta pour un jeune garçon de treize ans, demeurant à Paris, quai d'Orsay. Ce sujet, d'une constitution complétement lymphatique, avait eu, dans sa première enfance, le ventre gros, des maux d'yeux fréquents, des retards et des difficultés dans la dentition. A l'âge de trois ans, on l'avait envoyé à la campagne ; il en était revenu très-bien portant, après dix-huit mois de séjour. Mais alors il fit une chute sur la hanche gauche, et l'articulation iléo-fémorale devint malade au point qu'il ne put marcher pendant près de deux ans.

Je reconnus, en l'examinant, une fausse ankylose de la hanche, avec flexion de 25 à 28° de la cuisse sur le bassin. Quand on voulait faire mouvoir le membre, l'os iliaque semblait seul exécuter le mouvement; mais si l'on fixait cet os solidement, on sentait parfaitement que l'ankylose n'était point complète, que par conséquent il n'y avait pas soudure de la tête du fémur dans la cavité cotyloïde. Le malade ne pouvait marcher qu'à l'aide d'une béquille et d'une canne, mais il ne restait plus trace d'inflammation ni de douleur : la maladie de la hanche s'était terminée sans suppuration et sans abcès, en raison de soins médicaux passablement administrés.

J'étais consulté pour savoir si, à l'aide d'un appareil orthopédique, je ne parviendrais point à étendre plus ou moins la cuisse sur la hanche, mais aussi, et principalement peut-être, à cause de tuméfactions glanduleuses que le sujet avait au cou. Ces adénites s'étaient développées dès le commencement de la coxalgie, et elles avaient pris en cinq ou six mois le volume que je leur trouvai. Elles occupaient, au nombre de neuf, les parties latérales du cou : les trois plus fortes groupées en arrière de l'oreille gauche, au-dessus de l'angle de la mâchoire, et formant là une tumeur de la grosseur d'un œuf de dinde ; les autres répandues sur le pourtour du cou et de dimensions différentes, la plus petite n'étant pas moindre qu'un œuf de pigeon.

La santé générale était satisfaisante, au reste, grâce à un régime mixte bien indiqué, et aux favorables conditions d'hygiène dans lesquelles l'enfant se trouvait heureusement placé.

Voici le traitement que j'adoptai.

Je fis construire deux appareils orthopédiques, l'un pour le jour, l'autre pour la nuit, à l'effet de vaincre la fausse ankylose. En quelques mois j'obtins ainsi l'extension presque complète de la cuisse sur le bassin, et le sujet put marcher sans béquille et sans canne.

Quant aux tuméfactions glanduleuses du cou, qui tourmentaient la mère de mon malade pour le moins autant que la difformité fémorale, je commençai par faire faire chaque matin, pendant quinze jours, des onctions avec la pommade :

℞	Protoiodure de plomb	4	grammes.
	Extrait de ciguë	6	—
	Camphre	3	—
	Axonge	45	—

M. S. A.

Le soir, on enveloppait le cou d'un cataplasme de farine de lin mouillée d'une forte décoction de ciguë.

Chaque jour l'enfant prenait un bain, alternativement sulfureux et salé.

Matin et soir on lui donnait à avaler une cuillerée à bouche de dissolution d'iodure de potassium (5 grammes d'iodure pour 180 grammes d'eau distillée). Dans la journée, il buvait un litre de tisane avec la saponaire et le houblon, et 50 centigrammes de bicarbonate de soude dans chaque tasse.

Au bout de la première quinzaine, la tuméfaction des ganglions cervicaux avait diminué sensiblement, et les mouvements du cou étaient déjà plus libres. Je fis donc continuer le même traitement quinze jours encore, après quoi il me parut que les progrès de la cure s'étaient arrêtés. Alors je supprimai les cataplasmes, et au lieu de la pommade au protoiodure de plomb, j'employai la suivante en onctions répétées matin et soir :

℞ Protoiodure de mercure.....		2	grammes.
Extrait de ciguë.......	ãã	5	—
Camphre.............			
Axonge..................		45	—
M. S. A.			

Je remplaçai la solution d'iodure de potassium par la solution de brômure de potassium, faite et prise à la même dose. Je maintins la tisane et les bains.

Après un mois du traitement ainsi modifié, j'observai avec plaisir une nouvelle et plus forte diminution dans les adénites ; deux d'entre elles avaient quasi disparu. Je suspendis mes prescriptions pendant quinze jours, qui furent employés à purger le malade trois fois, par 75 centigrammes de calomel chaque fois. Puis je repris le traitement, avec la substitution du brômure de fer au brômure de potassium, la suppression du bain sulfureux, l'addition au bain salé, pris tous les deux jours, de 250 grammes de ciguë sèche, de 500 grammes de feuilles de noyer vertes, et de 250 grammes de colle de Flandre ; enfin la suppression de la tisane, qui fut remplacée par quelques verres chaque jour de l'eau minérale ferrugineuse de Passy, avec laquelle, en outre, le malade coupait son vin à ses repas.

Ce troisième traitement fut continué jusqu'au mois de juillet. Alors des tuméfactions cervicales il ne restait plus que le groupe dont j'ai parlé, mais diminué lui-même des deux tiers. Je conseillai, ce qu'on fit, de conduire l'enfant aux bains de mer. Quand il revint, après s'être baigné à la lame par le beau temps, dans une baignoire à l'eau de mer chaude par le mauvais, après avoir bu chaque matin un grand verre de cette eau et reçu des douches en arrosoir sur le cou tous les deux jours, il pouvait passer pour tout à fait guéri. Les traces des glandes étaient invisibles ; on sentait seulement au toucher, en arrière de l'angle du maxillaire inférieur, un petit corps rond, gros à peu près comme un pois, que je conseillai d'abandonner, et qui effectivement s'est résolu de lui-même un peu plus tard.

Cette observation est intéressante sous plus d'un rapport, et surtout parce que c'est un bonheur rare de guérir en cinq mois, *par résolution*, des adénites scrofuleuses indurées. Je n'ai pas eu souvent une satisfaction aussi complète : un traitement actif comme celui que je viens d'exposer détermine ordinairement un travail inflammatoire qui guérit par suppuration.

Au mois de mai 1838, un commis voyageur, jeune homme de vingt-cinq ans, me consulta lors de mon passage au Havre. Il avait, depuis l'âge de dix-huit ans, un engorgement glanduleux au-dessous de l'oreille droite, de la grosseur d'un œuf de poule. Cette tuméfaction, quoique tout à fait indolente, contrariait beaucoup le malade, qui voulait, me dit-il, s'en débarrasser à tout prix, fût-ce même par l'ablation. J'examinai la tumeur, et je ne la trouvai pas complétement mobile ; c'est pourquoi je conseillai au jeune homme de suivre un traitement *ad hoc*, qu'il accepta. C'était de prendre chaque jour une douche d'eau de mer en arrosoir pendant un quart d'heure, et un bain d'une heure d'eau de mer chauffée à 30° Réaumur ; de boire, en outre, trois verres de cette eau dans la journée ; puis, tous les soirs, de se faire une onction avec la pommade de protoïodure de mercure (2 grammes de protoiodure pour 45 grammes d'axonge).

Après quinze jours de ce traitement, il vint me

trouver à Paris tout alarmé. Sa *glande* avait augmenté de volume, et l'extérieur en était devenu très-rouge. Je le rassurai sur ce changement qui me parut de bon augure et je le renvoyai au Havre, où il avait ses affaires, prendre comme auparavant l'eau de mer en boisson, en bains et en douches. Je lui conseillai seulement d'interrompre les onctions avec la pommade protoiodurée et de la remplacer par du saindoux légèrement camphré, jusqu'à ce que la rougeur de la peau fût dissipée, pour ensuite reprendre la pommade jusqu'à l'apparition d'une rubéfaction nouvelle, et ainsi de suite. Ce qu'il fit. Au bout de six semaines, il m'écrivit que la *grosseur* s'était ramollie, et me demanda mon avis. Je lui répondis de se faire faire une large incision, qui fut en effet pratiquée et donna issue à une grande quantité de sang mêlé de grumeaux nombreux. J'ordonnai ensuite pour la nuit des cataplasmes de farine de lin, pour le jour la pommade de protoiodure *de plomb*, et des pansements appropriés. Le bain quotidien d'eau de mer chauffée fut maintenu, avec la douche en arrosoir tous les deux ou trois jours seulement ; et la cure ne tarda guère à se compléter.

Si le commémoratif de l'origine de cette tumeur ne m'eût appris que le sujet avait eu, étant enfant, des glandes au cou, et peut-être aussi dans le mésentère, puisqu'il avait conservé le ventre gros jusqu'à l'âge de huit ans, avec des alternatives prolongées de constipation et de dévoiement ; si, d'un autre côté, l'adénite eût été complétement mobile, au lieu de faire suivre le traitement assez énergique qu'on vient de voir, je me serais borné à enlever purement et simplement la tumeur. Ce qui m'est arrivé souvent, mais quand il y avait mobilité parfaite sous la peau, et lorsque la bonne constitution du sujet m'était prouvée. Pour peu que je trouvasse quelques traces de la diathèse scrofuleuse, un traitement préparatoire précédait toujours l'ablation. Au mois de mars de cette année 1852, j'ai enlevé ainsi cinq engorgements glanduleux, siégeant aux deux côtés du cou sur un jeune garçon de treize ans, lesquels existaient depuis plus de cinq années. Ces engorgements étaient mobiles, et deux mois de traitement préalable ne les avaient aucunement modifiés. En pareil cas, il suffit d'une simple incision de la peau sur le point le plus saillant de la tumeur, assez large, naturellement, pour en faciliter la sortie : on comprime ensuite la tumeur à sa base, et quand elle est dehors, en la tordant sur elle-même ou bien en coupant le tissu cellulaire distendu auquel elle adhère, on la détache aisément. Si quelques vaisseaux donnaient du sang en abondance, on en ferait la ligature. On lave ensuite la plaie avec une éponge ou un linge imbibé d'eau blanche, et l'on réunit par première intention. En huit ou dix jours, ordinairement, la cicatrisation est faite.

Quand nous avons affaire à de vieilles adénites scrofuleuses dont nous essayons d'obtenir la résolution ou la suppuration, il nous arrive souvent de les frictionner avec des pommades ou des liniments excitants, ainsi la teinture d'iode; une forte solution de nitrate d'argent cristallisé ; des pommades composées de nitrate d'argent ou d'émétique, dans la proportion de quatre ou six grammes de sel pour trente grammes d'axonge ; l'onguent mercuriel; les diverses pommades iodurées ou brômurées dont nous avons parlé; les lotions avec le vinaigre de digitale ou de ciguë; les cataplasmes de farine de lin soupoudrés de farine de moutarde ou de poudre de sabine, ou bien encore mouillés d'une forte décoction de ciguë verte, ou sèche quand on ne peut se la procurer verte, etc. Il est évident que le choix de ces divers moyens et leur succès dépendent de la sagacité du praticien qui les indique : c'est à lui d'apprendre à déterminer les cas.

Des ulcères scrofuleux.

Les ulcères scrofuleux peuvent succéder à des adénites, à des abcès cutanés ou sous-cutanés, à des subinflammations articulaires, à des périostites, à des ostéites scrofuleuses. On les voit encore survenir à la suite d'engorgements circonscrits du tissu cutané, ou de dermatoses telles qu'un eczéma, un prurigo, des engelures, etc. Il y aurait un volume à écrire sur les symptômes, les caractères et les formes diverses que ces ulcères présentent, chacun selon la nuance de lésion dont il est le résultat. Les plus communs sont ceux qui attaquent les membres, quoi qu'on en dise, et sont précédés de rougeurs à l'apparence érisypélateuse : ils n'excèdent point d'abord la peau, affectent différentes formes, et présentent les caractères auxquels M. le professeur Lallemand reconnaît les *ulcères par irritation*, c'est-à-dire une masse bourgeonneuse, d'un rouge variable, s'élevant au-dessus de bords affaissés qui semblent en étrangler la base. D'autres ont les bords décollés, irréguliers, amincis, le fond inégal, mamelonné, fongueux, grisâtre, quelquefois sanieux ; il s'en échappe de la matière tuberculeuse ; ils peuvent suppurer très-longtemps, des mois, des années, en ayant l'air de se cicatriser de temps à autre. Ou bien, on les voit traversés par des languettes ou promontoires adhérents au fond sur quelques points seulement ; ou bien encore, ces languettes ou promontoires semblent rejoindre les bords, sans tenir absolument au fond. Souvent des clapiers se développent, et il faut détruire tout le travail de cicatrisation commencé afin d'obtenir quelque chose de plus solide et de moins difforme.

Dans les ulcères scrofuleux qui surviennent après la fonte des engorgements glandulaires, la peau est toujours décollée, amincie, quelquefois bleuâtre. Il est nécessaire, pour que la cicatrisation soit prompte et satisfaisante, de faire la résection de la peau ainsi dénudée : autrement la cicatrice se ferait attendre indéfiniment, et ne serait toujours que fort désagréable à l'œil, par ses inégalités, ses enfoncements et ses saillies.

Les abcès *froids* sous-cutanés, et ceux qui se forment dans la région des articulations subinflammées, sont suivis de fistules plutôt que d'ulcères, tandis que ce sont presque toujours des ulcères que provoqueront les abcès cutanés, les rougeurs érythémateuses de la peau, les dermatoses, ou la fonte des engorgements glanduleux. Il suffit même d'une coupure, du moindre bouton, d'une contusion pour produire un ulcère, si le sujet est atteint de la diathèse scrofuleuse.

Pronostic. Il est évident qu'un ou deux ulcères scrofuleux, venus à la suite d'abcès, de dermatoses ou d'engelures, ne sauraient présenter de grands dangers pour le malade. Autre sera le cas, si l'ulcération est entretenue par des caries, des subinflammations articulaires, des abcès *froids* profonds et multipliés : on ne saurait alors trop promptement agir ; le mal est grave, le sujet est en péril.

Traitement. Le traitement local et le traitement général sont d'obligation simultanée. On fera tout pour placer le malade dans de bonnes conditions hygiéniques. Si la constitution générale a été détériorée par des irritations gastro-intestinales, par de longues et abondantes suppurations, résultat des subinflammations articulaires, on prescrira l'huile de foie de morue, le bicarbonate de soude ; et, s'il y a des accès de fièvre, le sulfate ou le citrate de quinine, dont la vertu, comme nous l'avons dit, est de modifier, de modérer l'irritation des organes intérieurs, surtout celle de l'appareil circulatoire, toujours plus ou moins forte dans les lésions scrofuleuses locales.

Quand les ulcères sont superficiels, purement cutanés ou seulement une suite d'abcès glanduleux, on peut se contenter de prescrire, matin et soir, dans une tasse de la tisane ordinaire du malade, saponaire ou houblon, une cuillerée à bouche de dissolution d'iodure ou de brômure de potassium, faite de manière à ce que chaque cuillerée contienne de 15 à 20 centigrammes de l'un de ces composés.

Quant au traitement local, lorsque les ulcères présenteront une surface rouge, irritée, des bords tuméfiés, sensibles, saignants au moindre attouchement, sécrétant un pus séreux, sanieux, etc., il faudra les traiter, la nuit par des émollients, le jour par des pommades narcotiques et fondantes. Si l'on voit la sensibilité diminuer, l'inflammation se détendre, on en vient à la cautérisation par la pierre infernale, ou par les crayons de pâte de Vienne solidifiée de notre ami M. Filhos. Il convient de cautériser tous les deux ou trois jours, au fond et aux bords, surtout quand il existe des fongosités, des granulations mollasses. Nous lavons quelquefois ces ulcères à bords tuméfiés, à fond élevé et blafard, avec une dissolution de nitrate d'argent (50 centigrammes pour 45 grammes d'eau distillée). Souvent j'ai modifié leur aspect de mauvaise nature, en exprimant dessus le jus d'un citron; trois fois, par exemple, dans le cours d'une semaine. Quel que soit d'ailleurs le moyen employé, quand on a amené l'ulcère à présenter une surface et des bords roses peu sensibles, ce qui établit la disposition à se cicatriser; s'il se trouve alors des languettes, des promontoires, des décollements, il faut hardiment les enlever, nous le répétons, par l'instrument tranchant ou par un caustique. L'instrument tranchant vaut mieux, surtout lorsqu'on a fait suivre un traitement général préparatoire, nettoyé l'ulcération, diminué l'épaisseur des parties à supprimer. Si l'on se sert de caustiques, on a le choix entre plusieurs : celui de M. Velpeau, celui de M. Bourdin et la pâte de Vienne peuvent être employés indifféremment. L'ablation faite des languettes et des bords décollés, j'ai coutume, quelques jours après, d'agir par la compression, moyen merveilleux de favoriser la cicatrisation. Je procède ainsi, bien entendu, quand j'ai affaire à des ulcères superficiels ou cutanés; je m'en garderais bien pour ceux à cause profonde, qui sont entretenus par la fonte d'adénites vieilles, par des caries, des subinflammations articulaires, etc.

La compression est très-bonne à pratiquer dans le traitement des ulcères cutanés et indolents ou presque indolents, surtout quand ils siégent aux jambes, car, par ce moyen, le malade, convenablement pansé, peut n'être point assujetti au repos. Pour faire la compression, on se sert de bandelettes de sparadrap de diachylon gommé, larges de trois ou quatre centimètres sur une longueur suffisante pour faire une fois et demie le tour du membre ulcéré, ou pour dépasser l'ulcère de cinq à six centimètres à droite et à gauche, s'il a son siége au tronc ou sur le cou. On les applique de façon à ce que chacune déborde du tiers ou de la moitié celle qui lui est inférieure, et qu'étant ainsi imbriquées les unes au-dessus des autres, elles recouvrent la peau à cinq ou six centimètres au-dessus et au-dessous du mal. Le pansement sera renouvelé tous les deux jours si la suppuration est abondante, et tous les trois ou quatre jours seulement si elle ne l'est pas.

Cette méthode, applicable aux ulcères de toute nature, est d'origine anglaise; elle a été inventée par Underwood, et a rendu depuis bien des services.

Nous ajouterons qu'avant l'entière cicatrisation des ulcères scrofuleux, surtout quand ils sont anciens, il convient d'établir pendant quelques mois un exutoire au bras; comme, pendant leur traitement, de purger les malades tous les huit ou quinze jours, si le canal intestinal le permet. Par ces précautions l'on évite les accidents consécutifs.

CHAPITRE XIV.

Subinflammations des articulations, dites tumeurs blanches, etc.

Wisemann est le premier qui ait donné le nom de *tumeurs blanches* aux inflammations chroniques des articulations, nom très-vague et qui a souvent servi à désigner une foule d'affections diverses; c'est pourquoi, dans les derniers temps, on a voulu trouver à ces maladies une appellation plus précise. Nous énoncerons brièvement les dénominations sous lesquelles ont été désignées les branches diverses de ce genre d'inflammation. On les a intitulées *tumeurs fongueuses des articulations*, *tumeurs lymphatiques*, *ankyloses fausses*, *tumeurs rhumatismales ou scrofuleuses*, selon qu'elles étaient regardées comme provenant du rhumatisme ou des scrofules; *coxarthrocace*, ou tumeur blanche de la hanche; *gonarthrocace*, ou tumeur blanche du genou; *gibbosité*, *mal de Pott*, ou courbure en arrière de la colonne vertébrale; *arthrite chonique*, *arthropathie*, ou dégénérescence des articulations.

On dit encore *tumeurs blanches idiopathiques* ou *tumeurs blanches symptômatiques*, les premières n'étant pas accompagnées d'un état général de l'économie, les autres se compliquant de la diathèse scrofuleuse ou rhumatismale.

Quand les affections si diversement énoncées ne reconnaissent pas pour cause immédiate une lésion traumatique, telle qu'un coup, une chute, une distorsion de l'articulation, un exercice forcé ou même un rhumatisme, elles se manifestent par l'engorgement chronique de l'articulation, sans changement de couleur à la peau. Ce qui les caractérise particulièrement, c'est un empâtement élastique, sans fluctuation, avec de la raideur mais peu de douleur, surtout au commencement. Dans le plus grand nombre des cas, on les voit apparaître chez les enfants et les adolescents d'un tempérament très-lymphatique, de constitution scrofuleuse ou qui sont élevés dans des lieux enfoncés, humides, sombres, au milieu de circonstances propres au développement des scrofules et du rachitis. Les adultes n'en sont pas exempts, toutefois, surtout s'ils ont été scrofuleux dans leur enfance, et s'il leur reste conséquemment quelque chose de cette constitution malheureuse qui imprime toute la vie un cachet de chronicité aux maladies du sujet. Broussais nous apprend que dans de telles conditions l'inflammation, première cause fréquente de ces engorgements, s'immerge et se noie, pour ainsi dire, dans les humeurs blanches, dans la lymphe, et fait place à la *subinflammation*, nom donné par ce grand médecin à toutes les lésions scrofuleuses.

Les engorgements des articulations peuvent être, nous l'avons dit, la suite d'une lésion extérieure ; ils débutent alors avec toutes les apparences d'une inflammation aiguë, et si le malade est d'un bon tempérament, s'il vit au milieu de circonstances hygiéniques favorables, la maladie se termine par résolution ou par suppuration. Mais quand, au contraire, l'inflammation se prend à des sujets suffisamment lymphatiques ou scrofuleux, elle passe à l'état chronique et devient une subinflammation qui envahit les parties molles et jusqu'aux parties dures de l'articulation.

Ces phlogoses chroniques peuvent aussi commencer sans avoir été précédées de l'état inflammatoire aigu ; alors la subinflammation s'empare lentement de l'articulation, en procédant, selon les cas, de l'extérieur à l'intérieur ou de l'intérieur à l'extérieur. Ainsi, j'ai vu l'état subinflammatoire durer plusieurs années de suite dans les parties molles extérieures, sans gagner aucunement le mécanisme intérieur. Mais il peut arriver aussi que la maladie débute par la membrane synoviale, par l'intérieur de l'articulation, et se propage de là aux autres parties.

Les affections dont il s'agit sont une des manifestations les plus fréquentes et les plus graves de la diathèse scrofuleuse. Cette diathèse, plus ou moins bien établie, fait reconnaître de prime abord leur nature ; bien qu'on les voie quelquefois surgir sans apparence aucune de la constitution strumeuse : c'est alors leur marche chronique et la suppuration qui les signalent. Elles sont à peine traitées par la plupart des médecins ; ceux-ci ne s'occupant en général que de la constitution sous l'influence de laquelle les affections articulaires se sont manifestées, les négligent plus ou moins. Les chirurgiens font à l'inverse des médecins, ils laissent de côté la diathèse pour ne s'occuper que des résultats. Aussi les uns comme les autres n'obtiennent que des triomphes éphémères : nul doute que pour arriver à des cures radicales, il ne faille en même temps traiter et la diathèse et les lésions.

Quand les affections articulaires scrofuleuses ont leur siége dans les parties superficielles et périarticulaires, elles provoquent plus ou moins promptement des abcès et des ulcérations. Si la subinflammation se fixe dans la membrane synoviale, celle-ci s'épaissit, se vascularise, et la subinflammation peut, selon son intensité, y donner lieu à des épanchements purulents, ou à des dépôts quelquefois très-considérables d'un tissu fongueux ou fibro-plastique, dont la membrane se trouve doublée dans ses deux faces. Alors les parties blanches, telles que les ligaments, capsules, cartilages, peuvent se ramollir et s'hypertrophier profondément. Si la subinflammation fixée ainsi est abandonnée à elle-même, c'est-à-dire n'est pas traitée immédiatement, la membrane synoviale s'érode, s'ulcère; condition très-grave à cause des épanchements purulents qui s'étendent au loin, et des déplacements qui peuvent être la conséquence de la destruction de la membrane et du ramollissement des ligaments.

La subinflammation scrofuleuse des articulations se comporte différemment selon la structure et les fonctions de l'articulation affectée. La variété la plus grave est sans contredit la subinflammation de la colonne vertébrale; après quoi vient celle de la hanche, partie de l'appareil placée profondément, susceptible de se carier et de donner naissance à des suppurations longues et abondantes. C'est dans les subinflammations de l'articulation du genou et celles du pied que l'on observe généralement les altérations les plus profondes de la membrane synoviale, et ces dépôts de fongosités qui donnent naissance à des abcès ou des fistules multipliés. Dans la région du coude, l'arthrite chronique se termine très-souvent et assez rapidement par l'ankylose.

Avant de décrire les phénomènes de la subinflammation scrofuleuse dans les principales articulations, nous croyons devoir dire quelques mots de théorie sur l'affection en général. Cette théorie nous est propre, et nous devons la croire exacte, parce qu'elle est basée sur des faits bien établis.

Presque tous les sujets qui se présentent à notre observation datent leur maladie articulaire d'un coup, d'une chute, d'une distension de l'articulation, d'un exercice forcé, etc., l'attribuent enfin à une cause extérieure. En ces cas la subinflammation a débuté par une congestion sanguine, accompagnée bientôt d'une sécrétion anormale de synovie et de sérosité, laquelle a épanché son produit dans la membrane synoviale ou dans le tissu cellulaire péri-articulaire. Le liquide que sécrète la membrane synoviale, liquide d'une consistance gluante, riche en albumine et contenant de la fibrine, a une grande tendance à se décomposer, c'est-à-dire à se diviser : la partie la plus fluide se résorbe facilement, tandis que l'autre, plus épaisse, est disposée à s'organiser en fausse membrane en se pénétrant de vaisseaux, surtout quand l'état subinflammatoire existe depuis quelque temps. Il en est de même de la sérosité, qui s'infiltre dans le tissu cellulaire. Cette condensation maladive de la synovie et de la sérosité est ce qui développe les tissus de nouvelle formation, celluleux, fibreux, et même osseux, dans les articulations attaquées : et voici comment elle procède. Des deux liquides que nous avons dits, la synovie et la sérosité, sécrétés le premier par la membrane synoviale, l'autre par les vaisseaux sanguins, se sépare une matière orga nisable appelée *lymphe plastique*, *tissu fibro-plastique*, etc., laquelle sert à former ces dépôts anormaux, produits si caractéristiques des tumeurs blanches ou subinflammations des articulations. Ces tissus de formation nouvelle sont plus albumineux que fibrineux, et d'autant plus abondants que l'état constitutionnel des malades est plus mauvais, c'est-à-dire la constitution scrofuleuse plus développée. Peu de temps donc après que les flocons albumineux et fibrineux se sont séparés de la synovie et de la sérosité dans la membrane synoviale ou le tissu cellulaire péri-articulaire, ils viennent à former une matière d'un blanc jaunâtre pénétrée bientôt de vaisseaux sanguins qui lui donnent un aspect rougeâtre. Plus tard la matière devient fibreuse, de même que cela se voit dans les cicatrices et les adhérences des parties molles, qui sont d'abord d'un blanc jaunâtre, rouges quand des vaisseaux sanguins les pénètrent, et enfin fibreuses. Cette matière se forme-t-elle dans les environs des os, l'organisation des tissus anormaux peut aller jusqu'à l'état de cartilage, et d'os même par l'addition de sels de chaux.

Les parties blanches et fibreuses des articulations, quoique moins sujettes à l'inflammation que la membrane synoviale, peuvent, plus facilement qu'elle, être frappées de subinflammation et subir des altérations nombreuses, telles que la perte de leur élasticité; des adhérences pathologiques, une hypertrophie de leurs éléments avec interposition de fongosités; prendre enfin l'aspect lardacé ou gélatiniforme d'un tissu fongueux de nouvelle formation, assez vaste pour entourer toute l'articulation. Nous avons quelquefois vu que la structure primitive des parties molles avait disparu presque en totalité au milieu d'une masse fongueuse dont les traînées se prolongeaient entre les muscles, à une distance fort éloignée de l'articulation.

Au début de l'inflammation, la membrane synoviale devient inégale, légèrement rugueuse à sa surface interne ; elle se couvre de petites saillies d'un rouge velouté et de quelques ecchymoses. Bientôt elle s'épaissit et offre à l'œil, sur plusieurs points de sa surface interne, des éminences fongueuses variant de quelques millimètres jusqu'à un centimètre de saillie. Un tissu de même nature recouvre également la surface externe, et semble, comme nous l'avons dit, la doubler.

Lorsque l'inflammation de la membrane synoviale débute d'une manière aiguë ou sub-aiguë, la synovie se trouble, il s'y mêle souvent une sérosité rougeâtre ; des flocons pseudo-membraneux et albumineux se font voir sur un grand nombre de points de la face interne fortement injectée ; on a affaire alors à une hydarthrose inflammatoire. Si l'inflammation passe à l'état chronique et se prolonge, les fausses membranes augmentent d'étendue, et il peut s'en développer plusieurs couches superposées les unes aux autres. Si la phlogose de la synoviale débute à l'état chronique ou de subinflammation, d'une manière lente et presque insensible, rien n'empêche qu'il se fasse aussi une sécrétion de synovie très-abondante, trouble, floconneuse, capable de donner lieu à une hydarthrose chronique; mais la condensation de ces flocons qui sont plutôt albumineux que fibrineux a moins de tendance à s'organiser, à se pénétrer de vaisseaux sanguins, surtout si la diathèse scrofuleuse est très-forte. Les dépôts fongueux se développent quelquefois en grande quantité dans la surface externe de la membrane synoviale, dans le tissu cellulaire extra-synovial, dans les ligaments et le tissu péri-articulaire, au point que l'articulation malade paraît, pour ainsi dire, entièrement formée de ces tissus anormaux. Mais il peut résulter d'un bon traitement que, la constitution étant avantageusement modifiée, le tissu de nouvelle formation se resserre, et se transforme en tissu fibreux.

Lorsque la membrane synoviale et le tissu sous-jacent sont hypertrophiés ou fongueux dans toute leur étendue, la membrane, comme nous l'avons dit, est sujette à s'éroder, à s'ulcérer, jusqu'à verser une partie du liquide qu'elle contient dans le tissu cellulaire environnant, et donner ainsi lieu à des abcès, à des fusées purulentes, à des fistules, etc. Il arrive encore que des abcès développés en dehors de l'articulation ulcèrent aussi cette membrane de dehors en dedans et y déterminent une violente inflammation.

Les cartilages articulaires, quoique n'étant pas vasculaires, sont cependant susceptibles d'altérations variées ; on les voit souvent érodés, ulcérés, détachés presque complétement : alors les extrémités osseuses se couvrent de bourgeons charnus que quelques médecins prennent à tort pour un bourgeonnement de la membrane synoviale malade.

Les altérations des extrémités des os peuvent être consécutives au désastre des cartilages articulaires ; ces extrémités devenues inégales et rugueuses se recouvrent parfois de fongosités, ou bien leurs aréoles raréfiées s'infiltrent de pus. Dans ces cas, il y a en même temps altération des ligaments et des autres parties molles de l'articulation ; double altération qui entraîne souvent alors le déplacement des extrémités osseuses. Des tubercules développés dans les extrémités articulaires ont quelquefois aussi, par leur évolution, donné naissance à l'arthrite chronique.

Mais plus souvent, peut-être, les altérations des extrémités articulaires des os, surtout chez les scrofuleux, sont primitives. Alors on observe des épanchements de sérosité sanguine qui font paraître ces parties comme imbibées de sang ; l'extrémité articulaire devient poreuse ; les aréoles osseuses dilatées se remplissent d'une infiltration purulente que l'on a décrite à tort comme tuberculeuse, parce qu'elle contient des flocons blanchâtres ou des fongosités qui raréfient l'os de plus en plus, et finissent souvent par détacher les cartilages. La subinflammation des extrémités produit quelquefois à l'extérieur des stalactites osseuses, et à l'intérieur l'hypertrophie concentrique et éburnée : souvent cette ostéite chronique se termine par la carie, par la nécrose et la formation de séquestres. Il arrive quelquefois que le pus secrété dans les os enflammés se répand dans l'articulation et enflamme secondairement la membrane synoviale.

Diagnostic et pronostic. Le diagnostic des subinflammations articulaires de nature scrofuleuse est assez facile à reconnaître dans la plupart des cas. L'âge des sujets, la marche de la maladie, des traces de manifestations scrofuleuses sur une autre partie du corps, quelques signes enfin de la constitution que nous avons décrite peuvent mettre le médecin sur la voie. L'évidence est bien autrement pleine quand le malade est encore, au moment où on l'examine, sous le coup d'une de ces manifestations.

Il y a des subinflammations articulaires ou arthrites chroniques de nature scrofuleuse dont le diagnostic est d'abord plus difficile à établir, telles que la coxalgie et la courbure en arrière de la colonne vertébrale. Nous expliquerons, en traitant de ces maladies, l'embarras de certains médecins.

Le pronostic de la subinflammation articulaire est très-grave, lorsque les malades n'ont pas été traités rationnellement d'abord, ou que de malheureux sujets ont leur existence obligée dans des lieux bas, humides, sombres, encombrés. Si l'on peut toutefois, malgré ces détestables conditions hygiéniques, faire suivre aux malades un bon traitement, il n'est pas rare encore que l'on parvienne à les soulager et même à les guérir. De combien, par conséquent, les mauvaises chances de la maladie ne doivent-elles point diminuer, lorsque les sujets se trouvent tout à la fois dans des conditions hygiéniques favorables et dans un état de fortune qui permette de les traiter avec tout le soin que leurs tristes affections comportent! Ainsi tous les jours il nous arrive d'être consulté pour des malades atteints de tumeurs blanches fort anciennes des articulations, accompagnées de suppuration dans plusieurs points de leur pourtour, que nous sommes assez heureux pour guérir sans trop de lenteurs. Nous rapporterons à cet égard quelques observations où l'on verra qu'il ne faut jamais désespérer de ces maladies.

Traitement. Nous avons déjà décrit en détail, dans la première partie de cet ouvrage, le traitement prophylactique et le traitement curatif de la scrofule; nous y avons dit que les arthrites chroniques ou subinflammations des articulations et des os en étaient les manifestations les plus communes. Nous croyons toutefois devoir rappeler ici quelques indications propres aux diverses périodes de la maladie dans les principales articulations affectées : nous allons commencer par le traitement local.

Lorsqu'un individu de constitution lymphatique se présente à nous avec une articulation endolorie depuis quelque temps, soit que la douleur soit survenue après un coup, une chute, etc., ou sans cause connue, nous commençons toujours par prescrire les émollients simples si la douleur n'est pas trop vive, ou les émollients rendus narcotiques si elle est plus forte. Ces émollients consistent dans des cataplasmes de farine de lin simple ou délayée dans une décoction de tête de pavots, mieux encore une décoction de ciguë et de morelle, ou de jusquiame. On en renouvelle l'application trois fois dans les 24 heures. Je conseille presque toujours de frotter d'axonge ou de saindoux la partie malade avant d'appliquer les cataplasmes; c'est le moyen d'éviter les érythèmes ou même les érysipèles qui surviennent si souvent quand on a fait un usage prolongé de ce genre de remède. Lorsque l'inflammation est passée à l'état chronique ou de subinflammation, avec une douleur moindre, je me contente de faire appliquer les cataplasmes pendant la nuit, et pendant le jour je fais pratiquer des onctions sur la partie malade avec les pommades de protoiodure de plomb, de fer, d'iodure ou de brômure de potassium, de ciguë, de jusquiame, de camphre, etc., selon les cas, ainsi qu'on le verra dans les observations.

Lorsque les douleurs sont très-aiguës, que le sujet n'est pas trop amaigri, et surtout si la phlegmasie s'est montrée à la suite d'un coup, d'une chute, d'un exercice forcé, il ne faut pas hésiter à conseiller des saignées locales, même répétées : quinze ou vingt sangsues chaque fois pour les adultes. Ces petites émissions sanguines peuvent suffire à enrayer le mal, en empêchant les collections purulentes de se former dans le pourtour de l'articulation ou dans son intérieur, de même qu'en mettant obstacle au développement souvent très-abondant du tissu fibro-plastique dans la région malade.

Après les émollients et les saignées locales, si la maladie persiste à l'état chronique ou de subinflammation, j'ai recours aux cautérisations transcurrentes avec l'acide sulfurique. Ce moyen est pour moi tout à fait héroïque : il m'arrive même de l'employer de prime abord dans les cas de subinflammation et quelquefois aussi d'inflammation sub-aiguë accompagnée de violentes douleurs. On verra, en parcourant les observations, quels résultats heureux j'en ai tirés. Ces cautérisations ont la propriété de faire diminuer en fort peu de temps les engorgements les plus vastes des articulations, en enlevant la subinflammation des parties molles et dures, en resserrant pour ainsi dire les masses de tissu fibro-plastique et les convertissant en tissu fibreux.

M. Jobert (de Lamballe) emploie comme résolutif, dans le traitement des subinflammations articulaires, le nitrate d'argent cristallisé mêlé avec l'axonge. Il commence par 4 grammes de nitrate pour 30 grammes d'axonge, et fait faire des onctions matin et soir sur l'articulation malade, un gramme ou deux pour chaque onction; puis il porte la dose de nitrate d'argent à 8 grammes, et même jusqu'à 12, pour 30 grammes d'axonge. J'ai obtenu de bons effets de ce genre de traitement dans les cas de maladie peu ancienne; mais je préfère de beaucoup les cautérisations avec l'acide sulfurique, ou même la pommade émétisée. Le mode d'action de ces diverses préparations et des caustiques potentiels est toujours le même; c'est une action dynamique locale et générale résultant de l'absorption qui se fait du médicament par endosmose, ou par le mélange à travers la peau de l'acide ou des pommades liquéfiées avec les liquides de la partie malade: absorption dont les effets modifient heureusement les conditions morbides locales et générales.

Dans plusieurs circonstances nous avons encore employé avec avantage les caustiques de MM. Bourdin et Velpeau. Le caustique de M. le docteur Bourdin, de Choisy-le-Roi, est composé d'acide sulfurique et de soufre sublimé que l'on délaye ensemble jusqu'à ce que ces deux ingrédients forment une pâte noire; celui de M. Velpeau est un mélange de safran et d'acide sulfurique.

Dans les hôpitaux de Paris on emploie assez souvent la cautérisation par le fer rouge. Cette application du feu, au moyen du fer chauffé à blanc, détermine une réaction plus vive que celle produite par les caustiques chimiques, mais son action dynamique est moins durable, moins capable de modifier la vitalité des parties malades ; il y a longtemps que nous l'avons abandonnée.

Traitement médical ou interne. Nous plaçons en première ligne de ce traitement l'huile de foie de morue, particulièrement dans la subinflammation intra-articulaire, lorsque les os ont participé à la maladie, lorsqu'il y a des abcès, des fistules et beaucoup de tissu fibro-plastique. Nous devons dire, comme on a déjà pu le voir dans la première partie de notre ouvrage, que nous n'administrons jamais ce médicament à l'état isolé, mais toujours avec des adjuvants, comme, par exemple, le bicarbonate de soude quand les voies digestives sont en mauvais état, les iodures et les brômures de potassium, de fer, de barium, etc. Chaque année nous avons l'occasion de prescrire l'huile de foie de morue à plus de cinq cents malades, tant dans notre pratique particulière que dans les hôpitaux, et il est très-rare que nous n'ayons pas à nous en louer infiniment. Nous ne faisons, au reste, que mentionner ici ce moyen thérapeutique, sur lequel nous nous sommes déjà assez longuement étendu. Nous ne répéterons pas non plus ce que nous avons dit des préparations iodurées, brômurées, des mercuriaux, de la baryte, ni des médicaments dits *toniques amers*, etc., comme aussi des bains médicinaux, des eaux minérales sulfureuses, alcalines, et de l'eau de mer, prises sous toutes les formes et dont l'action est si souvent salutaire dans le traitement des diverses tumeurs blanches des articulations : nous pourrions faire plusieurs volumes des observations que nous avons recueillies de malades soulagés ou guéris par l'emploi de ces eaux en boissons, bains, douches ou étuves.

Nous terminerons ce que nous avons à dire sur le traitement général des maladies des articulations par quelques mots de l'habitude du corps qu'il convient de faire prendre aux malades pendant leur traitement : une posture bien raisonnée empêche souvent, en effet, une difformité ultérieure, et diminue toujours plus ou moins la souffrance. Nous devons à M. Bonnet, de Lyon, des indications précieuses relativement aux positions diverses à donner aux membres dont les articulations sont atteintes d'arthrites chroniques ou subinflammations. Par exemple, dans le cas de coxalgie ou subinflammation coxo-fémorale, si le sujet est abandonné à lui-même, la coxalgie fera qu'il fléchira la cuisse sur le bassin en s'inclinant en dehors ou en dedans, selon le déversement du bassin du côté malade ou du côté sain ; et lorsque la flexion de la cuisse est forte, ainsi que la rotation en dehors ou en dedans, il en résulte nécessairement, comme nous le dirons plus loin, une luxation consécutive en dedans ou en dehors, et plus souvent une ankylose vraie ou fausse qui rend le malade très-infirme. Si donc l'on a soin de maintenir le membre dans une bonne position, soit par des coussins, une gouttière en fil de fer ou un appareil approprié, le malade guéri n'aura point de difformité ; il lui restera tout au plus une légère fausse ankylose qui ne l'obligera pas même à boiter en marchant. De même pour le genou : il faut, en traitant la tumeur blanche de cette articulation, avoir la précaution de maintenir la jambe étendue sur la cuisse, mais avec un léger degré de flexion, car si on la laissait longtemps étendue dans une gouttière, l'articulation fémoro-tibiale pourrait à la fin s'ankyloser dans l'extension complète, et le malade guéri marcherait en traînant le membre et en fauchant. De même encore, dans la maladie de l'articulation iléo-fémorale, il faut que la cuisse soit maintenue un peu fléchie sur le bassin, sans rotation en dehors ni en dedans. S'agit-il de l'articulation du pied avec la jambe ou tibio-tarsienne, le pied devra être tenu à angle droit avec la jambe au moyen d'un appareil à pied-bot simple ou d'une planchette armée de deux attelles. La position la plus avantageuse pour le coude est la demi-flexion, le pouce étant dirigé en haut et le petit doigt en bas : le meilleur moyen d'obtenir cette attitude est encore la gouttière en fil de fer coudée, bien garnie d'ouate de coton. Pour les affections de la colonne vertébrale, la vraie posture est la pronation ou le décubitus sur la face antérieure du corps. Nous reviendrons sur les différentes positions à faire prendre en traitant de chacune des articulations en particulier.

Nous nous bornerons à ces quelques généralités sur les subinflammations ou arthrites chroniques scrofuleuses, ou tumeurs blanches des articulations ; en examinant ces maladies dans les parties du corps où elles apparaissent, nous indiquerons leur mode de terminaison et leur traitement, but final de notre livre. Ces maladies sont, au reste, amplement décrites dans les ouvrages de chirurgie de Boyer, de MM. Velpeau, Vidal (de Cassis), Nélaton, etc.

CHAPITRE XV.

Arthrite chronique ou subinflammation de l'articulation fémoro-tibiale (tumeur blanche du genou).

L'articulation fémoro-tibiale, la plus vaste, la plus compliquée de toutes les articulations, est aussi le plus sujette aux injures extérieures. C'est elle qui supporte tout le poids du corps pendant la station, la progression, etc. ; à ces causes et par la nature même de ses fonctions, elle doit d'être exposée aux chocs, aux pressions de ses surfaces, au tiraillement de ses ligaments pendant les divers exercices auxquels l'homme peut se livrer : joignez à cela la position du genou en avant chaque fois que l'on veut se déplacer, position si dépendante des violences extérieures, surtout quand on fait une chute, puisque le genou reçoit presque toujours alors la plus grande partie du poids du corps.

Qu'un sujet soit d'une complexion scrofuleuse, par conséquent très-disposé aux subinflammations, son genou sera donc plus exposé aux atteintes que toute autre articulation. Nous en voyons tous les jours, qui sont placés dans ces conditions préliminaires, nous signaler l'invasion de l'affection dans la partie qui a reçu une violence extérieure, ou sympathiquement dans les environs. Un individu, scrofuleux ou seulement disposé aux scrofules, reçoit un coup dans le dos, il deviendra bossu; sur la hanche, il aura une coxalgie, et ainsi de suite. Une fois le genou malade, l'inflammation y est bien plus facilement entretenue que partout ailleurs; s'il continue à être soumis au moindre exercice, le frottement des surfaces articulaires et la distension des ligaments feront nécessairement persister l'action de l'élément désorganisateur.

Presque tout ce que nous avons dit des *tumeurs blanches* en général, résulte d'observations recueillies sur les tumeurs blanches du genou. Lorsque la maladie se borne aux parties molles, les engorgements se montrent d'abord sur les côtés de la rotule, principalement ceux du ligament rotulien. C'est là aussi que se voient les ulcérations, les fistules. Lorsque les os sont malades, les ulcérations occupent principalement le devant de la tête du tibia, le jarret et les condyles du fémur. C'est dans l'articulation du genou que l'on voit surtout, en dehors de la membrane synoviale, apparaître les masses de tissu fongueux fibro-plastique dont nous avons parlé. La membrane synoviale de cette articulation s'érode souvent et donne lieu à des fusées purulentes, à des abcès, à des fistules qui s'ouvrent d'ordinaire aux parties antérieures et latérales du genou. C'est aussi celle dont les cartilages éprouvent tous les genres d'altération que nous avons mentionnés au précédent chapitre ; celle où l'on voit le plus d'altérations des os consécutives ou primitives, souvent suivies d'ankyloses fausses ou vraies ; celle qui est le plus sujette aux adhérences des tendons, des ligaments et des aponévroses.

Lorsque la subinflammation fémoro-tibiale est une fois établie chez un sujet scrofuleux ou disposé aux scrofules, si cette subinflammation n'est pas traitée activement, elle durera des mois, des années; elle finira par envahir toute l'articulation, même les os et les tendons des muscles environnants. Au moindre mouvement on verra l'articulation souffrir; les muscles qui la mettent en jeu deviendront sensibles, à cause de l'irritation dont les irradiations reçues par les tendons se prolongent quelquefois assez haut dans les muscles. Si le sujet veut tenir sa jambe étendue sur la cuisse, des mouvements involontaires, comme des crampes, des tremblements, auront lieu dans tout le membre; de là des douleurs quelquefois intolérables. Pour les éviter, pour moins souffrir, les malades fléchissent la jambe sur la cuisse, de manière à placer les muscles fléchisseurs dans le relâchement, ainsi que les ligaments latéraux, le postérieur et les obliques. En vertu de cette position plus ou moins fléchie, l'extrémité supérieure du tibia glisse d'avant en arrière sur les condyles du fémur, plus prolongés dans ce sens qu'ils ne le sont en avant : le seul ligament rotulien est alors allongé et distendu. Quand les malades ont gardé cette mauvaise position pendant quelque temps, pendant un mois ou deux, par exemple, l'extension ne s'obtient plus que très-douloureusement, parce que les muscles fléchisseurs et les ligaments se sont rétractés, raccourcis, et que le membre est devenu un levier dont l'action se trouve dans les muscles fléchisseurs et la résistance dans l'articulation affectée. On comprendra sans peine que le sujet puisse et doive éprouver de vives douleurs à la moindre tentative faite pour étendre la jambe sur la cuisse au moyen de machines destinées à allonger les muscles, conséquemment à comprimer les surfaces articulaires. Les choses étant ainsi, il faut attendre pour essayer l'extension que l'inflammation et la douleur aient en partie disparu; sans quoi l'on serait exposé à voir passer la subinflammation à l'état d'inflammation aiguë, et se produire des désordres ultérieurs incalculables.

Lorsque la flexion de la jambe sur la cuisse existe depuis un temps assez long, il y a presque toujours un mouvement de rotation de dedans en dehors du tibia sur le fémur, mouvement qui porte le pied en dehors ; c'est pourquoi la surface concave externe du tibia se porte en arrière sous le condyle du fémur correspondant, tandis que la surface interne glisse en avant sous le condyle interne. Ce mouvement se rencontre bien plus fréquemment que l'inverse, celui de dehors en dedans, à cause du prolongement un peu plus grand en bas qu'en haut du condyle interne du fémur, d'où vient la disposition des ligaments croisés. J'ai vu un malade chez qui le condyle interne du fémur se trouvait reçu dans la surface concave externe du tibia : il y avait là une demi-luxation du tibia sous le fémur.

Quand la flexion existe depuis longtemps, la partie postérieure des condyles du fémur a perdu de sa convexité ; elle s'est affaissée et un peu aplatie. Ce sont ces altérations dans la forme des condyles qui empêchent les surfaces concaves du tibia, quand la jambe est étendue sur la cuisse, de recouvrir la partie antérieure de ceux-ci. La jambe se trouve alors portée un peu plus en arrière que dans l'état normal ; elle a éprouvé une espèce de glissement dans ce sens, ce qui fait qu'il n'y a plus que les deux tiers ou les trois quarts des condyles du fémur qui sont reçus sur le tibia : de cette façon, la rotule paraît très-saillante en avant et le jarret moins évidé, parce que la partie postérieure de l'extrémité du tibia fait saillie dans le jarret. Cette rétraction du tibia vers la partie postérieure du fémur peut aller jusqu'à la luxation : j'ai vu ce triste accident chez trois malades.

On conçoit que des sujets ainsi affectés aient dû éprouver de très-grands désordres. Les ligaments latéraux et croisés ont dû être rompus ; ce qui a enlevé aux articulations, quoique étendues, la solidité nécessaire pour supporter le poids du corps : il faut désormais les aider par de forts tuteurs latéraux, afin d'empêcher tout déplacement ultérieur. Ces appareils de contention valent encore mieux, au reste, qu'un membre artificiel, qui, indépendamment du danger de l'amputation, est toujours un sujet de douleurs à cause de la pression du moignon de la cuisse, continuellement exposé aux contusions.

Lorsque la tumeur blanche du genou doit se borner aux parties molles de l'articulation, elle commence par un léger gonflement, accompagné de faiblesse, de raideur, d'engourdissement dans tout le membre, mais sans douleur notable, ce qui fait que les malades y font peu d'attention et laissent empirer le mal sans, pour ainsi dire, s'en apercevoir ; le gonflement peut devenir très-fort et les sujets continuer cependant à marcher, à exercer leur profession. Dans le repos la douleur est nulle, surtout la nuit. La position horizontale permet de faire exécuter impunément au genou tous les mouvements qui lui sont propres.

Lorsque la rotule est soulevée au devant des condyles du fémur, et qu'on observe sur les côtés des bosselures, une tuméfaction, laquelle offre quelquefois une fluctuation franche décelant une collection de liquide épanché dans l'articulation, le cas devient plus grave, la douleur apparaît. Il peut arriver cependant que la fluctuation ne soit que simulée, ce qui diminue d'autant l'importance du cas.

La subinflammation débutant au contraire dans les parties dures, se manifeste d'abord par une douleur sourde qui a son siége dans l'intérieur de l'articulation. Cette douleur peut exister longtemps sans être accompagnée du gonflement des parties molles; elle se fait particulièrement sentir pendant la nuit. « Aussi, dit M. le professeur Velpeau,

» qu'un sujet se présente à vous avec une maladie » articulaire, et qu'il vous dise qu'il a éprouvé de » la douleur pendant un temps plus ou moins » long, avant d'observer du gonflement; que les » mouvements de l'articulation exaspèrent la dou- » leur, vous pouvez diagnostiquer, sans crainte de » vous tromper, que la maladie dont il est affecté » a eu son point de départ dans les parties dures. » Mon observation, à ce sujet, est tout à fait en rapport avec celle de M. Velpeau.

On voit encore la tumeur blanche du genou avoir son siége principal dans le tissu cellulaire sous-cutané. En cette espèce, elle a pour cause ordinaire une lésion extérieure. Ce gonflement du tissu cellulaire prendra du développement si le sujet est scrofuleux ou disposé aux scrofules; il est rarement accompagné de chaleur, et la douleur est peu vive quand on fait exécuter des mouvements à l'articulation.

Quand le malade est d'une bonne constitution, l'affection, si elle n'est pas bien traitée, tendra plutôt à se porter vers la peau que vers l'intérieur de l'articulation; et les abcès, s'il en survient, s'ouvriront à l'extérieur après avoir donné les signes de la fluctuation franche. Le malade est-il, au contraire, d'une constitution scrofuleuse, la subinflammation sous-cutanée peut s'étendre au tissu cellulaire qui double extérieurement la synoviale, aussi bien qu'à celui qui sépare les ligaments, et jusqu'à l'intérieur de l'articulation. Alors, dès que la synoviale est envahie, une vive douleur se développe, accompagnée de fièvre, laquelle indique souvent que la suppuration extérieure a pénétré dans l'articulation.

Quant aux causes, au pronostic et au traitement, nous renverrons à ce que nous avons dit des tumeurs blanches en général. Les observations suivantes vont apprendre le mode de traitement que nous avons coutume d'employer.

Mlle Florette W....., âgée de 15 ans, du département de la Meuse, d'une constitution éminemment lymphatique, par conséquent très-disposée aux subinflammations des tissus blancs, s'était néanmoins assez bien portée jusqu'à l'âge de sept ans, époque où elle fit une chute sur le genou droit. En trois ou quatre jours, l'articulation se tuméfia considérablement et devint très-douloureuse. Dans les deux premiers mois, on fit plusieurs applications de sangsues qui enlevèrent une partie de la douleur ; mais le gonflement persista, non-seulement au genou, mais aussi dans le jarret. Quatre ou cinq mois après, Mlle W.... voulut s'essayer à marcher ; il lui fut absolument impossible de poser le pied sur le sol. La jambe était fléchie sur la cuisse au point de former un angle obtus de 40 à 50°, et quand, d'ailleurs, on aurait pu l'étendre, la souffrance eût encore empêché le sujet de se tenir debout ; car, bien que moins vive qu'au début, la douleur n'avait pas cessé un seul jour jusqu'à celui même où l'on vint me consulter, dans le mois de septembre 1838. De huit ans à quinze ans, la jeune fille n'avait donc marché qu'avec deux béquilles.

Je trouvai le membre dans l'état que voici. La jambe droite fléchie sur la cuisse sous un angle de 45°; le genou attaqué un tiers plus gros que l'autre, développement qui tenait surtout à l'hypertrophie des condyles du fémur, particulièrement du condyle droit, et à celle du tissu cellulaire sous-cutané. Il y avait rotation en dehors de la jambe et par conséquent du pied. Les muscles fléchisseurs de la jambe, les demi-tendineux, demi-membraneux et biceps, étaient raccourcis et saillants. Quand on voulait étendre la jambe ou la fléchir, le genou malade accusait une violente douleur dans la région de la rotule, laquelle était mobile. Toute l'extrémité, le pied surtout, avait pris beaucoup de volume, en raison, nous venons de le dire, de l'hypertrophie du tissu cellulaire sous-cutané qui était même comme œdémateux. La cuisse et la fesse étaient amaigries. Il n'y avait jamais eu d'abcès.

L'état singulièrement lymphatique de la jeune malade me fit penser que je pourrais étendre la jambe sur la cuisse sans avoir recours à la section sous-cutanée des tendons des muscles raccourcis. Je fis construire, d'après cette idée, un bon appareil extenseur au moyen duquel, avec l'aide de bains sulfureux, de pommade au proto-iodure de plomb et d'un bon traitement interne approprié, je suis parvenu à produire effectivement ce que je voulais dans l'espace de trois mois. Cette extension obtenue, je conseillai aux parents de la malade de lui faire porter la machine pendant un an encore ou dix-huit mois, jusqu'à ce que le genou fût revenu à une dimension à peu près normale. Mademoiselle W..... pouvait, au surplus, faire déjà plus d'une lieue à pied sans tuteurs artificiels et sans être fatiguée.

J'ai rapporté cette observation pour montrer combien les affections chroniques des articulations peuvent avoir une marche lente. Ici nous voyons une jeune fille conserver une tumeur blanche du genou pendant huit ans, et guérir néanmoins assez promptement sous l'influence d'un bon traitement.

Émile Lafond, âgé de six ans et demi, à Paris, rue de Ménilmontant, n° 38, d'une constitution scrofuleuse (cheveux blonds, yeux bleus, belle peau), s'était bien porté jusqu'à l'âge de quatre ans, où il fut pris d'engorgements glanduleux du cou qui lui faisaient comme une cravate quand on me le présenta au bureau central d'admission des hôpitaux, vers le mois de novembre 1846.

Je trouvai à cet enfant une tumeur blanche du genou droit avec flexion à angle droit de la jambe sur la cuisse ; le genou très-gros, les condyles du fémur gonflés, principalement le droit. Le pourtour de la rotule était très-tuméfié et présentait une fausse fluctuation. Au quart supérieur de la jambe, à la partie interne, se trouvait un abcès que j'ouvris et qui laissa échapper un pus mal lié, mêlé de grumeaux blanchâtres. L'ensemble de l'articulation était très-douloureux.

Les parents donnaient pour origine au mal une chute que l'enfant avait faite sur le genou, neuf mois auparavant. Ce sujet, fils d'un père phthisique, était depuis l'âge de quatre ans tenu dans un endroit bas et humide, privé d'air et de soleil. Une habitation si malsaine n'avait pas dû peu contribuer à la détérioration générale, et au développement de la maladie.

Je prescrivis pour traitement l'huile de foie de morue, à la dose de trois cuillerées à bouche le matin, et dans la journée quelques tasses de tisane de houblon, dans chacune desquelles on faisait dissoudre 50 centigrammes de bicarbonate de soude. Le soir, on administrait une cuillerée à bouche d'un mélange contenant 25 centigrammes d'iodure de barium. Pour la nuit, on enveloppait le genou d'un large cataplasme de farine de graine de lin, délayée dans une décoction de ciguë. Enfin chaque matin des onctions étaient faites avec la pommade d'iodure de plomb camphrée. Au bout d'un mois, je pratiquai des cautérisations par l'acide sulfurique.

Dans ces conditions de traitement, le genou diminua bientôt de volume et les douleurs cessèrent. Je fis faire un appareil afin d'étendre la jambe sur la cuisse. Quelques mois après, l'enfant marchait fort bien et pouvait passer pour guéri. Il faisait de longues courses sans fatigue, n'ayant pas même toujours la jambe dans le brodequin extenseur.

Alexandre Varicel, âgé de quatre ans et demi, à Paris, rue Regrattière, n° 5, d'une constitution lymphatique, yeux bleus, cheveux châtains, ayant un grand nombre de ganglions lymphatiques engorgés au cou et dans l'aine gauche. Cet enfant me fut présenté dans le mois de novembre 1850, au bureau central d'admission des hôpitaux. Il avait un genou tuméfié depuis onze mois, et la tuméfaction embrassait toute l'articulation fémoro-tibiale, au point d'en exagérer la dimension d'environ sept centimètres. La peau était d'un blanc mat, luisante, parsemée de veines bleuâtres; les côtés de la rotule présentaient un empâtement qui aurait pu faire croire à une fluctuation; les condyles du fémur étaient aussi plus gros que dans l'état normal; la jambe était fléchie sur la cuisse à un angle de 25°; les mouvements de l'articulation, principalement ceux de flexion, s'opéraient avec douleur. Les parents attribuaient la maladie à une chute que leur enfant avait faite un an auparavant.

Je prescrivis pour traitement deux cuillerées à

bouche d'huile de foie de morue chaque matin, et le soir une cuillerée à bouche de dissolution d'iodure de barium, que je faisais prendre dans une tasse de tisane de houblon bien sucrée. Ce traitement a été continué pendant deux mois. J'avais, au préalable, le jour qu'on m'amena l'enfant, pratiqué une cautérisation avec l'acide sulfurique sur tout l'engorgement du genou; cette cautérisation fut suivie d'une grande suppuration, et vingt jours après, la tuméfaction avait diminué de quatre centimètres. Six semaines plus tard, le petit malade marchait facilement et n'avait plus qu'une légère claudication; la jambe pouvait librement s'étendre sur la cuisse. Je l'ai revu depuis, complétement guéri.

Charles Martroff, âgé de quatre ans et demi, rue d'Alger, n° 18, à La Chapelle Saint-Denis, banlieue de Paris, m'a été présenté le 2 novembre. Il avait le masque scrofuleux, le cou farci de ganglions engorgés. A l'âge de trois ans et demi, il avait éprouvé une fièvre cérébrale assez aiguë pour mettre ses jours en danger, et s'en était rétabli difficilement : la convalescence avait été longue. Trois mois après, sans cause connue, un des genoux était venu à se tuméfier. La douleur n'était pas d'abord très-vive; l'enfant continuait à marcher et pouvait encore prendre part aux jeux de ceux du voisinage. Petit à petit la tuméfaction avait augmenté, non-seulement dans les parties molles de l'articulation, mais encore dans les parties dures, puisque, indépendamment de l'engorgement pâteux du pourtour de la rotule, les condyles du fémur, surtout le droit, s'étaient aussi gonflés. Le périoste et le tissu cellulaire environnant l'extrémité supérieure du tibia montraient également de l'hypertrophie. La jambe était fléchie sur la cuisse sous un angle de 35° : les douleurs étaient devenues tellement fortes que le petit malade ne pouvait plus marcher.

Sous l'influence du traitement suivant, j'ai obtenu une guérison à peu près complète. Du 2 novembre au 15 du même mois, j'ai fait prendre le matin deux cuillerées à bouche d'huile de foie de morue dans la journée, et trois tasses d'infusion de houblon, dans chacune desquelles on faisait dissoudre 50 centigrammes de bicarbonate de soude. Le soir, on donnait 25 centigrammes de brômure de potassium ; la nuit, on tenait le genou enveloppé d'un large cataplasme de farine de graine de lin délayée dans une décoction de ciguë, cataplasme qui était remplacé le matin par des onctions avec la pommade d'iodure de plomb.

Au bout de quinze jours, les douleurs étaient devenues moins vives, mais le gonflement persistait. J'eus recours alors à la cautérisation par l'acide sulfurique, qui, dans l'espace d'un mois, enleva les deux tiers du gonflement des parties molles de l'articulation, et permit à l'enfant de marcher avec facilité.

Kurtz (Louis-Hippolyte), âgé de sept ans, de constitution lymphatique très-notable, demeurant à Paris, rue Contrescarpe, n° 34, me fut présenté au bureau central d'admission des hôpitaux, dans le mois d'avril 1846, pour une tumeur blanche du genou gauche qui existait depuis deux ans et demi. Cette affection s'était manifestée pendant la convalescence de la coqueluche, que l'enfant avait eue très-fort. Le cas était grave et donnait les caractères suivants. Le genou était très-gros, bosselé sur les côtés de la rotule et du ligament rotulien; les doigts, lorsqu'on pressait sur la peau, s'enfonçaient dans le tissu cellulaire hypertrophié et infiltré de tissu fibro-plastique. Il existait une fistule suppurante au-dessus de la tête du péronée et plusieurs cicatrices au-dessus du condyle interne du fémur. La jambe était fléchie sur la cuisse sous un angle de 35°; les mouvements d'extension et surtout de flexion causaient beaucoup de douleur; on pouvait faire exécuter à l'extrémité malade des mouvements latéraux sous les condyles du fémur, plus volumineux ici que dans l'autre membre. Le tibia avait glissé sur la partie postérieure des condyles.

Je regardai le cas comme très-mauvais. Cependant, et sans m'arrêter à une première impression, je cautérisai largement l'articulation malade avec l'acide sulfurique; j'obtins ainsi une énergique suppuration qui fut très-favorable. Je prescrivis à l'intérieur trois cuillerées à bouche, le matin, d'huile de foie de morue; dans la journée, plusieurs tasses de tisane de houblon, dans chacune desquelles on faisait dissoudre 50 centigrammes de bicarbonate de soude ; le soir, dans une tasse de la tisane, une cuillerée à bouche de solution de chlorure de barium. Après deux mois de ce traitement la fistule s'était tarie, les douleurs avaient cessé : mais il restait la fausse ankylose angulaire du genou, circonstance qui ne pouvait céder qu'à des moyens mécaniques.

Hyacinthe G..., de Buligny (Meurthe), âgé de 14 ans et demi, de constitution scrofuleuse, me fut présenté aux eaux de Plombières en 1848. Dans son enfance il avait eu de nombreux engorgements des glandes lymphatiques du cou. A douze ans il fit une chute sur le genou gauche, lequel devint immédiatement tuméfié, avec douleur fixe et sourde. Le jeune sujet garda le lit pendant un mois ou six semaines. Durant ce temps, on fit des applications de sangsues et l'articulation fut tenue couverte de cataplasmes émollients ; ce qui ne diminua pas la tuméfaction du genou, mais seulement l'intensité de la douleur. L'enfant recommença donc à marcher, avec de grandes précautions toutefois, car la plus légère secousse, le moindre choc, étaient pour lui des tortures.

Voici dans quel état je le trouvai lors de son arrivée à Plombières. Le genou malade était près de moitié plus gros que l'autre, sans changement de couleur à la peau ; les côtés du ligament rotulien, tuméfiés, présentaient un empâtement comme œdémateux et fluctuant : le jarret était plein, et deux ganglions tuméfiés se faisaient sentir au toucher dans le milieu du tissu cellulaire de cette partie, très-hypertrophiée. La jambe ne pouvait pas s'étendre complétement sur la cuisse, elle formait un angle de 25° avec celle-ci. L'aine du côté malade était remplie de tuméfactions lymphatiques. Le sujet ne pouvait marcher qu'à l'aide d'une canne à béquillon.

Le 16 août, commencèrent les exercices thermaux : bains de deux heures ; douche en arrosoir sur tout le membre, principalement sur le genou ; eau thermale en boisson, trois ou quatre verres chaque matin. A la sortie de la douche, on faisait une onction sur le genou avec la pommade d'iodure de plomb, d'extrait de ciguë et de camphre. Dans la journée, plusieurs verres d'eau minérale ferrugineuse.

Le 6 septembre, à la fin de la saison thermale, le genou était à peu près revenu à son volume normal ; la jambe pouvait s'étendre complétement sur la cuisse, et la marche s'opérait facilement sans support artificiel. Il n'y avait plus de douleurs.

M. *W*..., de Neuf-Brisach, âgé de vingt-cinq ans, d'un tempérament lymphatico-sanguin et de haute stature, avait dans son enfance manifesté quelques-uns des signes de la constitution lympathique au plus haut degré, signes qui s'étaient dissipés vers l'adolescence. Depuis environ dix ans, M. W...

éprouvait de la lassitude et même de la douleur dans le genou droit, surtout après une marche prolongée. Au mois de janvier 1848, il fit une chute sur le genou malade, et dès lors les douleurs devinrent permanentes : l'articulation se tuméfia, légèrement à la vérité, mais cette tuméfaction fut accompagnée d'une hydarthrose très-sensible sur les côtés du ligament rotulien. Par suite, la jambe ne pouvait plus s'étendre complétement sur la cuisse, de manière que la marche en était un peu gênée et entachée de claudication.

A la fin de juillet, M. W... vint à Plombières *faire une saison.* Tous les jours, d'après mes prescriptions, il prenait un bain de deux heures et une douche de vingt minutes; pendant le bain il buvait de cinq à huit verres d'eau thermale. Après ses exercices thermaux, il se frottait le genou avec la pommade d'iodure de plomb.

Au bout de quinze jours j'eus le plaisir de le voir tout à fait guéri. Il n'y avait plus de tuméfaction ni d'hydarthrose, et l'extension sur la cuisse s'opérait complétement.

Mais, dans une promenade à âne, M. W... fit une nouvelle chute sur le genou; une inflammation assez vive en fut la suite.

Quand le malade quitta Plombières, il souffrait encore de cette seconde chute. Après avoir combattu les principaux accidents inflammatoires, je pratiquai, la veille de son départ, des cautérisations avec l'acide sulfurique sur l'articulation encore un peu tuméfiée, espérant que ces cautérisations potentielles en modifieraient avantageusement l'état morbide.

CHAPITRE XVI.

Arthrite chronique coxofémorale ou subinflammation de la hanche (coxalgie).

Cette subinflammation a été décrite diversement, sous les noms de *tumeur blanche de la hanche*, de *coxarthrocace*, de *luxation spontanée*, etc.

Son diagnostic est très-souvent obscur, à cause de la profondeur de l'articulation coxo-fémorale et de l'épaisseur des parties molles qui l'entourent. C'est pourquoi je vois si souvent à mes consultations des subinflammations de la hanche que des médecins, instruits d'ailleurs, ont prises pour des luxations spontanées de la tête du fémur, et *vice versa*. Il faut, j'en conviens, une certaine habitude pour reconnaître, dans les cas difficiles, à laquelle de ces maladies on a affaire.

Depuis J. Louis Petit, l'arthrite chronique dont nous parlons a donné lieu à beaucoup de discussions que nous n'avons point à examiner ici, et que l'on trouvera amplement exposées dans les traités de chirurgie. Bornons-nous à la décrire.

L'arthrite chronique de la hanche, ou subinflammation de l'articulation iléo-fémorale, peut débuter sans avoir été précédée d'aucune manifestation scrofuleuse. C'est sa marche, c'est l'âge des sujets, ce sont les témoignages ultérieurs de la constitution strumeuse qui la font reconnaître. Les signes par lesquels elle s'annonce le plus ordinairement sont une raideur de l'articulation, une légère claudication accompagnée de douleurs sourdes et profondes dans la hanche, le malade traînant la jambe et le pied. Il arrive aussi que la douleur se fait d'abord sentir au genou; et cette douleur, quelquefois vive, a causé plus d'une erreur de diagnostic qu'on aurait certainement pu éviter, si l'on eût songé à imprimer des mouvements au membre et à exercer des pressions sur l'articulation iléo-fémorale, mouvements et pressions qui sont toujours douloureux là, tandis que le genou ne s'en affecte aucunement. Les douleurs de la hanche deviennent de plus en plus manifestes, surtout durant la marche et sous la pression: souvent même elles persistent pendant le repos et sont plus vives la nuit que le jour. A mesure qu'elles augmentent, la marche est plus difficile et se complique d'une claudication plus grande. Tout le pourtour de l'articulation, surtout dans la région fessière, se tuméfie, se tend, quelquefois sans changement de couleur à la peau.

Le pli de la fesse s'efface en partie et n'affecte plus la direction normale. Les symptômes généraux accompagnent toujours cette augmentation des douleurs et du gonflement. Au surplus, le malaise et l'état fébrile se développent quelquefois dès le commencement de la maladie, surtout si la suppuration doit arriver de bonne heure. Lorsque disparaît le gonflement des parties molles, et du tissu cellulaire si abondant dans le pourtour de l'articulation, l'aplatissement de la fesse lui succède. En attendant, les symptômes n'en restent pas là. Les malades finissent bientôt par ne plus pouvoir marcher ni se mouvoir : des frissons et une fièvre à type rémittent indiquent le développement du pus, et des abcès se montrent dans les environs du grand trochanter. Quand ces abcès sont ouverts, spontanément ou par le secours de l'art, ils fournissent une suppuration large et prolongée, tant à cause de l'abondance du tissu cellulaire dans ces régions, qu'en raison des altérations profondes de l'intérieur de l'articulation, ainsi la carie de la tête du fémur et de la cavité cotyloïde. Lorsque le ramollissement et la carie de cette cavité sont considérables, la tête du fémur peut l'abandonner. Si, par exemple, la destruction du rebord cotyloïdien a lieu dans sa partie externe et supérieure, la tête du fémur s'échappe à travers la capsule altérée et ramollie, et va se fixer dans la fosse iliaque externe où se forme une espèce de pseudo-articulation plus ou moins imparfaite. Le raccourcissement du membre est alors bien évident et réel.

La luxation spontanée de la tête du fémur dans la fosse iliaque externe n'est pas cependant la terminaison la plus ordinaire de la coxalgie ; celle-ci se résout bien plus souvent en ankylose ou fausse ankylose de l'articulation. La luxation en bas sur la fosse obturatrice et l'enfoncement dans le bassin par le fond de la cavité cotyloïde sont des accidents très-exceptionnels.

Lorsque cette redoutable maladie n'est pas soignée avec vigueur et rationnellement, elle peut se terminer par la mort ; et cela sans même que la tête du fémur ait abandonné sa cavité, mais à cause de la fièvre, de l'abondance de la suppuration et de la continuité des souffrances, qui amènent le dépérissement total de la constitution.

Dans ces dernières années, un praticien très-distingué, M. Bonnet, ex-chirurgien en chef de l'Hôtel-Dieu de Lyon, a apporté de nouvelles lumières à l'étude de la coxalgie. Il croit, d'après des expériences faites sur le cadavre, pouvoir établir des conséquences pratiques capables d'expliquer les causes de l'allongement du membre inférieur, les positions de la cuisse, la direction que suivent les liquides échappés de l'articulation. Ces expériences consistent en des injections forcées, pratiquées dans l'articulation iléo-fémorale : (voir le 2e volume du *Traité des maladies des articulations* de M. Bonnet, pages 262 et suivantes.)

Dans les coxalgies, la cuisse est nécessairement fléchie sur le bassin et dirigée en dedans, en dehors ou en avant. La première de ces positions est la plus fréquente, elle est toujours accompagnée de la rotation de la cuisse en dedans. La seconde s'observe moins souvent; avec elle, l'abduction du membre a pour conséquence constante la rotation en dehors. La troisième position enfin, ou flexion directe de la cuisse sur le bassin, sans inclinaison en dedans ou en dehors, est très-rare. Les causes de ces différentes flexions, d'après M. Bonnet, peuvent tenir à ce que, dans les maladies de la hanche, les altérations, quelles qu'elles soient, ont pour résultat de fixer la cuisse dans la position où elle se trouve naturellement dans le repos. Si les malades sont couchés sur le dos, le tronc relevé par des coussins se trouve fléchi sur la cuisse; s'ils sont couchés sur le côté, la flexion des membres inférieurs est indispensable pour élargir la base de sustentation. Mais une raison autrement déterminante, c'est que dans la flexion la cavité articulaire offre plus d'ampleur que dans l'extension; c'est pourquoi les malades choisissent instinctivement la position fléchie du membre malade, afin de relâcher la capsule distendue et de diminuer les douleurs.

Lorsqu'il se fait un épanchement de liquide, pus

ou sérosité, dans l'articulation coxo-fémorale, le membre inférieur se porte d'abord en dehors avec rotation dans le même sens, parce que la cavité articulaire se trouve moins distendue dans cette position.

La position la plus favorable pour la coxalgie est la flexion directe légère sur le bassin. La capsule n'est ainsi distendue dans aucun sens; la cavité cotyloïde est également comprimée à l'intérieur dans tous ses points; la luxation spontanée de la tête du fémur est donc peu à craindre. Si l'ankylose s'opère dans cette heureuse position, le malade a toutes chances de marcher facilement après la cure. Mais la terminaison de la coxalgie dans la flexion antérieure faible est très-rare; la flexion est presque toujours forte, s'approche plus ou moins de l'angle droit, et va même quelquefois jusqu'à former l'angle aigu avec le bassin. Nous possédons deux bassins sur lesquels les fémurs sont ankylosés à angle droit; sur l'un d'eux, la tête et le col du fémur ont disparu.

La position dans laquelle à l'abduction se joint la rotation en dehors est très-défavorable en général; car il y a toujours aussi en pareil cas un certain degré de flexion de la cuisse sur le bassin, ainsi qu'une forte saillie des fesses en arrière, avec cambrure exagérée de la moitié inférieure de l'épine Il existe en même temps une distension de la capsule en dedans, ce qui doit activer l'ulcération du bord interne du cotyle et produirait consécutivement, si le membre n'était pas ramené à des conditions meilleures, la luxation en dedans sur le trou sous-pubien.

Dans la flexion de la cuisse sur le bassin avec adduction et rotation en dedans, il y a distension de la capsule fibreuse et de la synoviale à leur partie postérieure et supérieure sur laquelle appuie la tête du fémur. De ces mauvais rapports résultent le ramollissement et l'ulcération qui lui est consécutive; puis, par la suite, si la maladie n'est pas traitée convenablement, la luxation en haut et en dehors de la tête du fémur sur l'os iliaque. On sait que lorsqu'une portion d'os est comprimée d'une manière permanente, cela favorise singulièrement son absorption. Dans ce genre de coxalgie, il y a toujours déformation et du tronc et du genou, ce qui doit amener tout au moins une grande difficulté dans la marche. L'épine supérieure et antérieure de l'os iliaque se trouve plus en arrière que du côté sain; la fesse est aussi beaucoup plus grosse.

Dans la position dont il s'agit, quand le malade est couché, le membre affecté repose quelquefois sur la cuisse saine ou va se placer derrière; alors le point d'appui de la partie inférieure du membre a lieu sur le bord interne du talon : le ligament latéral interne du genou est par conséquent distendu, et il y a compression en dehors des surfaces osseuses de l'articulation. M. Bonnet attribue à cette distension et à cette compression les douleurs que les malades éprouvent dans le genou, surtout étant couchés, douleurs qui seraient principalement dues à la compression du nerf saphène interne. Mais ce nerf se distribue aussi à la jambe et au pied, pourquoi les douleurs n'auraient-elles pas également leur siége dans ces parties? Nous avons vu, quant à nous, la douleur du genou s'étendre au pied, au mollet et à la partie postérieure de la cuisse. Un fait digne de remarque, c'est qu'aussitôt qu'un malade souffre de la hanche, le volume général du membre attaqué diminue rapidement et en proportion que la douleur s'accroît.

On rencontre des cas de coxalgie où il n'y a ni allongement ni raccourcissement; d'autres avec allongement sans raccourcissement et *vice versâ;* d'autres enfin où il y a allongement d'abord et raccourcissement ensuite. Dans les cas très-rares sans allongement ni raccourcissement, on trouve toujours une simple flexion en avant, qui tient à ce que le malade est resté constamment couché sur le dos, le tronc soutenu par des oreillers, sans jamais imprimer au membre de mouvements de rotation en dedans ou en dehors. J'en ai vu plusieurs exemples.

L'allongement du membre dans les coxalgies s'observe souvent dès le début de l'affection et va quelquefois jusqu'à 8 ou 10 centimètres. Ce phénomène peut dépendre de l'abaissement, du déversement du bassin sur le côté malade : alors la cuisse allongée se montre tournée dans la rotation en dehors; l'épine iliaque supérieure et antérieure correspondante est plus en avant que celle du côté sain. On remarque en même temps une flexion constante de la cuisse sur le bassin, le bassin et le fémur formant un angle ouvert en dehors.

Les auteurs ont attribué à diverses causes le phénomène de l'allongement du membre inférieur; ainsi, comme nous venons de le dire, à l'abaissement du bassin du côté malade, ou bien à l'accumulation de la sérosité dans l'articulation, au gonflement du paquet cellulo-graisseux situé au fond de la cavité cotyloïde, au gonflement des cartilages, à la tuméfaction de la tête du fémur, au relâchement des muscles qui entourent la hanche, etc. Il y a du vrai dans quelques-unes de ces données : toutefois, ce que nous avons déjà dit de l'allongement du membre malade nous dispense de les examiner. Les ouvrages de chirurgie ne laissent d'ailleurs rien à désirer à ce sujet.

Le raccourcissement du membre dans les coxalgies est plus fréquent que l'allongement. Quelquefois celui-ci le précède. Quand il y a raccourcissement, la cuisse, nous le répétons, est toujours fléchie sur le bassin, en même temps que celui-ci est souvent fléchi sur la cuisse et porté plus haut et plus en arrière, au lieu que dans l'allongement on le trouve placé plus bas et plus en avant. Ces observations appartiennent à M. Bonnet. Il serait facile de reconnaître, au surplus, que le raccourcissement n'est souvent qu'apparent, si les deux membres pouvaient être mis dans la même position; mais c'est une expérience impraticable lors des cas graves, parce que les os sont maintenus dans des rapports plus ou moins fixes, soit à cause de l'inégalité des surfaces articulaires, soit par la rétraction des muscles et la formation de tissus fibro-plastiques et fibreux autour de l'articulation.

La luxation spontanée de la tête du fémur est une des terminaisons les plus ordinaires de la coxalgie. Cette fatale résultante a lieu le plus souvent dans la fosse iliaque externe et s'opère par la face supérieure, postérieure et externe du cotyle, partie la moins forte et le moins protégée par les tissus mous. Les lésions qui favorisent la luxation sont l'ulcération de la cavité cotyloïde, surtout dans sa partie supérieure et externe, l'ulcération et la destruction de la tête et du col du fémur, le gonflement de la glande synoviale ou du paquet graisseux du fond de la cavité articulaire, l'ulcération de la capsule fibreuse, etc.

La luxation spontanée s'opère quelquefois sans que les os aient éprouvé la moindre altération, ni qu'il ait existé d'abcès, ce qui ne veut pas toujours dire qu'il n'y a pas eu de suppuration, celle-ci étant quelquefois résorbée au fur et à mesure de sa sécrétion, comme cela se voit assez fréquemment dans les courbures en arrière de la colonne vertébrale.

La luxation consécutive de la tête du fémur n'est pas toujours complète; elle s'établit souvent sur le bord postérieur externe du cotyle, évasé ou ulcéré dans cet endroit; la tête du fémur se trouve alors remontée plus haut et plus en arrière sans avoir tout à fait quitté la cavité cotyloïde : c'est même le genre de luxation le plus ordinaire. Lorsque la luxation est complète, la tête du fémur apparaît tout en dehors de la cavité, quelquefois même assez haut sur la fosse iliaque externe, comme dans les luxations traumatiques.

Mais la conclusion la plus commune de la coxalgie est l'ankylose vraie ou fausse de la hanche. Cette ankylose résulte de la formation de tissus nouveaux, fibreux, lardacés, cartilagineux, osseux, qui a toujours précédé celle du tissu fibro-plastique; des inégalités des surfaces osseuses de l'articulation; de diverses rétractions musculaires; enfin de l'ossification des surfaces osseuses entre elles. Les ankyloses sont d'autant plus graves que la cuisse est plus fléchie sur le bassin. Mais nous parlerons amplement de ces difformités dans notre *Traité d'orthopédie*, qui suivra de près la présente publication.

Les observations qu'ont va lire montreront sur quoi nous avons basé notre diagnostic et quel mode de traitement nous avons l'habitude d'employer.

Romain Lanaux, âgé de dix ans, demeurant à la barrière de Reuilly, chemin des Marais, n° 3 (extra-muros), d'une constitution scrofuleuse, attaqué chaque hiver de tuméfactions glanduleuses au cou. Ce jeune sujet a été tenu, jusqu'à l'âge de huit ans, dans un logement bas et humide. Il a eu le ventre gros et chaud dans sa première enfance, et, par intervalle, il éprouvait de fortes douleurs dans l'épigastre, les flancs et l'aine droite. Malgré ces douleurs, il continuait de prendre part aux jeux de son âge; mais, depuis un an, la douleur de l'aine s'étant étendue à l'articulation coxo-fémorale et même au genou pendant la nuit, le sujet avait dû garder le lit : un dévoiement très-abondant, compliqué de fièvre et de violentes coliques, avait mis ses jours en danger pendant plus d'un mois. Ces graves accidents ayant diminué, les parents s'aperçurent que l'extrémité inférieure du côté malade semblait plus longue que l'autre. Cette apparence d'allongement dura plusieurs mois : puis la région de la hanche devint beaucoup plus grosse, plus douloureuse, et le membre parut se raccourcir de jour en jour. Quelques mois encore après ce pseudo-raccourcissement, survint un abcès qui s'ouvrit de lui-même en arrière du grand trochanter. Le médecin qui avait vu l'enfant pensait que la tête du fémur s'était luxée en haut et en arrière sur la fosse iliaque externe. Enfin, le jeune Romain me fut présenté à l'hôpital Saint-Antoine le 30 octobre 1841.

En l'examinant attentivement, je vis que la tête du fémur n'était pas luxée et que le raccourcissement du membre provenait simplement de l'élévation du bassin du côté malade et de son déversement de l'autre. Une cautérisation avec l'acide sulfurique sur le pourtour de l'articulation coxo-fémorale, une position convenable du membre malade, à l'intérieur l'huile de foie de morue, la tisane de houblon avec addition de bicarbonate de soude, eurent bientôt dissipé les accidents inflammatoires, et l'enfant put marcher quelque temps après, en conservant toutefois un peu de claudication occasionnée par une légère flexion de la cuisse sur le bassin.

Marie Venzac, âgée de sept ans, de constitution scrofuleuse, demeurant à Paris, rue Saint-Honoré, n° 266, me fut présentée au bureau central d'admission des hôpitaux le 17 novembre 1841. Je trouvai qu'il existait depuis quatre ou cinq mois chez cet enfant une tuméfaction dans les environs de l'articulation coxo-fémorale gauche, surtout à la partie externe et supérieure du grand trochanter avec une violente douleur de la hanche et du genou; à peine si la pauvre petite pouvait faire trois ou quatre pas sans être soutenue. Le membre abdominal atteint paraissait plus long de deux centimètres que celui du côté opposé, à cause du déversement du bassin ; la cuisse était dans la rotation en dedans, et un peu fléchie sur le bassin, contrairement à la règle générale qui veut que, pour l'élongation d'un membre, celui-ci soit dans la rotation en dehors.

Je conseillai le repos au lit, une application de huit sangsues sur le pourtour de l'articulation, et pendant huit jours des cataplasmes de farine de lin, délayés avec une décoction de morelle et de ciguë. La semaine suivante, je fis appliquer des ventouses scarifiées, et quelques jours plus tard un large vésicatoire. Dans la première quinzaine de décembre, l'enfant me fut présenté de nouveau. Le traitement que j'avais prescrit avait eu le meilleur résultat, la marche pouvait s'opérer avec une légère claudication et presque sans douleur ; la tuméfaction de la hanche avait diminué des deux tiers. Mais je m'aperçus alors qu'il existait une déviation dans la colonne vertébrale : la courbure inférieure, comprenant les vertèbres lombaires et les trois dernières dorsales, était dirigée à droite et en arrière, et présentait une flèche de 15 millimètres. La courbure supérieure, en sens inverse, c'est-à-dire dirigée à gauche, comprenait les trois dernières vertèbres cervicales et les sept premières dorsales, et affectait les mêmes conditions. Le bassin était fortement déversé à gauche ; si l'on fixait un fil à plomb supérieurement au tubercule de l'atlas, ce fil venait tomber sur le milieu de la fesse droite. Les épaules et les côtés n'étaient pas encore déformés. En faisant coucher le sujet sur le ventre, on voyait s'effacer complétement la courbure supérieure, mais l'inférieure ne diminuait que de moitié.

La petite malade avait aussi, depuis trois ou quatre mois, une carie de l'extrémité du gros orteil; ce mal était la suite d'une engelure.

Jusqu'à l'âge de cinq ans et demi, la jeune Marie Venzac s'était bien portée. On lui avait fait alors habiter un logement bas et humide, et c'était dans ce logement que l'affection avait débuté par une ophthalmie scrofuleuse qui avait duré six mois.

Je terminai dans l'été de 1842 la guérison de ce cas de coxalgie par la pommade émétisée, les bains salés, et la tisane de houblon au bicarbonate de soude alternée avec l'eau minérale ferrugineuse de Passy.

Le 20 mai 1835, j'ai été consulté pour le jeune *Hippolyte Vitet*, âgé de trois ans et demi, demeurant à La Villette, quai de Seine, n° 91. Cet enfant était atteint depuis six mois d'un engorgement considérable de la hanche droite, accompagné de violentes douleurs. Le membre abdominal présentait une augmentation de longueur de six lignes; la jambe se trouvait un peu dans l'abduction, et la cuisse fléchie légèrement sur le bassin. Il y avait plus de deux mois que l'enfant avait cessé de pouvoir se tenir debout ; tous les membres étaient douloureux.

Malgré des applications de sangsues, le repos absolu, les émollients et les pommades résolutives appliquées sur la partie tuméfiée, nous vîmes, au bout de deux mois, se faire une luxation sur l'os iliaque en haut et en arrière.

On m'a présenté, le 3 mai 1846, au bureau central d'admission, *Eugénie Desnoyers*, demeurant rue Saint-Denis, n° 180. Cette petite fille, âgée de huit ans et trois mois, de constitution lymphatique, de complexion scrofuleuse, présentait un allongement de sept centimètres du membre inférieur droit. La cause en était dans l'abaissement du bassin sur le côté attaqué : l'épine supérieure et antérieure de l'os des îles étant plus basse que celle du côté gauche de sept centimètres exactement, la tête du fémur n'avait donc pas quitté la cavité cotyloïde. Les parties génitales étaient dirigées sur le côté gauche, et le membre atteint derrière le membre opposé. Il existait une tuméfaction au-dessus du grand trochanter et dans la région de l'aine. Les mouvements étaient très-douloureux ; cependant l'enfant n'avait jamais accusé de souffrance au genou, mais seulement dans le talon.

La maladie datait de trois mois seulement, d'une chute que la petite Eugénie avait faite sur la hanche. Jusqu'à l'âge de sept ans et demi la santé avait été assez généralement bonne; mais depuis, l'enfant avait habité un logement très-humide.

Le jour qu'on me la présenta, je pratiquai la cautérisation avec l'acide sulfurique. Le brômure de potassium et l'huile de foie de morue ont achevé la cure.

Clémence Fisher, âgée de quatre ans, demeurant rue Pavée-Saint-Sauveur, n° 9, blonde, assez d'embonpoint, de constitution éminemment lymphatique, portant les signes de la complexion scrofuleuse, ayant les ganglions lymphatiques du cou engorgés. Cette petite fille me fut amenée au bureau central d'admission, le 9 novembre 1850. En l'examinant, je vis qu'elle avait de la tuméfaction et ressentait de vives douleurs dans l'aine gauche ainsi qu'au pourtour du grand trochanter. Le membre inférieur gauche était légèrement fléchi sur le bassin, avec rotation en dehors et abaissement du bassin de deux centimètres à peu près, ce qui le faisait paraître plus long que l'autre. Quand on voulait faire exécuter quelques mouvements à l'enfant, elle poussait des cris perçants, et l'os iliaque semblait suivre la direction que prenait la tête du fémur. Le pli de la fesse était presque effacé, et ce qui en restait se montrait dans une ligne inférieure à la ligne naturelle. Au dire des parents, l'affection datait seulement d'un mois : par affection il faut entendre la tuméfaction, car il y avait quatre ou cinq mois déjà qu'il arrivait à l'enfant de boiter après avoir un peu marché. Ils ne connaissaient, au reste, aucune cause à cette maladie : la petite s'était toujours bien portée d'ailleurs, seulement tous les hivers elle avait eu mal aux yeux. On l'avait élevée, m'apprirent-ils cependant, dans une chambre située au nord, où couchaient six personnes, et qui servait à tout faire, la cuisine et le reste.

Je cautérisai immédiatement cette petite fille par l'acide sulfurique; je prescrivis l'huile de foie de morue à l'intérieur, et la pommade d'iodure de plomb. Six semaines après, on me la ramena; les douleurs avaient cessé et la marche était devenue facile.

Lecointre (*Isidore*), âgé de sept ans, demeurant à Paris, rue Descartes, nº 42, d'une constitution scrofuleuse, ayant depuis l'âge de deux ans le cou farci de ganglions lymphatiques engorgés, circonstance contemporaine du percement très-difficile de ses grosses dents. Le 26 juin 1848 cet enfant tomba d'une barricade sur le côté droit, et le lendemain, il ne put marcher qu'en boitant beaucoup, avec de vives douleurs dans la hanche et le genou, difficultés et douleurs qui s'accrurent au point qu'au mois d'octobre, quand il me fut amené, il était obligé, pour marcher, de se porter sur les orteils et la face inférieure des articulations métatarso-phalangiennes. Le genou malade était de quatre centimètres plus gros que l'autre; il y avait, en outre, une tuméfaction de la hanche au-dessus du grand trochanter qui se prolongeait dans l'aine. La jambe était fléchie sur la partie postérieure de la cuisse, sous un angle de 30°, et la cuisse sur le bassin, sous un angle de 25°. Les articulations de la hanche et du genou étaient très-douloureuses. L'atrophie du membre était complète. Pendant la marche, opération pénible et pleine de souffrances, le pied se dirigeait en dehors, à cause de la rotation du membre dans ce sens, et le corps s'inclinait sur le côté malade.

J'essayai pendant un mois de moyens doux qui ne réussirent point; ce que voyant, je pratiquai la cautérisation sur la hanche et le genou. Vint ensuite le traitement que nous avons déjà décrit.

Marie T....., de Clairefontaine (Vosges), âgée de vingt et un ans, d'une constitution lymphatique, fille de cultivateurs. A l'âge de dix-sept ans, après avoir habité une maison humide et essuyé plusieurs attaques de rhumatisme, elle commença à souffrir de la hanche droite, qui bientôt se tuméfia, principalement dans le pourtour de l'articulation coxo-fémorale. Voici en quel état je la trouvai lorsqu'elle vint à Plombières me consulter le 12 août 1848.

La hanche toujours tuméfiée; l'articulation de l'os de la cuisse avec le bassin douloureuse et quasi privée de mouvement. Quand on voulait faire exécuter des mouvements à la cuisse dans le sens de la flexion ou de l'abduction, ces mouvements ne semblaient s'opérer que par l'os iliaque, seul mobile désormais. La malade étant couchée sur un plan solide, le membre inférieur paraissait raccourci de près de deux pouces, ce qui avait fait croire d'abord à l'existence d'une luxation spontanée de la tête du fémur. J'examinai attentivement le bassin, et je vis bientôt que la tête du fémur n'avait pas quitté sa cavité, mais que l'inégalité de longueur des deux membres provenait du déversement du bassin sur le côté normal.

On doit comprendre, d'après ce que je viens de dire, que cette jeune fille devait marcher très-difficilement et en boitant beaucoup.

Quand je fus consulté, la malade venait de prendre les eaux de Plombières, pendant une *saison*, sans résultat avantageux. Je lui conseillai d'aller passer huit jours dans sa famille, et de revenir au bout de ce temps essayer d'une seconde saison, ce qu'elle fit. A son retour, je lui prescrivis un bain de deux heures chaque matin, dont la première heure dans la piscine du bain tempéré, et la deuxième dans le côté le moins chaud du bain des Capucins. Ce bain pris, on administrait une douche sur la hanche. Au traitement thermal j'ajoutai des frictions sur l'articulation malade avec la pommade de protoiodure de fer, de ciguë et de camphre, le matin à la suite du bain et de la douche, et le soir en se couchant. La malade prenait en outre 15 centigrammes d'iodure de barium dans un verre d'eau thermale. Chaque jour je lui faisais exécuter des mouvements de la cuisse sur le bassin, en ayant soin de tenir l'os iliaque dans l'immobilité.

Sous l'influence de ce traitement, qui dura un mois, la tuméfaction de la hanche se dissipa, et les mouvements de la cuisse sur l'os iliaque devinrent faciles et sans douleur. La malade quitta Plombières n'ayant presque plus d'inclinaison du bassin et boitant fort peu. Elle se regardait comme guérie.

Marie V....., du Val d'Ajol, âgée de trente et un ans, non mariée, d'une constitution éminemment lymphatique. Elle avait eu dans son enfance des tuméfactions des ganglions lymphatiques du cou, lesquelles avaient abcédé et laissé des cicatrices. A l'âge de vingt-quatre ans, elle ressentit pendant quelques mois de la douleur dans la hanche droite, douleur qu'une saison des eaux de Plombières dissipa. Au mois de janvier 1847, le même accident se répéta, accompagné cette fois d'une tuméfaction de l'articulation coxo-fémorale. La malade fut obligée de garder le lit pendant six semaines, et quand elle put commencer à se lever, elle ne fléchissait plus la cuisse sur le bassin; le membre inférieur droit paraissait moins long que le gauche; la marche était devenue difficile et claudicante. Le 10 août 1848, cette malade vint à Plombières me consulter : je constatai son état ainsi qu'il suit. Tous les signes caractéristiques de la constitution; la hanche droite plus grosse que la gauche, surtout dans le pourtour de l'articulation coxo-fémorale; le membre inférieur droit opérant la rotation en dedans; la cuisse ne fléchissant pas complétement sur le bassin. Il y avait dans l'articulation une raideur qui ne pouvait être vaincue sans de notables douleurs.

Une saison thermale avait déjà été prise dans le mois de juin, mais elle n'avait point eu de résultats satisfaisants, sans doute à cause d'une mauvaise direction. Le 11 août, j'en fis commencer une nouvelle qui réussit beaucoup mieux, car à la suite disparurent bientôt les douleurs de la hanche, la tuméfaction, la raideur, etc. J'ajoutai aux bains, douches, étuves et boissons, des onctions avec la pommade d'iodure de plomb, d'extrait de ciguë et de camphre; et tous les deux jours on pratiquait des manipulations afin de faire exécuter à la cuisse des mouvements de flexion et d'abduction.

Marie V..... a quitté Plombières dans l'état le plus satisfaisant, marchant très-facilement, ayant les mouvements libres et boitant à peine.

CHAPITRE XVII.

Arthrite chronique tibio-tarsienne ou subinflammation de l'articulation du pied.

La subinflammation de l'articulation tibio-tarsienne résulte le plus ordinairement d'une diastasis ou d'une entorse de l'articulation du pied avec la jambe. La simple fatigue de l'articulation provenant, par exemple, d'une marche forcée, peut suffire même pour la produire.

Cette affection est fréquente, généralement grave, et se prolonge parfois durant de longues années en donnant naissance à tous les phénomènes qui constituent les tumeurs blanches. Dans ce genre de subinflammation, la claudication accompagne immédiatement la douleur. Les malades marchent avec précaution, ils évitent avec soin de poser leur pied sur un sol inégal. Presque en même temps aussi se développe de la tuméfaction autour et au-dessus des malléoles, et dans toute la partie postérieure du pied ; que les malades alors continuent à vouloir marcher, la douleur et le gonflement augmentent rapidement, et la marche devient impossible, à moins qu'on ne se serve de béquilles.

Si la maladie se montre chez un sujet éminemment lymphatique, scrofuleux, la subinflammation produira une tuméfaction énorme, qui pourra durer longtemps sans développement d'abcès, malgré l'abondance des tissus de nouvelle formation ou fibro-plastiques répandus dans le pourtour de l'articulation. L'inflammation se propage rapidement des parties molles aux parties dures et aux os par les capillaires rouges et blancs sous-séreux, sous-cartilagineux. Le périoste enflammé, épaissi, se trouve quelquefois soulevé par des couches osseuses de nouvelle formation qui amènent une diminution plus grande des extrémités osseuses du tibia et du péronée. La phlogose se communique facilement par cette voie à l'astragale, au calcanéum, et quelquefois aux autres os du tarse.

Lorsque les abcès commencent à se former dans quelque point de l'articulation, la douleur devient excessivement vive, et l'ouverture seule des dépôts peut la modérer : aussi est-ce une opération que je n'hésite jamais à faire quand je reconnais de la fluctuation, sachant surtout combien la prolongation d'une douleur aiguë peut agir fatalement sur la constitution. Les abcès se montrent dans tout le pourtour de l'articulation, mais principalement dans les environs du tendon d'Achille et la région des malléoles. Aussitôt que j'ai fait évacuer la collection purulente par l'application, répétée pendant quelques jours, de larges cataplasmes de farine de lin narcotisés, je cautérise largement toute l'articulation malade avec l'acide sulfurique. Ce moyen énergique, aidé d'un bon régime et de médications appropriées, m'a presque toujours suffi pour mener à bonne fin la guérison d'une affection, si redoutable quand elle n'est pas traitée convenablement.

Tout ce que nous avons dit, au reste, des subinflammations en général se rapporte parfaitement bien à celle-ci. Nous allons en rapporter quelques observations qui, outre l'intérêt qu'elles nous paraissent présenter, pourront servir de guide aux jeunes praticiens dans le traitement de cette variété de la maladie.

Au mois de mars 1849, je fus consulté pour un jeune garçon de Belleville, âgé de douze ans, atteint depuis 1843 d'une subinflammation de l'articulation du pied gauche avec la jambe. Ce jeune garçon, d'une constitution scrofuleuse, avait eu dans les premières années de sa vie des engorgements ganglionnaires au cou, des ophthalmies chaque hiver, et un grand nombre de ces abcès dermiques lenticulaires violacés qui sont une des manifestations des scrofules. Depuis l'âge de six ans, époque de l'apparition de la maladie de l'articulation tibio-tarsienne, l'enfant n'avait plus eu d'ophtalmies ni d'abcès, mais on avait vu les ganglions lymphatiques de l'aine gauche se tuméfier en grand nombre, comme plusieurs aussi dans le creux du jarret. J'interrogeai les parents : selon eux, l'affection devait remonter à une course un peu trop longue faite par leur enfant quinze jours après la résolution d'une maladie éruptive (la scarlatine). En revenant le soir de cette promenade forcée, le petit avait en effet témoigné de la douleur dans l'articulation tibio-tarsienne; et le lendemain il ne pouvait plus marcher. Il n'y avait cependant aucune apparence de gonflement. Des cataplasmes de farine de lin avaient été appliqués pendant quinze jours, matin et soir, d'après les conseils d'un médecin, mais sans avantage; le jeune malade continuait à souffrir assez vivement pour ne pas même oser poser le pied par terre. Aux cataplasmes avaient succédé les pommades de toutes sortes, les remèdes de bonne femme, sans que le membre en fonctionnât mieux : la locomotion se faisait par suspension, pour ainsi dire, à l'aide d'une béquille et d'un béquillon. Quatre ou cinq mois après l'invasion, et l'articulation affectée étant devenue très-volumineuse, on aperçut de la fluctuation au-dessous de la malléole externe; un coup de lancette y fut donné, qui fit sortir une assez grande quantité d'un liquide blanc et sanguinolent. A la suite de cette ponction, l'état du membre sembla s'améliorer; l'enfant put quitter sa béquille et marcher avec deux bâtons en touchant le sol de la pointe du pied. Enfin, depuis l'âge de sept ans jusqu'à onze, l'articulation tibio-tarsienne était restée grosse, douloureuse et sujette aux collections purulentes ; il se développait dans le pourtour deux ou trois abcès par an.

Lorsqu'on me présenta le sujet, le pied formait une ligne droite avec la jambe, c'est-à-dire un pied équin direct qui ne touchait le sol que par la face inférieure des orteils et les articulations métatarso-phalangiennes. Je conseillai la section du tendon d'Achille d'abord : pensant que le retour à l'état normal des surfaces articulaires serait pour le malade d'un immense avantage, puisqu'il en résulterait la restitution au membre de sa vraie base de sustentation, à savoir la plante du pied et le talon, et à la mortaise tibio-péronienne son point d'appui naturel, qui est la face supérieure de la partie articulaire de l'astragale et non le bord postérieur de cette poulie. Or, on comprend très-bien que le frottement sur une partie anguleuse doive être une cause permanente de douleur et d'irritation dans l'articulation du pied avec la jambe. Mes prévisions se réalisèrent. Quinze jours après la section du tendon d'Achille, le pied pouvait être fléchi à angle très-aigu sur la jambe, et le malade ne souffrait plus. Avec un bon traitement j'eus bientôt fait disparaître le reste de l'inflammation.

M. Jules C....., de Rouen, d'une constitution lymphatico-sanguine, laquelle avait été éminemment lymphatique dans l'enfance du sujet, jouissait toutefois d'une assez bonne santé, quand, à l'âge de seize ans, il contracta une entorse du pied gauche qui le fit boiter pendant quelques jours, bien qu'alors il n'existât qu'un léger empâtement autour des malléoles, empâtement à peine sensible quand le membre était en repos. Bientôt donc la claudication disparut; mais dès que M. J. C..... avait fait une course un peu longue, il ressentait de la douleur dans l'articulation tibio-tarsienne et boitait de nouveau, principalement s'il lui était arrivé de cheminer sur un sol inégal et raboteux. Un nouveau repos dissipait en quatre ou cinq jours ces désagréables symptômes, qui se hâtaient de reparaître à la première marche poussée jusqu'à la fatigue. Les choses durèrent ainsi pendant deux ans, avec des alternatives de bien et de mal. Au carnaval de 1838, après avoir passé un jour et une nuit dans les plaisirs, le malade sentit comme d'ordinaire revenir les douleurs et la claudication, mais très-persévérantes cette fois et très-tenaces. Le pied devint le siége d'une grande inflammation et de violentes souffrances, état que le malade désignait sous le nom de *coup de sang*. Cette grave rechute obligea M. J. C..... à garder le lit pendant quatre mois. Dans le courant du premier mois plusieurs applications de sangsues furent faites et des cataplasmes émollients continuellement appliqués; pendant ceux qui suivirent, on employa encore les antiphlogistiques, alternés avec d'autres moyens plus ou moins rationnels. Enfin, M. J. C..... parvint à se lever et à marcher sur des béquilles, à condition de ne point toucher le sol du pied malade, toujours gonflé et douloureux. Voyant que tout ce qui avait été fait demeurait sans résultat, un médecin conseilla une pommade qui dépouilla l'articulation de son épiderme, fit souffrir horriblement le malade et ne donna point d'amélioration. D'autres appliquèrent les moxas, le fer rouge ; tout cela sans aucun fruit.

Sérieusement et justement inquiété par un mal qui, loin de diminuer, devenait de jour en jour plus grave ; redoutant surtout l'amputation qu'un chirurgien célèbre lui avait fait entrevoir, M. J. C... se décida enfin à venir me consulter et, le 12 février 1839, il entra dans mon établissement orthopédique.

Toute l'articulation tibio-tarsienne était tuméfiée, d'un rouge violacé. On apercevait la trace de quatre raies faites par le fer rouge et qui suppuraient encore en quelques points de leur étendue. Le membre était d'une sensibilité excessive, surtout dans l'articulation tibio-tarsienne et au-dessous des malléoles. Le pied étant posé à terre, le talon s'écartait du sol d'environ six centimètres. Ce raccourcissement des muscles du mollet était permanent et il y avait impossibilité absolue d'abaisser le talon d'un centimètre seulement quand on essayait de fléchir le pied sur la jambe. Notre malade avait donc un pied équin consécutif.

Avant de tenter la guérison de ce pied-bot nous

dûmes chercher, sinon à guérir complétement la subinflammation, du moins à la diminuer de beaucoup. En conséquence, nous commençâmes par faire garder le lit et prescrivîmes des applications de sangsues autour de l'articulation malade, que nous tenions constamment enveloppée dans de larges cataplasmes de farine de lin, rendus légèrement résolutifs et narcotiques. Au bout de six semaines de repos absolu et d'un traitement assez actif, le pied était revenu à des dimensions à peu près normales, et ne causait plus de douleur que lorsque le malade cherchait à s'en faire un point d'appui. Encouragé par ce bien-être préliminaire, M. C..... me demanda avec instance de lui faire la section du tendon d'Achille, persuadé, disait-il, que son pied serait bientôt ramené à sa vraie direction, et qu'un jour il pourrait enfin s'en servir sans éprouver cette grande souffrance qui lui frappait *la racine* quand il essayait de se porter dessus. Je cédai à ses désirs, et à la fin de mars, je pratiquai la section sous-cutanée, qui ne fut pas chez lui plus douloureuse que chez les autres malades, quoique le tendon fût environné d'une grande quantité de tissu cellulaire hypertrophié et comme œdémateux. Huit jours après la section, le pied non-seulement était à angle droit avec la jambe, mais pouvait être porté assez haut dans la flexion pour former un angle très-aigu. Quelques jours plus tard, notre malade marchait avec une seule béquille. Au mois de mai, il quitta mon établissement n'ayant plus la moindre inflammation et se regardant comme guéri tout à la fois de son entorse et de son pied-bot.

Mademoiselle *Adelina M.....*, des environs de Mantes, d'une constitution scrofuleuse, âgée de dix-huit ans, est entrée dans mon établissement orthopédique au mois de février 1852, pour y être traitée d'un pied équin-varus qui datait de 1838. Ses parents attribuaient son infirmité à une entorse ayant entraîné une violente inflammation de l'articulation tibio-tarsienne, laquelle avait passé à l'état chronique et déterminé de nombreux abcès dans le pourtour de l'articulation, principalement vers la partie postérieure. Lorsque cette jeune fille me fut amenée, je constatai l'état suivant.

L'articulation tibio-tarsienne malade était de trois centimètres plus forte que l'autre. Il existait dans le pourtour du tendon d'Achille trois cicatrices, indices d'anciens abcès ayant suppuré pendant longtemps, celui surtout qui s'était ouvert le plus bas, à la partie supérieure et interne du calcanéum. A ce dernier abcès avait succédé un écoulement séro-purulent, quelquefois mêlé de parcelles osseuses, qui avait duré plus de dix ans. Ce trajet fistuleux avait fini par se cicatriser en 1850, et la coloration violacée de toute l'articulation malade s'était dissipée en quelques mois. Le pied affectait l'extension avec déviation en dedans, et n'était en rapport avec le sol que par la face inférieure des trois dernières articulations métatarso-phalangiennes et des orteils correspondants, ce qui constituait, autrement dire, un pied-bot *équin-varus*, avec élévation du talon de douze centimètres. Le sujet marchait péniblement, avec douleur, et soutenu sur deux béquillons.

A son entrée dans mon établissement, je fis mettre cette jeune fille au lit; elle le garda quinze jours. Pendant ce temps, chaque nuit on enveloppait l'articulation tibio-tarsienne de larges cataplasmes de farine de lin, délayée avec une décoction de ciguë; le matin, après avoir enlevé le cataplasme, on pratiquait au même lieu d'abondantes onctions d'une pommade résolutive. Ce traitement ayant fait disparaître en partie les douleurs, j'opérai la section du tendon d'Achille, qui me permit de ramener en huit jours le pied dans sa direction normale. Un mois après cette petite opération, Mlle Adelina commençait à marcher, ce qu'elle continua à faire de mieux en mieux et très-promptement, puisqu'elle put quitter ma maison le 28 avril, tout à fait guérie et de sa tumeur blanche et de son pied-bot.

La subinflammation de l'articulation tibio-tarsienne est une affection fréquemment observée.

J'ai pour, ma part, occasion d'en voir fort souvent à ma consultation du bureau central des hôpitaux : en un seul jour, le 28 avril 1852, j'ai été consulté pour treize cas de ce genre, dont huit nouveaux, c'est-à-dire qui m'étaient amenés pour la première fois. Parmi ces tumeurs blanches du pied, il y en avait qui dataient de plusieurs années : c'est pourquoi presque toutes étaient compliquées de raccourcissement des muscles du mollet, les jeunes malades ayant tenu leur pied dans l'extension pendant un temps plus ou moins long. Je ne doute pas que, pour achever la guérison de ces cas, il ne faille recourir à la ténotomie.

CHAPITRE XVIII.

Subinflammation et arthrite chronique de la colonne vertébrale. Courbures de la colonne vertébrale en arrière. Excurvations. Gibbosités ou courbures angulaires.

Les courbures vertébrales doivent être divisées en deux variétés, non-seulement en raison de leur forme, mais encore en raison de leur gravité. Nous désignerons les unes sous le nom d'*excurvation;* ce sont les courbures arrondies, sans projection bien évidente des apophyses épineuses. Les autres seront désignées sous le nom de *gibbosité* ou de *courbure angulaire* : on les trouve accompagnées de la projection d'une ou de plusieurs apophyses épineuses, saillie due à la destruction plus ou moins complète du corps des vertèbres. La destruction du corps des vertèbres peut avoir lieu de différentes manières, et s'opérer rapidement ou lentement, comme nous le ferons voir tout à l'heure. Préalablement nous allons présenter une espèce de tableau de 303 observations de courbure de l'épine en arrière, que nous avons relevées en compulsant nos cahiers d'observations. Ce tableau nous aidera à faire comprendre ce que nous avons à dire dans le cours de ce chapitre.

Les 303 observations comprennent 187 cas d'*excurvation* et 116 de *gibbosité*. Parmi les sujets observés se trouvaient 148 garçons et 155 filles.

La première variété des courbures de la colonne vertébrale en arrière, l'*excurvation*, se manifeste principalement pendant les trois premières années de la vie, surtout à l'époque du sevrage et de la première dentition : on l'a rencontrée à peu près à nombre égal chez les enfants de l'un et de l'autre sexe. Ainsi, sur 152 enfants atteints de cette difformité et qui n'avaient pas dépassé l'âge de 3 ans, nous avons compté 80 garçons et 72 filles. Plus tard, les filles y sont un peu plus exposées que les garçons : parmi les sujets de 3 à 8 ans soumis à notre observation, nous avons rencontré 7 garçons et 8 filles; parmi ceux de 15 ans et au-dessus, 2 garçons et 5 filles. Mais en prenant le total des individus de chaque sexe atteints de cette difformité aux différents âges de la vie, nous retrouvons à peu près un chiffre égal pour les garçons et pour les filles, ainsi 95 pour les unes et 92 pour les autres.

Quant à la *gibbosité* ou *courbure angulaire de l'épine*, nous trouvons encore peu de différence entre les deux sexes, puisque sur 116 sujets atteints, nous avons compté 62 garçons et 54 filles; savoir : dans les premières années de la vie, 17 garçons et 13 filles; depuis 3 ans jusqu'à 8 ans, 27 garçons et 21 filles; de 8 à 15 ans, 13 garçons et 16 filles, et de 15 ans et au-dessus, 5 garçons et 4 filles. Comme on le voit, la différence est en faveur des filles; mais elle est peu marquée. Il n'en est pas de même pour les déviations latérales de l'épine : celles-ci, à la vérité, se rencontrent à peu près en nombre égal chez les garçons et chez les filles jusqu'à l'âge de 8 ans; mais, à partir de cet âge, la disproportion est énorme : sur 10 sujets, à peine trouve-t-on 2 garçons.

Les courbures de la colonne vertébrale en arrière sont quelquefois compliquées de courbures latérales. Nous avons vu 49 fois l'excurvation se présenter dans ce cas, 31 fois chez des filles et 18 fois chez des garçons. Dans les gibbosités,

10 fois seulement nous avons rencontré la complication bien apparente.

Une autre complication grave et que l'on observe souvent dans ces difformités, c'est la faiblesse, et même la paralysie partielle ou totale des membres inférieurs. Chez les sujets affligés d'excurvation, nous avons trouvé 152 cas de faiblesse et 72 de paralysie : 63 sujets seulement avaient conservé une certaine force. Dans les gibbosités, 95 sujets avaient été atteints, dont 32 de faiblesse et 63 de paralysie ; 21 sujets seulement avaient continué de pouvoir marcher sans peine.

Relativement aux régions de l'épine où existaient les courbures en arrière, voici le résultat de nos observations. *Excurvation* : 93 fois dans la partie inférieure de la région dorsale et la partie supérieure de la région lombaire de l'épine ; 21 fois dans le milieu de la région dorsale ; 20 fois dans la partie supérieure de cette région ; 15 fois dans les vertèbres lombaires et les deux ou trois dernières dorsales ; 13 fois dans la région lombaire seulement ; 9 fois dans les cinq ou six dernières dorsales ; 7 fois dans la région cervicale ; 5 fois dans les deux ou trois premières dorsales et les deux ou trois dernières cervicales. *Gibbosité* : 41 fois nous avons vu la difformité occuper la partie inférieure de la région dorsale de l'épine et supérieure des lombes ; 16 fois la moitié supérieure de la région dorsale ; 15 fois la région lombaire et les trois dernières dorsales; 12 fois le milieu de la région dorsale; 10 fois le bas de cette région; 9 fois les lombes; 8 fois les premières dorsales et les dernières cervicales, et 5 fois la région cervicale. Nous avons vu, de loin en loin, des difformités doubles et même triples.

Dans le cours de ce chapitre, nous désignerons souvent les difformités d'après le lieu qu'elles occuperont. Ainsi, nous dirons une excurvation ou gibbosité *cervicale*, *dorsale supérieure*, *dorsale moyenne*, *dorsale inférieure*, *lombaire*. Et quand elles occuperont deux régions à la fois, nous les désignerons d'après le nom de ces régions, en commençant par celle qui fournit le plus grand nombre de vertèbres à la courbure : nous appellerons l'excurvation ou la gibbosité qui siége dans les cinq ou six dernières vertèbres dorsales et les deux ou trois premières lombaires, *excurvation* ou *gibbosité dorso-lombaire*, et *lombo-dorsale* celle où il y a plus de vertèbres lombaires que de vertèbres dorsales attaquées. Ces dénominations indiqueront tout de suite le siége de l'affection et le nombre supérieur des vertèbres qui participent à la courbure.

Nous allons terminer cette sorte de récapitulation préliminaire par l'exposition succincte des causes de courbure, en commençant par les plus communes.

Pour les excurvations, nous avons trouvé que les causes sous l'influence desquelles ces difformités s'étaient développées le plus souvent étaient :

1° les maladies des voies digestives, 49 fois ; 2° les maladies des voies respiratoires, la coqueluche, les catarrhes pulmonaires, etc., 33 fois ; 3° les maladies exanthémateuses, la rougeole, la scarlatine souvent suivie de la coqueluche, 31 fois ; 4° les habitations humides, basses, mal aérées, 28 fois ; 5° les chutes, les coups sur le dos, 9 fois ; 6° un travail prématuré, 8 fois : enfin, causes indéterminées, 29 fois.

Dans les gibbosités, 24 sujets étaient devenus difformes pendant le cours de maladies des voies digestives ; 24 pour avoir habité des lieux bas et humides ; 17 pendant la convalescence de maladies exanthémateuses ; 18 pendant la coqueluche, etc. ; 11 après des chutes ; 10 pour avoir travaillé trop tôt : 12 n'ont pu nous renseigner suffisamment sur les causes de leur affection.

Enfin, 105 *de nos malades étaient scrofuleux et* 99 *rachitiques*. Chez la plupart de ceux-ci, les scrofules et le rachitis s'étaient développés pendant le cours de maladies chroniques, surtout de gastro-entérites, et dans des conditions d'hygiène très-défavorables : ainsi l'habitation de lieux bas et humides, sans aération et sans soleil ; de chambres étroites, encombrées qui servaient de lieu de travail, de cuisine, de coucher pour toute la famille. Très-peu étaient issus de parents scrofuleux ou rachitiques ; il avait fallu les mauvaises conditions hygiéniques dans lesquelles il avaient vécu pour détériorer leur constitution. Aussi a-t-on vu combien nous différons d'opinion avec les auteurs qui disent que les scrofules sont héréditaires. Tous les jours on nous consulte pour des enfants nés en province de parents qui étaient robustes, mais qui, venus à Paris pour exercer leur profession et forcés d'habiter des rez-de-chaussée humides, ont bientôt vu les pauvres petits devenir scrofuleux (1).

Dans les trois premières années de la vie, pendant l'allaitement, le sevrage et la dentition, les excurvations vertébrales sont beaucoup plus fréquentes, chez les sujets éminemment lymphatiques, que les gibbosités ou courbures angulaires : cela tient à ce que le rachitis attaque surtout les jeunes sujets quand ils font leurs premières dents. Alors la subinflammation du périoste et de la membrane médullaire, que nous regardons comme la cause efficiente du rachitis, en altérant la nutrition des os et même celle des fibro-cartilages, ramollit ordinairement un grand nombre de vertèbres ; et les os, dans leur partie spongieuse, dans leur *corps*, se lais-

(1) On multiplie abondamment les places et même les sinécures : ne serait-il pas bon d'instituer des inspecteurs pour visiter les logements des ouvriers, des portiers, des gardiens d'établissements ? Nous sommes tous les jours frappé d'une douleur impuissante en voyant des parents perdre toute leur famille et tomber malades eux-mêmes, à cause des lieux malsains qu'ils habitent, sans qu'on puisse les décider à changer de logement, parce que, disent-ils, ils gagnent leur vie dans l'endroit où ils demeurent, parce que là ils sont à portée de leur travail, et qu'ils *useraient* trop de temps à habiter plus loin !

sent facilement déprimer et courber. Nous avons vu des excurvations vertébrales qui comprenaient les vertèbres de toute une région de l'épine, mais plus fréquemment les cinq ou six dernières vertèbres dorsales, et les deux ou trois premières lombaires ; il résultait de la pression de la partie antérieure de ces vertèbres une saillie arrondie en arrière. Les jeunes sujets ainsi affectés ont la partie supérieure du tronc tout à fait fléchie en avant. Ce genre de difformité se rencontre quelquefois dans un âge plus avancé, mais avec des symptômes moins graves ; il est alors presque toujours, comme dans la vieillesse, dû à un état de faiblesse générale, ou le résultat de travaux nécessitant que le tronc soit une partie du jour incliné en avant ; et comme le développement de la difformité a été lent, le cordon rachidien et les nerfs qui en partent ont eu le temps de s'habituer à la vicieuse direction de l'épine. Il ne faut pas croire que la santé des individus ainsi déformés ne se ressente en rien de cet état anormal de leur conformation : on verra plus bas le trouble que les principales fonctions de la vie en éprouvent.

Cette courbure de la colonne vertébrale, comme nous l'avons déjà dit, comprend ordinairement un assez grand nombre de vertèbres ; elle peut être temporaire, c'est-à-dire que si l'on couche l'enfant sur le ventre, elle disparaît complétement pour reparaître aussitôt qu'il est assis ou debout. Chez les sujets de constitution éminemment lymphatique, elle est presque toujours annoncée par de la lassitude et quelquefois de la douleur dans les vertèbres qui vont se courber. Cette douleur se fait surtout sentir lorsque les malades prennent de l'exercice, marchent ou se tiennent debout, et toutes les fois que l'on exerce une pression sur les apophyses épineuses ou même sur les côtés de ces apophyses. Les enfants poussent des cris lorsqu'on touche la partie de l'épine qui commence à se courber ; ils veulent toujours être portés ou couchés ; ils se plaignent et tressaillent au moindre choc, à la moindre secousse, à la plus légère pression du dos. Chez quelques-uns cependant la courbure se développe sans qu'aucun symptôme ait annoncé l'apparition de la maladie. Selon certains auteurs, lorsqu'un point de l'épine est atteint de la subinflammation qui dispose à une courbure, si l'on promène une éponge imbibée d'eau chaude le long de l'épine, il en résultera une augmentation de chaleur et de douleur dans la partie qui doit se courber. Nous avons souvent essayé ce moyen, mais toujours sans le moindre résultat. Un signe que nous avons fréquemment rencontré au début de la maladie, c'est la faiblesse des extrémités inférieures ; faiblesse telle, le plus souvent, que des enfants qui avaient marché seuls pendant quelque temps perdaient graduellement cette faculté et restaient des mois et même des années sans pouvoir se servir de leurs extrémités inférieures. Un adolescent dépeint en pareil cas ce qu'il ressent comme une douleur obtuse, une pesanteur fatigante de la partie malade ; chez le jeune enfant, on pourra juger de son état par les cris qu'il pousse quand on le fait se tenir debout ou marcher, et par l'attitude qu'il prend à cette époque de la maladie. Si l'on examine attentivement l'épine de ce jeune sujet, on pourra remarquer de la raideur dans le trajet et la projection en arrière de quelques apophyses épineuses ; et cela toujours sur le point douloureux. Toutefois, la courbure, à son début, n'est le plus souvent que temporaire, quoique même dans ce cas les sujets cherchent le repos et évitent l'exercice le plus léger. Si la maladie atteint un enfant qui n'a pas encore marché seul, il n'acquerra la faculté de se servir de ses membres inférieurs que longtemps après l'âge où les autres commencent à marcher. S'il marchait déjà quand la maladie l'a pris, on le verra, nous le répétons, perdre peu à peu l'activité des enfants en bas âge ; il deviendra languissant, indolent, il cherchera toujours à être sur les bras de sa mère ou de la personne qui le soigne. Si on continue à le faire marcher ou si on le tient une partie du jour assis, ainsi qu'il arrive dans les ménages de la classe ouvrière, la difformité fera des progrès effrayants, la tête et les extrémités supérieures, par leur poids, tendant sans cesse à affaisser le corps des vertèbres et les substances intervertébrales. Alors la partie supérieure du tronc s'incline en avant, la démarche devient lente, incertaine, chancelante, et l'enfant finit par ne plus pouvoir marcher sans s'appuyer sur tout ce qui se trouve sous ses mains, les meubles, les tables, etc. Lorsque cet appui nécessaire lui manque, il chancelle et tombe. Quand la maladie en est arrivée à ce degré, on voit bientôt les extrémités inférieures diminuer graduellement de volume et perdre une partie de leur chaleur et de leur sensibilité naturelle; leurs muscles deviennent flasques, leur force décroît de plus en plus. A ces symptômes, chez les adolescents, se joignent souvent des mouvements convulsifs, plus rares chez les jeunes enfants. Certains phénomènes les épouvantent beaucoup : ainsi le sentiment de froid, la diminution de la sensibilité, et la paralysie partielle ou complète qu'ils éprouvent dans les membres inférieurs. Il faut le dire, la paralysie complète est très-rare, et, quand elle arrive, elle ne dure d'ordinaire que fort peu de temps; car les malades déjà un peu âgés conservent, en général, assez de force pour faire quelques pas en s'appuyant sur ce qu'ils rencontrent ou sur la partie antérieure des cuisses; quand ils sont assis, ils cherchent à se soulager du poids de leur tête en mettant les coudes sur une table, sur le dossier d'une chaise, sur les bras d'un fauteuil, sur leurs genoux, en faisant reposer la mâchoire inférieure sur la paume des mains, les doigts étendus le long des joues ou des parties latérales de la tête. La difformité, quand elle est compliquée de faiblesse ou de paralysie partielle des membres inférieurs, est presque toujours accompagnée aussi de raideur dans les articulations.

La plupart de ces symptômes se rencontrent aussi dans les gibbosités ou courbures angulaires de l'épine, quelquefois même avant l'apparition de la saillie angulaire. Dans ce genre de courbure, le mal est beaucoup plus grave et les symptômes bien plus tenaces, et cela est facile à comprendre : il y a toujours grand affaissement, absorption plus ou moins complète ou bien même carie d'un ou de plusieurs corps de vertèbres. La moelle épinière et les nerfs qui en partent doivent se trouver beaucoup plus comprimés que dans l'excurvation, où des vertèbres plus ou moins nombreuses concourent à former la courbure en arrière; dans laquelle encore le corps des vertèbres et même les vertèbres qui occupent le milieu de la courbe conservant ordinairement une certaine épaisseur, il est très-rare alors de les voir former une sorte de coin tranchant, comme dans la gibbosité. Cette apparence se fait plutôt remarquer dans les substances intervertébrales, et il n'y a jamais destruction complète d'aucun corps de vertèbre. Les intervalles que l'on observe entre les apophyses épineuses sont aussi beaucoup plus réguliers que dans la gibbosité.

L'excurvation, ainsi que la gibbosité, est quelquefois compliquée de courbure latérale, surtout si les muscles du dos sont très-faibles. Cette courbure supplémentaire dépend le plus souvent des efforts faits par les sujets pour se soutenir ou se reposer quand ils sont debout ou assis.

Si l'on n'a pas soin de faire suivre un bon traitement aux malades atteints d'excurvation spinale, on voit souvent la saillie angulaire venir s'ajouter à cette difformité, surtout lorsque celle-ci a été accompagnée de douleurs dans le point de l'épine menacé ou courbé, dans les flancs, l'épigastre, les hypocondres; ou de gêne dans la respiration, dans la circulation; ou de faiblesse, de paralysie dans les membres inférieurs. Ces symptômes, au moment où apparaît la saillie angulaire d'une ou de plusieurs apophyses épineuses, s'aggravent parfois instantanément, ce qui tient, comme nous l'avons dit, à la compression de la moelle épinière et des nerfs qui partent de l'endroit comprimé. La courbure angulaire de l'épine n'est pas toujours précédée de l'excurvation; on peut la voir se développer sous forme de *nœud* par la projection en arrière d'une apophyse épineuse, projection qui entraîne bientôt la courbure des vertèbres situées au-dessus et au-dessous. D'autres fois, mais assez rarement cependant, au lieu d'une seule apophyse épineuse, on en voit deux ou trois saillir angulairement. Nous avons observé des saillies angulaires de l'épine qui existaient depuis longtemps sans que les vertèbres supérieures et inférieures à la saillie se fussent projetées en arrière, quoique les malades eussent éprouvé les symptômes du mal vertébral.

Dans le premier degré de la courbure en arrière, dans l'excurvation commençante, la proportion entre les parties osseuses de l'épine et les substances intervertébrales est à peu près normale; la difformité semble uniquement due à la faiblesse des muscles dorsaux. Quand on fait coucher le malade sur le ventre, la courbure disparaît presque complétement; elle reparaît aussitôt que le malade est debout, assis ou couché sur le côté. Si l'on ne se hâte de remédier à cet état maladif, où les muscles dorsaux n'ont plus assez de force pour contrebalancer le poids de la tête, de la poitrine et des membres supérieurs sans cesse entraînés en avant, il en résulte promptement une augmentation de la flexion, par la charge des parties supérieures de la colonne vertébrale, laquelle forme bientôt une convexité permanente en arrière et une concavité en avant. La partie la plus saillante de la courbure est formée par les vertèbres qui en occupent le milieu. On comprend facilement que les muscles du dos, allongés, distendus par le fait de la courbure, deviennent de plus en plus incapables de contrebalancer les efforts du poids supérieur et de maintenir la colonne droite. Ce sera conséquemment le côté concave de la courbure, formé par le corps des vertèbres et leurs fibro-cartilages inter-vertébraux, qui éprouvera la plus forte pression, pression suivie de l'altération de ces parties, c'est-à-dire de leur dépression plus ou moins cunéiforme. Il existe alors une cause permanente de courbure d'autant plus grande que les altérations sont plus fortes, et, par conséquent, la difformité plus développée. Lorsque la courbure en arrière de l'épine arrive pendant la croissance des jeunes sujets, ce qui est le plus fréquent, cet état de l'épine entraîne le déplacement de tous les os du thorax. L'ellipse aplatie de la poitrine, dont le plus grand diamètre, dans l'état normal, est transversal, se trouve changée, c'est-à-dire qu'elle devient antéro-postérieure. Les extrémités vertébrales des côtes s'articulant sur le corps des vertèbres dorsales à la base des apophyses transverses, il est clair que si la région dorsale de l'épine se dirige en arrière, cette partie des côtes doit se trouver tirée du même côté : et comme alors le sternum peut se porter en avant, les extrémités sternales des côtes doivent aussi être tirées en ce sens ; d'où il résulte, comme nous l'avons dit, que la forme naturelle de la poitrine est changée, et que son diamètre le plus large est d'avant en arrière au lieu d'être transversal, les côtes se trouvant plus droites dans leur milieu et plus courbées à leurs extrémités.

Lorsque la courbure en arrière a lieu dans le milieu de la région dorsale de l'épine, la saillie de ces vertèbres se prolonge souvent jusqu'aux vertèbres situées au niveau et au-dessus de l'omoplate; il en arrive que les épaules sont portées plus en avant sur le milieu du thorax. Si la courbure a lieu dans la région lombaire ou les dernières vertèbres dorsales et les premières lombaires, il est simple que les malades, pour maintenir leur équilibre, veuillent redresser en arrière la partie supérieure du tronc; alors les épaules sont portées en arrière, au point que les angles inférieurs des omoplates se touchent quelquefois. Dans ce cas, plusieurs vertèbres dorsales sont projetées en avant, au-dessus de la courbure. Les sujets ainsi déformés ont une singulière attitude, ils semblent marcher avec précaution, tout d'une pièce, comme si leur épine était ankylosée.

La diminution de hauteur du corps des vertèbres et des substances intervertébrales est assez facile à apprécier d'après la forme même de la déviation, le corps des vertèbres et les fibro-cartilages intervertébraux présentant toujours dans leur partie antérieure une diminution de hauteur en rapport avec le degré de l'excurvation ou de la gibbosité. Quand cette diminution est très-considérable, les corps vertébraux ont la forme d'un coin dont le sommet est dirigé en avant, tandis que les bords supérieurs et inférieurs forment un bourrelet plus saillant que dans l'état normal. La configuration cunéiforme des vertèbres et des substances intervertébrales est, comme nous l'avons déjà dit, plus prononcée dans le milieu de la courbure. Dans les gibbosités ou courbures angulaires, nous avons quelquefois rencontré la destruction complète de plusieurs corps de vertèbres. Ainsi nous possédons une pièce d'anatomie pathologique où, sur une courbure en arrière comprenant douze vertèbres lombaires et dorsales, il n'y a d'intact que le corps des neuvième et dixième vertèbres dorsales; le corps des deux dernières vertèbres dorsales et des cinq lombaires est remplacé par une excavation profonde; les parties latérales de leur arc et leurs apophyses articulaires ou obliques sont soudées, ankylosées entre elles, ce qui explique comment l'enfant atteint d'une si horrible maladie a pu se tenir debout et marcher. Entre les sept vertèbres dont le corps est complétement détruit, il n'existe pas le moindre vestige de substance intervertébrale : le corps de la neuvième vertèbre dorsale et le fibro-cartilage existant entre elle et la huitième ont à moitié disparu. Quand nous en serons à l'anatomie pathologique des courbures, nous parlerons plus au long de ces affreuses destructions de vertèbres. Plus les courbures, excurvation ou gibbosité, sont prononcées, plus les apophyses épineuses et transversales sont écartées les unes des autres, et plus en même temps les ligaments intervertébraux subissent d'altérations en rapport avec les os qu'ils unissent. Il en est de même pour les ligaments inter-épineux et jaunes, lesquels éprouvent un allongement proportionné à l'écartement des parties qu'ils sont destinés à maintenir rapprochées.

Les côtes, comme nous l'avons dit, éprouvent des changements de direction et de forme selon la région du rachis où se développe la courbure en arrière. Lorsque la courbure a lieu dans la région lombaire, la poitrine se trouve portée en avant, à cause de la projection dans le même sens de la région dorsale de l'épine; elle paraît aussi plus ramassée et plus large que dans l'état normal, parce que le ventre a diminué de hauteur; de là le refoulement des viscères abdominaux vers le thorax et l'ampliation de celui-ci. Une particularité que l'on retrouve constamment, c'est le redressement du bassin, qui affecte une direction plus ou moins horizontale. Dans cette disposition, l'angle sacro-lombaire est à peine marqué, ce qui donne la raison des accouchements précipités de presque toutes les femmes ainsi déformées. La perte de l'obliquité du bassin en avant se remarque aussi dans les courbures de la colonne vertébrale siégeant plus ou moins haut dans la région dorsale, mais à un degré moindre que dans celles de la région lombaire.

Lorsque la courbure occupe les premières vertèbres lombaires et les trois ou quatre dernières dorsales, et que le centre de la courbe se trouve dans la onzième ou douzième vertèbre dorsale, les fausses côtes inférieures sont entraînées en arrière; il résulte de cette traction un sillon profond qui sépare l'abdomen en deux parties presque égales. Quand c'est plus haut qu'elle existe, dans le milieu de la région dorsale de l'épine, les côtes, entraînées en arrière, s'allongent, se redressent dans leur partie médiane et se rapprochent les unes des autres. Leur angle ou courbure postérieure devient bien plus prononcé et s'arrondit, surtout au sommet de la courbure. Le sternum, à cause du redressement des côtes et de la diminution de hauteur de la poitrine, se plie dans sa partie moyenne, et forme une proéminence en avant, semblable, comme on dit, à une *poitrine de poulet*, surtout quand les cartilages costaux sont fortement aplatis latéralement. On voit quelquefois cet os courbé en sens inverse, c'est-à-dire qu'au lieu de l'être en avant, il l'est en arrière dans son milieu, tandis que les deux extrémités font saillie en avant; il résulte de cette disposition rare un véritable enfoncement en avant. Nous avons vu cependant des cas très-difformes où le sternum n'avait éprouvé aucun changement de figure. Nous possédons le squelette d'un adulte, sur lequel existe une énorme courbure en arrière de toutes les vertèbres dorsales et lombaires; le centre de cette courbure est formé par la dixième dorsale qui, avec les neuf autres supérieures, se trouve placée sur une ligne horizontale, sans altération de la partie antérieure de la poitrine : toutes les fausses côtes et les deux dernières vraies côtes plongent dans le bassin.

Les omoplates, dans toute courbure en arrière ou cyphose, sont plus ou moins déplacées ; le plus souvent, elles glissent sur les parties aplaties de la poitrine et sont toujours dirigées de telle manière que leur partie supérieure se trouve plus ou moins portée en avant, leur bord antérieur directement en bas, leur bord postérieur obliquement en haut, et leur bord inférieur en arrière, faisant une saillie sous les téguments. Lorsque la courbure, excurvation ou gibbosité, est considérable et la hauteur du tronc très-notablement diminuée, l'aorte et la veine cave décrivent des flexuosités pour s'accommoder au trajet qu'elles ont à parcourir.

On comprend quels changements les muscles doivent éprouver de cet état. Nous allons signaler les principaux.

Les muscles du dos, placés dans les gouttières vertébrales et sur les côtés de l'épine, qui prennent leurs attaches aux apophyses des vertèbres, s'allongent en proportion du degré de la courbure en arrière. Cet allongement les fait paraître moins épais, moins denses, surtout vers le point le plus saillant de la courbure : apparence qui n'est pas trompeuse, car à la dissection nous les avons quelquefois trouvés tellement minces qu'ils n'avaient plus que la forme d'une bande membraneuse, blanchâtre. Le diaphragme et les muscles abdominaux ont aussi, chacun peut le comprendre, leur position changée : par conséquent les fonctions de la respiration, de la circulation et de la digestion, dont ces muscles sont les agents importants, doivent éprouver beaucoup de gêne. Etant raccourcis, et dans un état de contraction passive, ils ne peuvent, s'ils agissent, agir que très-difficilement; la contraction musculaire, en effet, est en raison directe de la longueur des muscles, de leur facilité à se contracter et de l'espace dans lequel elle peut s'opérer. Or, un muscle raccourci d'une manière permanente perd bientôt de son volume et de sa contractilité. De plus, les muscles d'une région ne sont pas tous raccourcis au même degré, et jouissent d'une contractilité différente d'après leur degré de raccourcissement. Dans la courbure en arrière de la colonne vertébrale, la flexion du corps en avant rapproche le sternum et les fausses côtes des parties antérieure et latérales du bassin ; et comme les muscles abdominaux prennent leurs attaches supérieurement aux fausses côtes et à l'appendice xyphoïde, inférieurement au pubis et aux épines des os iliaques, il s'en suit que ces muscles sont raccourcis et dans une contraction passive qui leur fait perdre de leur contraction active une part proportionnée au degré de la courbure en arrière. Dans les cas extrêmes, ces muscles sont à peu près privés de toute contractilité, parce que la contraction, pour s'exercer efficacement, doit avoir lieu dans le milieu des fibres et qu'elles n'ont presque plus assez de longueur pour se mouvoir. Il résulte de ce raccourcissement des muscles abdominaux et de leur perte de force, qu'ils ne réagissent plus aussi utilement sur le diaphragme dans les actes de la respiration, de la circulation, de la défécation, de l'émission des urines ; qu'ils pressent les viscères de l'abdomen contre le diaphragme, et compriment les vaisseaux sanguins, les intestins, la vessie, etc.

Nous avons aussi vu des cas où ces muscles étaient amincis au point de figurer une espèce de membrane cellulo-musculaire. Ces cas sont rares : car, pour vivre, il faut respirer, il faut que le sang circule plus ou moins librement, et pendant l'acte de la respiration, le diaphragme agissant en opposition avec les muscles abdominaux se contracte dans l'inspiration, pousse les viscères contre les muscles, ce qui force ceux-ci à s'allonger jusqu'à un certain degré et à se contracter ensuite pour revenir à leur état de raccourcissement.

Les changements de forme de la poitrine altèrent la position naturelle et les dimensions du diaphragme et des muscles intercostaux. Comme le diaphragme prend ses attaches autour des fausses côtes, du sternum et de la colonne vertébrale, lorsque le sternum se porte en avant, et que les extrémités vertébrales des côtes se portent en arrière, le diamètre antéro-postérieur de la poitrine devient plus long que le latéral et une partie des fibres du diaphragme s'allongent, tandis que les autres se raccourcissent pour adapter ce muscle à la forme de la poitrine. Les muscles inter-costaux sont aussi altérés par la forme et la disposition nouvelle des côtes : étant plus rapprochés les uns des autres que dans l'état naturel, et cela en proportion du rapprochement des côtes, ils deviennent par conséquent moins capables d'élever les côtes dans l'inspiration. Il résulte de ces changements de forme, de position et de dimension des os du thorax et des muscles qui agissent sur eux, que la poitrine, dans l'inspiration, se trouve très-gênée pour se dilater suivant son diamètre latéral, les muscles inter-costaux raccourcis ne pouvant plus élever autant les côtes, et les fibres du diaphragme, raccourcies de même latéralement, ne pouvant déprimer suffisamment les viscères abdominaux. Dans l'expiration, comme nous l'avons déjà dit, l'inclinaison de la partie supérieure du tronc en avant empêche les muscles abdominaux de réagir contre le thorax, et de presser les viscères contre le diaphragme autant qu'ils le feraient s'ils avaient toute leur longueur. Ces changements anormaux étouffent, pour ainsi dire, étranglent la respiration ; elle devient courte, irrégulière, pénible, et ne peut s'effectuer, chez quelques sujets, qu'avec de grands efforts inspiratoires. Les individus atteints d'une courbure très-développée sont nécessairement enclins à la dyspnée, à l'asthme, aux congestions pulmonaires, à une moindre oxygénation du sang : ce qui tient aussi au changement d'état des nerfs de l'épine. C'est en général à la gêne de la moelle épinière et des nerfs qu'il faut attribuer les engourdissements, les soubresauts, accidents qui se transforment quelquefois en paralysie partielle et même complète des membres, surtout des membres inférieurs. Dans quelques cas, rares à la vérité, la force et la contraction des sphincters de la vessie et de l'anus se trouvent diminuées ou détruites, de sorte qu'il se fait une émission involontaire des urines et des matières fécales. Toutefois, ces désordres ne paraissent pas dépendre entièrement du degré de la courbure ; car beaucoup de cas de courbure considérable ne sont pas accompagnés des ces accidents, tandis qu'on les rencontre parfois chez des malades atteints de courbures très-légères.

Anatomie pathologique.

La destruction des vertèbres s'opère de deux manières : par absorption lente sans suppuration, et par la carie avec suppuration, ulcération et dépôts purulents. Le corps des vertèbres et les substances intervertébrales sont presque exclusivement sujets à ces deux modes d'action destructive. La masse apophysaire n'en éprouve les effets que consécutivement. La carie et l'absorption lente du corps des vertèbres et de leurs fibro-cartilages sont ordinairement un résultat de la subinflammation scrofuleuse ou rachitique chez les enfants. Cette subinflammation commence souvent par le tissu cellulaire qui entre dans la composition du corps des vertèbres; elle les ramollit ainsi, les rend très-vasculaires, les tuméfie. Si les malades ne sont pas soustraits à l'action de la cause de cette inflammation et soumis à un bon régime, à un traitement convenable, la maladie peut se terminer par la carie. Les choses se passent de la même manière dans les maladies des extrémités des os longs. L'ulcération du corps des vertèbres peut prendre naissance dans toute la circonférence de celles-ci ou seulement sur leurs faces horizontales; dans ce dernier cas, ordinairement, elle commence par les fibro-cartilages intervertébraux et s'étend aux surfaces osseuses qui sont en contact avec eux. Le pus de cette carie est toujours mal lié. Tantôt il a l'apparence du lait caillé, tantôt c'est un liquide roussâtre, mêlé de pus épais strié de sang. Les auteurs désignent sous le nom de *carie sèche* le mode de destruction sans collections purulentes.

Presque toujours le pus qui s'écoule du corps des vertèbres cariées donne naissance à l'inflammation des parties molles environnantes; cette inflammation se termine alors par la suppuration. Dans ces cas il se forme des abcès dans le voisinage des vertèbres cariées. Si ce sont les vertèbres cervicales qui sont malades, les abcès se forment sur les côtés du cou ou derrière le pharynx; si ce sont les vertèbres dorsales supérieures, les abcès peuvent se développer dans le médiastin postérieur, et le pus qu'ils fournissent décoller, séparer la plèvre de ses adhérences naturelles. Quand la carie a lieu dans les vertèbres dorsales inférieures ou dans les vertèbres lombaires, le pus peut fuser entre les piliers du diaphragme derrière le péritoine, en le détachant de ses adhérences naturelles, et quelquefois pénétrer dans l'abdomen. Les amas de pus, même lorsqu'ils se forment dans le médiastin postérieur, peuvent descendre graduellement le long de l'épine, des muscles psoas, et se répandre dans la fosse iliaque, dans les parties génitales, à la marge de l'anus, dans l'épaisseur de la fesse, dans la cuisse, dans le pli de l'aine, etc. Assez souvent ces abcès prennent une direction extérieure et se portent en arrière sous la peau qui recouvre les vertèbres malades ou leurs environs; alors on les appelle *abcès cervicaux*, *dorsaux* ou *lombaires*. On voit quelquefois, quand un ou plusieurs corps de vertèbres sont totalement détruits, le pus se répandre dans le canal vertébral. On peut trouver aussi plusieurs corps de vertèbres complétement détruits sans qu'il y ait jamais eu de collection purulente; c'est qu'alors, comme nous disions, il avait existé ce que les auteurs appellent une *carie sèche*, ulcération dont les produits ont été absorbés au fur et à mesure de leur sécrétion. L'absorption lente des corps des vertèbres et de leurs fibro-cartilages commence toujours dans les faces horizontales, et affecte une direction oblique d'avant en arrière, de façon que le corps des vertèbres et les substances intervertébrales correspondantes deviennent cunéiformes par la pression des parties supérieures et finissent quelquefois par ne plus exister du tout en avant. Ce genre d'absorption peut débuter par les substances intervertébrales, ou avoir lieu simultanément dans les corps vertébraux et les fibro-cartilages intervertébraux. Dans ces altérations de forme de l'épine, il est très-rare de rencontrer l'ankylose et de voir des abcès se développer.

La courbure de la colonne vertébrale en arrière, qu'elle se présente sous la forme d'excurvation ou de gibbosité, est d'autant plus étendue qu'un plus grand nombre de vertèbres ont dévié de leur ligne naturelle. Nous avons vu des malades éprouver une série de phénomènes très-graves, quoiqu'il n'y eût d'apparent chez eux que la projection d'une apophyse épineuse en arrière, tandis que nous en voyions d'autres présenter une horrible excurvation sans presque aucun symptôme alarmant : ce qui tient, comme nous l'avons déjà dit, à la destruction plus ou moins complète du corps de la vertèbre dont l'apophyse épineuse saillit en arrière. La compression de la moelle épinière par l'angle rentrant de la vertèbre en partie détruite ou par un amas de pus dans l'endroit malade est une cause suffisante pour déterminer des désordres si grands. Une observation digne de remarque, c'est que, dans les cas de destruction de plusieurs corps de vertèbres, l'anneau vertébral et la partie postérieure du corps des vertèbres, qui est la partie antérieure du canal vertébral, résistent le plus à la destruction : cette résistance des parties destinées à protéger la moelle épinière est très-favorable, puisqu'elle donne le temps à l'ankylose de fournir une enveloppe osseuse solide à la moelle épinière et aux nerfs qui en partent. Il est excessivement rare de voir les apophyses vertébrales attaquées par la carie, surtout les épineuses et les transverses ; mais, en revanche, dans les grands degrés de la destruction, on les trouve presque toujours ankylosées; principalement les articulaires et les épineuses. C'est au moyen de cette ankylose et de la destruction plus ou moins incomplète de la masse apophysaire que la continuité du canal vertébral est conservée, et que des malades, malgré un grand nombre de corps de vertèbres détruits, peuvent guérir et vivre fort longtemps, quoique très-difformes.

Nous avons déjà parlé des altérations et des changements de forme des côtes dans ces affections, il est inutile de répéter ce que nous en avons dit; cependant nous ajouterons quelques mots pour compléter la description.

Les côtes, quelquefois, sont en partie détruites dans leur partie postérieure, soit par l'absorption lente soit par la carie, comme les vertèbres auxquelles elles sont attachées. Dans l'excurvation de l'épine et plus souvent dans la gibbosité, le sternum fait saillie en avant. En quelques cas, la moitié inférieure du sternum se porte considérablement en avant, tandis que les cartilages des fausses côtes, rentrés en dedans, forment un enfoncement de chaque côté. Ailleurs toutes les vraies côtes sont aplaties latéralement, et les fausses côtes présentent une ampliation beaucoup plus grande que dans l'état normal; cela se voit ordinairement chez les enfants rachitiques en bas âge, qui ont en même temps le ventre très-gros. Ces cas sont très-graves, car alors les poumons et le cœur sont gênés dans leurs fonctions : de là une dyspnée continuelle et des palpitations.

On comprend que le canal vertébral, placé au centre de l'épine, doit nécessairement suivre la direction des vertèbres; c'est ainsi que, dans les cas de courbure de l'épine, il se courbe comme les vertèbres elles-mêmes. Au centre des courbures, son calibre est ordinairement moins étendu que dans les vertèbres supérieures et inférieures, surtout, qui ne participent point à la difformité ; cela est d'autant plus marqué que les sujets sont plus jeunes, car on sait que lorsque la croissance n'est pas terminée, les parties frappées de courbure ne croissent pas comme les autres. Il est rare de rencontrer le canal vertébral interrompu dans sa continuité ; cela tient à l'état compacte des os qui le forment et à la solidité des ligaments qui tiennent ces os unis entre eux et les maintiennent dans leur position nouvelle. Une disposition qui tend encore à le fortifier, c'est la tendance qu'ont les ligaments interépineux à se convertir en cartilages et en os, par conséquent à former une ankylose. Les trous latéraux des vertèbres, ou de conjugaison, qui donnent passage aux nerfs de l'épine ont aussi leur direction changée ; ils sont plus en arrière, et en même temps un peu moins développés que dans l'état normal. La moelle épinière se trouve gênée par la courbure des vertèbres et la diminution du calibre du canal vertébral ; et cette gêne, en nuisant au développement des nerfs, porte le trouble dans leurs fonctions. J'ai fréquemment observé cette perversion de l'action nerveuse, produit des courbures latérales de l'épine : ainsi j'ai vu, dans des cas de courbure latérale supérieure, quand la courbure occupait les dernières cervicales et les premières dorsales, le bras du côté de la concavité être plus faible et, par intervalle, engourdi. La même chose se fait aussi pour le membre inférieur, en rapport avec la concavité de la courbure latérale lombaire : phénomène que j'ai toujours attribué à la compression de la moelle épinière et des nerfs qui sortent des trous de conjugaison situés dans la concavité de la courbure.

Les cas d'interruption de la moelle épinière dans les courbures de l'épine sont très-rares. Cependant quelques exemples en sont rapportés, et, chose merveilleuse, quoique la moelle épinière manquât tout à fait ou fût remplacée par un liquide ou une espèce de bouillie pultacée, la paralysie n'existait pas.

Cette lésion de l'épine ou des nerfs prédispose singulièrement aux inflammations du cerveau ; j'ai remarqué qu'un tiers des enfants atteints de courbure de l'épine périssent de fièvre cérébrale ou de gastro-entéro-céphalite.

Les ligaments de l'épine, dans leur état normal, ne jouissent presque d'aucune élasticité ; mais quand ils sont enflammés, ramollis, ils perdent plus ou moins de leur force, et se laissent allonger et distendre. Dans les gibbosités, on trouve souvent le ligament vertébral antérieur commun et les substances intervertébrales frappés d'inflammation, de ramollissement, et même d'ulcération et de destruction, tandis que les ligaments vertébraux postérieurs, inter-épineux, sur-épineux, et les ligaments jaunes échappent presque toujours au désastre, retiennent ensemble les parties postérieures des vertèbres et les empêchent de se luxer ou de se fracturer. Une inflammation se développe très-souvent à la suite de celles des vertèbres ou des substances invertébrales. A l'autopsie des sujets atteints de courbures de l'épine en arrière, il arrive fréquemment de voir le ligament antérieur épaissi dans l'endroit répondant aux vertèbres malades ; et, après l'avoir coupé, de trouver les substances intervertébrales ramollies, ulcérées, presque détruites, et le corps d'une ou de plusieurs vertèbres creusé, rempli d'une substance jaunâtre qu'on désigne aujourd'hui sous le nom de *tubercule :* production que Delpech a décrite le premier dans les os et qu'il regardait à tort comme un produit de nouvelle formation, tandis qu'elle est le résultat de l'inflammation, comme l'ont si bien démontré Broussais et le professeur Lallemand. Dans les courbures récentes, on trouve quelquefois les ligaments et les substances intervertébrales sans inflammation, tandis que le corps d'une ou de plusieurs vertèbres est malade, creusé, rempli de tubercules, *et vice versâ.* Dans l'absorption lente, sans carie, de la partie antérieure du corps des vertèbres et des substances intervertébrales correspondantes, le ligament vertébral antérieur commun est raccourci, plus épais que dans l'état normal, quelquefois cartilagineux et même ossifié. Lorsque la destruction est accompagnée de carie, le ligament antérieur est d'ordinaire soulevé, rempli de pus; d'autres fois il a partagé le sort du corps des vertèbres et des substances intervertébrales, il est complétement détruit. Quand la subinflammation commence par les substances intervertébrales, celles-ci deviennent plus épaisses, plus vasculaires, se ramollissent, s'ulcèrent du centre à la circonférence. Quelquefois cependant, on voit cette inflammation lente procéder de la circonférence au centre, mais le plus souvent, comme nous l'avons déjà dit, elle est consécutive à la maladie des vertèbres. Quand elle est primitive, outre qu'elle finit bientôt par se propager aux corps vertébraux, elle produit un bourrelet qui pousse le ligament postérieur dans le canal vertébral contre la moelle épinière.

Les vaisseaux artériels et veineux, entraînés dans le détour que fait l'épine, sont naturellement gênés dans leurs fonctions. Ainsi lorsque plusieurs vertèbres sont détruites, soit par absorption, soit par carie, et que la longueur de l'épine, par exemple, est diminuée, l'aorte descendante et la veine cave doivent avoir leur situation changée et prendre un détour d'autant plus grand que la courbure est plus forte. Dans l'enfance, ces vaisseaux sont raccourcis et finissent par conformer leur longueur à la longueur diminuée de l'épine.

L'œsophage et le canal thoracique sont exposés aux mêmes conséquences que les vaisseaux sanguins.

Quand la courbure en arrière de l'épine a produit la conformation ovale de la poitrine, le cœur et les gros vaisseaux sont plus éloignés de l'épine que dans l'état normal ; ainsi le cœur peut se trouver placé en avant contre les côtes, etc.

Déplacements et altérations de quelques-uns des viscères thoraciques et abdominaux, etc. On a vu que lorsque les courbures vertébrales en arrière sont très-développées, les diamètres de la poitrine sont changés : le diamètre antéro-postérieur est plus étendu, tandis que le latéral et le vertical sont diminués. Il résulte de ces changements, surtout si la maladie se développe pendant l'enfance, que les poumons finissent par changer leur forme normale et se modeler d'après la conformation nouvelle de la poitrine, mais en restant toujours comprimés latéralement On se figure aisément les troubles que la respiration et la circulation doivent éprouver en pareille circonstance, et pourquoi les malades sont presque continuellement tourmentés par la dyspnée, par des suffocations, etc. Lorsque les malades meurent, on trouve les poumons gorgés de sang noir : l'intérieur, quand on y porte le couteau, a plutôt l'apparence d'une masse de sang veineux coagulé que du parenchyme des poumons. Il existe presque toujours alors des adhérences entre les deux plèvres, suites de pleurésies ou de pleuro-pneumonies anciennes; car les excurvations et les gibbosités sont des affections qui disposent singulièrement aux inflammations des organes de la respiration, et c'est pour cela qu'à l'autopsie des malades qui meurent pendant le traitement de ces maladies, on trouve souvent, outre les engorgements sanguins dont nous avons parlé, des adhérences entre les plèvres, des tubercules à tous les degrés, des vomiques, enfin des épanchements de pus dans le médiastin postérieur, derrière la plèvre et quelquefois dedans, provenant des vertèbres malades.

Chez les sujets atteints de fortes courbures en arrière, excurvation ou gibbosité, quand la courbure a lieu dans la région dorsale, la poitrine est diminuée de hauteur au point que les viscères thoraciques se trouvent refoulés sur le diaphragme, ce qui abaisse le foie et les viscères abdominaux contre les parois abdominales, et fait aussi paraître le ventre très-saillant en avant, ainsi que les fausses côtes et leurs fibro-cartilages de prolongement. Si ces changements ont lieu durant la croissance, les viscères thoraciques et abdominaux finissent par se mouler sur les parties rétrécies de la poitrine et de l'abdomen; mais, chez les adultes, la nature ne se prête pas aussi facilement à ces arrangements.

Les malades ont un appétit très-capricieux, ils ont souvent des alternatives d'inappétence et de dégoût ou d'appétit vorace. Ces deux états se montrent, le premier quand les malades sont constipés, le second quand ils ont le dévoiement. Il arrive presque toujours que les deux états se succèdent, c'est-à-dire que les malades sont alternativement sujets à la constipation et à la diarrhée. On en voit cependant chez qui la destruction de plusieurs vertèbres s'est déjà accomplie sans qu'il ait été observé de dérangement dans les fonctions digestives.

Nous venons de dire combien est grande la perversion de situation des principaux organes de la vie : des poumons, du cœur, du foie, des intestins, des vaisseaux sanguins et lymphatiques, du canal thoracique, de la moelle épinière, des nerfs, du diaphragme, des muscles abdominaux intercostaux, etc. Tous ces changements de position et de direction sont la conséquence, comme on l'a vu, du raccourcissement et de la déviation de l'épine. Cette enveloppe osseuse, en effet, protége les organes du sentiment et du mouvement qui sont distribués à tous les viscères contenus dans la poitrine, l'abdomen et le bassin, et leur fournissent l'énergie vitale nécessaire, aussi bien qu'aux muscles des extrémités supérieures et inférieures, du dos, de la poitrine, etc., de toutes les parties constituantes enfin, liés aux nerfs du cerveau par l'entremise des ramifications du grand sympathique. En réfléchissant à tant de perversions, il est facile de comprendre d'où proviennent les maladies qui accompagnent les distorsions de l'épine : les dyspnées, les suffocations asthmatiques, les palpitations, les douleurs épigastriques, abdominales, les troubles des fonctions digestives, les douleurs convulsives des membres, les paralysies partielles ou complètes, quelquefois l'hystérie, l'épilepsie, des troubles dans la vision et l'ouïe, et cette grande disposition qu'ont les malades aux encéphalites et aux méningites, etc., etc. Ce qui est moins compréhensible, c'est de rencontrer des malades excessivement difformes qui, après avoir éprouvé une partie des phénomènes ci-dessus mentionnés, finissent par jouir d'une santé supportable qui leur permet de parcourir une longue carrière. N'en a-t-on pas vu devenir très-contrefaits sans éprouver d'autres malaises qu'un peu de difficulté dans la respiration ?

Diagnostic des courbures de la colonne vertébrale en arrière.

Le diagnostic des excurvations et des gibbosités est facile à établir, quand ces difformités sont déjà développées à un certain degré, c'est-à-dire qu'elles sont assez apparentes pour être aperçues de tout le monde. Mais quand elles ne font que commencer, ou lorsque le travail subinflammatoire qui les précède toujours, travail sans lequel il n'y a ramollissement ni des substances intervertébrales ni des corps des vertèbres, n'est point accompagné de saillie vertébrale, le diagnostic présente plus de difficulté. Cependant, à l'aide de certains signes d'une grande valeur, il est possible au médecin habitué à voir et à traiter ces sortes d'affections, de les reconnaître dès leur début, ou de prévoir qu'elles se montreraient bientôt si l'on ne se hâtait d'attaquer vivement l'état phlegmasique de la colonne vertébrale. Ces signes caractéristiques sont d'abord une douleur dans l'épigastre, produisant la sensation d'un resserrement ou d'une constriction qui se fait particulièrement sentir lorsque l'estomac est vide, que les sujets prennent de l'exercice, et surtout pendant la nuit. Cette douleur est parfois vive au point de réveiller les malades en sursaut; les accès peuvent se renouveler deux ou trois fois dans une nuit, et durent d'un quart d'heure à une heure ou deux. Certains sujets l'éprouvent dans un côté de la poitrine, dans les flancs ou dans l'hypogastre, avec la même intensité que dans l'épigastre. Chez d'autres, elle irradie de l'épigastre dans les flancs, dans l'hypogastre et même jusque sur la vessie. Quelquefois elle occupe le bas de la poitrine, et détermine des spasmes douloureux qui gênent beaucoup la respiration. J'ai rencontré dans ma pratique des malades atteints depuis quelque temps de faiblesse des membres, de paralysie partielle ou complète ou de contracture paralytique, sans la plus légère apparence de courbure vertébrale; mais en examinant l'épine, je la trouvais raide et très-douloureuse quand j'essayais de faire fléchir le haut du tronc en avant ou bien si j'exerçais une certaine pression sur les gouttières vertébrales.

Je ne connais pas de maladies autres que les courbures de la colonne vertébrale en arrière, qui soient précédées de douleurs dans un point de l'épine avec accompagnement de gêne dans la respiration, de diminution dans la force des muscles du dos et des membres inférieurs, ainsi que de douleurs sympathiques dans l'épigastre, les flancs, l'hypogastre, la poitrine, etc. Ces symptômes sont toujours pour moi l'indice d'un état subinflammatoire du corps d'une ou plusieurs vertèbres ou de leurs moyens d'union; état subinflammatoire qui produit le ramollissement des parties subphlogosées, et la pression de la moelle épinière et des nerfs qui en partent. C'est par l'état phlegmasique de ces parties que peuvent s'expliquer les accidents nerveux que l'on observe alors.

La seule démarche de certains sujets m'a fait souvent diagnostiquer qu'un point de la colonne vertébrale était malade, et qu'une courbure en arrière allait bientôt se montrer. Trop souvent, malheureusement, les malades, leurs parents ou même les médecins de la famille ne voyaient pas comme moi la nécessité d'attaquer le mal dans sa source et négligeaient le traitement que j'avais conseillé, espérant que le temps et quelques soins rétabliraient les choses dans l'état normal. Et l'on ne me ramenait les sujets que lorsque la difformité était devenue tout à fait apparente!

Voici quelle est la démarche ordinaire des êtres prédisposés ainsi. Ils se tiennent le tronc raide et renversé en arrière, les bras serrés contre le corps, les omoplates rapprochées l'une de l'autre: ils impriment si peu de mouvements à leur corps, qu'on pourrait croire de prime abord qu'ils ont l'épine ankylosée. D'autres, avec cette habitude compassée, tiennent en outre le tronc incliné de côté, qu'ils soient debout, assis ou même couchés.

On rencontre souvent les mêmes signes chez les sujets atteints de courbure en arrière, surtout quand la courbure est une gibbosité.

Les symptômes précurseurs ou concommitants d'une courbure vertébrale en arrière n'en imposeront pas au médecin exercé dans la pratique de ces maladies, surtout si le sujet est d'une constitution notablement lymphatique ou scrofuleuse; s'il a éprouvé une maladie longue dont la convalescence a été difficile; s'il habite un logement bas et humide, sombre, privé de soleil; s'il a reçu un coup ou fait une chute sur le dos, etc., etc.

Les personnes en proie au travail subinflammatoire qui précède le développement des courbures de l'épine en arrière, ou qui sont déjà atteintes de courbures commençantes, éprouvent toujours quelques symptômes généraux, très-peu marqués, il est vrai, chez quelques-uns, surtout quand la courbure ne doit pas être accompagnée de carie ou de tubercules. Ces symptômes sont des malaises, des lassitudes, de l'aversion pour l'exercice, des dérangements dans les fonctions digestives, des alternatives d'inappétence et d'appétit vorace, de constipation et de dévoiement. On remarque aussi quelquefois des troubles dans les fonctions respiratoires et circulatoires : souvent des mouvements fébriles qui se produisent principalement le soir, et se terminent par d'abondantes transpirations vers la tête, le cou et la partie supérieure de la poitrine.

Nous rapporterons ici quelques observations qui nous sont personnelles et montreront combien il peut être difficile de prévoir le développement des tristes affections dont il s'agit.

Le 12 août 1843, j'ai été consulté pour *M. Linot*, menuisier à Sèvres, rue Royale, n° 85. Ce malade, âgé de vingt-neuf ans, d'une constitution éminemment lymphatique, avait joui d'une bonne santé jusqu'à l'âge de vingt-deux ans. A cette époque, après avoir couché pendant dix mois dans un lieu bas et humide, chez M. Pluchet, cultivateur à Trappes, où il était employé pour des travaux de son état, il ressentit tout à coup le matin une très-violente douleur dans la moitié inférieure de la colonne vertébrale, douleur qui s'étendait dans les flancs et l'empêchait de se mouvoir. Pendant deux ans et demi il lui fut impossible de travailler, à cause des souffrances qu'il éprouvait au milieu de la région dorsale de l'épine et dans le ventre, chaque fois qu'il voulait marcher ou incliner la colonne.

On comprend que durant cette longue période de sa maladie il ait dû chercher à se guérir par tous les moyens possibles. Aucun des nombreux traitements qu'on lui fit subir ne produisit de résultat, me dit-il. Ce fut au point que, ne voyant pas de mieux dans sa position, il résolut de cesser toute médication, ce dont il s'applaudit d'abord, car au bout de quelques mois il se trouva assez bien pour reprendre ses travaux, qu'il exécutait toutefois avec précaution, éprouvant encore de temps en temps de la douleur dans l'épine. lorsqu'il lui arrivait de faire des mouvements brusques. Tout allait passablement en apparence, quand, à l'âge de vingt-cinq ans, M. Linot s'aperçut que son dos devenait rond et qu'il ne pouvait plus étendre l'épine complétement. Il continua à travailler néanmoins, sans se préoccuper beaucoup de cette modification dans sa structure : il ne ressentait que par intervalles quelques douleurs passagères dans le dos et dans les flancs.

A vingt-huit ans, il se maria, croyant sa santé

raffermie, sauf cet accident; mais, deux ou trois mois après son mariage, les douleurs du dos lui revinrent plus violentes et s'étendirent dans les côtés de la poitrine et dans les flancs. Elles étaient assez fortes pour l'éveiller plusieurs fois chaque nuit. En six mois, l'excurvation dorso-lombaire prit un développement considérable, quoique le sujet travaillât fort peu et possédât une honnête aisance qui lui permettait de bien se soigner et d'habiter un logement sain, bien aéré, exposé au midi.

Quand il vint me consulter à l'hôpital Saint-Antoine, le 12 août 1843, l'épine offrait une courbure en arrière à laquelle concouraient toutes les vertèbres dorsales et lombaires. Les apophyses épineuses des première, troisième, quatrième et cinquième vertèbres lombaires étaient très-saillantes en arrière, et l'apophyse épineuse de la deuxième vertèbre lombaire enfoncée en avant, comme si le corps de cette vertèbre eût disparu. L'ensemble du tronc penchait fortement en avant. Vu de face, le buste paraissait comme coupé en deux par un profond sillon transversal, passant à quatre centimètres au-dessus du nombril. La poitrine, sur sa face antérieure, était plus aplatie que dans l'état normal. Les fonctions générales étaient plus ou moins altérées : la digestion se faisait mal, avec un cortége d'éructations, de douleurs à l'épigastre, de chaleurs dans l'œsophage, le pharynx, la bouche; la respiration était courte, gênée; le plus léger mouvement provoquait des palpitations.

Voici donc une excurvation vertébrale méconnue pendant près de trois ans, et qui avait été traitée comme un rhumatisme, d'abord par des moyens rationnels ensuite par des remèdes empiriques, sans avantage aucun pour le malade, bien entendu. Il est clair que si la véritable nature de l'affection eût été reconnue dans le principe, on aurait pu, à l'aide d'un traitement énergique, en triompher en quelques mois. Quand nous en serons au traitement, nous rapporterons quelques observations de malades que nous avons en effet promptement guéris, bien qu'ils présentassent des symptômes très-alarmants.

Nous allons maintenant rapporter une observation d'excurvation dorsale de l'épine, dont l'apparition a été précédée pendant huit mois de phénomènes fort extraordinaires, et dont la cause cependant aurait pu être soupçonnée et même formulée avec précision.

Dans les premiers jours du mois de juin 1846, je fus consulté pour *Aurélie Morgan*, jeune fille de treize ans à peu près, de constitution lymphatique et nerveuse, demeurant à Paris, rue des Sept-Voies, n° 19. Elle était atteinte d'une excurvation de la région dorsale de l'épine, qui occupait toutes les vertèbres de cette région, et dont le point le plus saillant répondait à la huitième vertèbre dorsale, distante de la ligne droite de cinq centimètres, ainsi que je m'en assurai au moyen du compas d'épaisseur de M. Mayor, en appuyant les branches de l'instrument sur les apophyses épineuses des première et douzième vertèbres dorsales. Les parents ne s'étaient aperçus que depuis trois mois de cette excurvation, qui pendant ce court laps de temps avait fait, comme on le voit, de rapides progrès. Un an auparavant, sans qu'on ait pu me rendre compte des causes, la jeune fille avait éprouvé dans le côté droit de la poitrine de violentes douleurs, qui duraient à peu près une demi-heure, se répétaient trois ou quatre fois dans la journée et la forçaient, pendant leur durée, à se tenir inclinée sur le côté douloureux.

Au mois de juin 1845, la malade devint complétement sourde, et quelques semaines plus tard elle cessa de parler : elle était, selon l'expression de sa mère, *sourde et muette*. Ce surdo-mutisme dura deux mois, après quoi l'enfant recommença à entendre et à parler. Cependant depuis lors jusqu'au moment où l'on s'aperçut que le dos se voûtait, la surdité ne cessa point de se montrer deux ou trois fois par jour, une demi-heure ou une heure chaque fois, et ensuite deux ou trois fois par semaine seulement. Quand on vint me consulter, la malade n'était plus sourde que tous les deux ou trois jours, et principalement lorsqu'on la contrariait; mais elle ressentait encore des douleurs de poitrine qui la forçaient, tant qu'elles duraient, à se tenir inclinée sur le côté droit (1).

Quelle était la cause de cette maladie? Je crois pouvoir l'attribuer à un séjour de deux ans que l'enfant avait eu à subir dans un rez-de-chaussée très-frais, pendant qu'elle était en apprentissage.

Le 22 mai de la même année (1846), j'ai été consulté, au bureau central des hôpitaux pour un enfant de cinq ans, nommé *Adolphe de Cauchy*, d'une constitution lymphatique, atteint depuis trois jours seulement de contracture paralytique des quatre membres, avec flexion très-douloureuse des doigts et des orteils. Sa mère attribuait cette maladie à des accès de toux que l'enfant éprouvait depuis une quinzaine de jours, et qu'elle regardait comme un commencement de coqueluche. J'examinai la colonne vertébrale : je trouvai les quatre ou cinq vertèbres dorsales moyennes légèrement déviées en arrière et sensibles au toucher. L'enfant ne pouvait ployer le buste en avant sans éprouver de violentes douleurs vers ce point. Le diagnostic était clair. Au bout de quinze jours de l'emploi d'un traitement énergique, j'eus

(1) Depuis que la saillie du dos avait été aperçue, les attaques de surdité avaient toujours été moins longues et moins rapprochées. Cependant, le traitement que j'ai dû prescrire eut le triple objet de combattre la difformité en elle-même, puis l'affection du sens de l'ouïe, puis les douleurs qui se montraient encore par intervalle dans le côté droit de la poitrine, d'où elles irradiaient vers l'épigastre et vers les flancs, étant accompagnées d'un besoin impérieux de manger.

la satisfaction de voir disparaître les contractures paralytiques des membres, les quintes de toux, la douleur et la raideur de l'épine, enfin le commencement d'excurvation.

Cette maladie avait beaucoup effrayé les parents, et à juste titre ; car si la cause qui, selon moi, consistait dans un état subinflammatoire des substances intervertébrales et des ligaments vertébraux du point douloureux de l'épine, n'eût pas été reconnue tout de suite, l'enfant aurait été bossu ; et, en outre, les accidents nerveux pouvaient devenir permanents. La constitution du sujet, le logement bas et humide qu'il habitait depuis sa naissance, dans une rue étroite où le soleil ne pénètre presque jamais, étaient bien évidemment la cause déterminante de la subinflammation dorsale et n'eussent pas manqué de l'aggraver. La belle saison, qui a permis de promener une partie du jour l'enfant à l'air libre et au soleil, a beaucoup aidé le traitement.

Le 3 octobre 1846, j'ai été consulté, à l'hôpital Saint-Antoine, pour *Constant Pécheux*, âgé de deux ans et demi, demeurant rue de Charenton, n° 87. Cet enfant avait eu toutes ses dents à dix-huit mois, sans avoir été tourmenté d'une manière notable pendant leur sortie ; mais, deux mois après, à la suite d'une gastro-entéro-céphalite accompagnée de convulsions, il commença à ressentir dans le ventre des douleurs qui le prenaient par accès de plusieurs minutes et lui faisaient pousser des cris déchirants. Pendant ces angoisses, son visage devenait violet et tout son corps se couvrait de sueur. La nuit, les douleurs l'éveillaient à plusieurs reprises; il avait peur du moindre mouvement, il pleurait et criait à la plus légère secousse. Cet état s'est prolongé pendant plus d'un an. Puis, le petit malade a cessé de marcher seul; puis tout son organisme s'est détérioré, et il y avait trois semaines que sa mère s'était aperçue qu'il devenait *bossu* lorsqu'elle me l'amena. Depuis ce mauvais dénoûment de l'affection, l'enfant recommençait à marcher, mais avec beaucoup de précautions, les bras derrière le corps, la tête renversée en arrière, le haut du tronc porté en avant, le bassin en arrière, les cuisses au tiers fléchies sur les jambes devenues douloureuses. La difformité, au dire de la mère, avait fait des progrès rapides en ce court espace de trois semaines. Voici comment elle m'apparut.

La courbure en arrière de la colonne vertébrale était formée par huit vertèbres, les quatre dernières dorsales et les quatre premières lombaires. Les deux vertèbres les plus saillantes étaient la douzième dorsale et la première lombaire, lesquelles formaient une saillie en arrière de trois centimètres. Les muscles des gouttières vertébrales correspondantes à l'excurvation étaient très-sensibles à la pression.

On voit encore ici une excurvation vertébrale méconnue pendant plus d'une année, qui a eu pour cause une maladie aiguë, laquelle a détérioré la constitution et l'a rendue lymphatique, c'est-à-dire tout à fait propre au développement de la subinflammation des tissus blancs des articulations.

J'ai été consulté en 1842 pour Mlle L....., âgée de quatorze ans, ayant la constitution éminemment lymphatique. A sept ans elle avait eu la rougeole, suivie d'une coqueluche qui l'avait tourmentée pendant plus de six mois. Depuis lors et tous les hivers elle éprouvait des maux d'yeux et d'oreilles, des engorgements aux ganglions lymphatiques du cou, etc. La belle saison, aidée du séjour de la campagne et d'un mois de bains de mer chaque année, mettait temporairement fin à ces affections, qui se reproduisaient ensuite vers novembre ou décembre.

En 1840, à l'âge de douze ans, Mlle L....., atteinte depuis quelques jours d'un catarrhe pulmonaire, en rentrant chez elle de retour d'une course assez longue, fut prise d'un violent frisson. La fièvre suivit et, quelques jours après, un point de côté se manifesta. Le lendemain, la malade crachait le sang avec abondance ; elle avait une pneumonie très-grave qui, cependant, se termina assez bien pour faire croire à un rétablissement prompt et heureux. Mais, au lieu de cette issue présumable, il arriva que, dans les premiers jours de sa convalescence, Mlle L..... eut une violente attaque de nerfs qui dura plus de deux heures. Le lendemain, il en vint trois nouvelles moins longues que la première, mais tout aussi intenses et aussi affligeantes pour la famille. Durant cinq mois, ces attaques, que les médecins regardaient comme étant de nature hystérique, se renouvelèrent presque journellement, et souvent à plusieurs reprises dans un même jour. Enfin, elles cessèrent après avoir été combattues par des traitements divers. Des douleurs dans les lombes et dans les hypocondres les remplacèrent. Ces douleurs se montraient par accès, qui revenaient ordinairement quatre ou cinq fois pendant le jour et une ou deux pendant la nuit : elles étaient quelquefois si violentes qu'elles excitaient, au moindre besoin, l'émission involontaire des urines et des matières fécales. Dans la violence des accès, le visage de la malade devenait pourpre, violet; la souffrance faisant qu'elle n'osait presque pas respirer. Ces affreuses douleurs, qui ont tourmenté la patiente pendant plus d'un an, se déclaraient le plus souvent le matin et le soir, et cela au moindre mouvement qu'elle faisait dans son lit; je dis dans son lit, car elle a été plus de dix mois sans pouvoir se lever. On se figure combien de moyens curatifs ont dû être employés pendant cette année d'angoisses. Une consultation de médecins provoquée dans les premiers temps de la maladie avait, pour ainsi dire, déterminé la route que l'on devait suivre pour le traitement. On avait pensé, se fondant sur les apparences extérieures, le développement des seins, etc., que les douleurs disparaîtraient si la menstruation s'établissait. Or, tous les moyens médicaux employés dans ce but furent inutiles : les règles ne vinrent pas.

Un jour, dix ou douze mois après l'invasion de la maladie, Mme L....., en retirant sa fille du bain, s'aperçut qu'elle avait comme un *nœud* dans la portion inférieure de la région dorsale. Cette découverte, aussitôt signalée au médecin, lui fit donner une autre direction à son traitement. Un grand nombre de vésicatoires, et plus tard de cautères, furent appliqués sur les côtés de la saillie angulaire de l'épine formée par la douzième vertèbre dorsale. Ce traitement externe, aidé de moyens internes mieux appropriés à la nature de la maladie, amena du soulagement dans l'état de la malade : elle n'éprouva plus aussi fréquemment les crises dont, au reste, la durée et l'intensité étaient devenues beaucoup moindres. Les choses en étaient là lorsqu'au mois d'avril 1842, me trouvant à Rouen, je fus appelé pour voir Mlle L....

Les douleurs, comme je viens de le dire, avaient beaucoup diminué : elles ne se montraient plus que lorsque la jeune personne imprimait des mouvements à la partie inférieure du tronc, ce qui arrivait, disait-elle, plutôt la nuit que le jour, à cause de rêves qui l'éveillaient souvent en sursaut. La malade ne pouvait se tenir debout, ayant les membres inférieurs frappés de paralysie partielle. La saillie vertébrale était de quatre à cinq centimètres, et les trois vertèbres dorsales, onzième, dixième et neuvième, placées au-dessus de la saillie formée par la douzième, étaient aussi déviées en arrière, ainsi que les trois premières vertèbres lombaires. Il résultait de la projection ainsi décrite de ces sept vertèbres une gibbosité assez étendue qui chagrinait beaucoup les parents : ce fut principalement pour cette difformité que je fus appelé.

Je commençai par faire coucher la malade sur le ventre, posture très-importante dans ces sortes de difformités, mais qu'elle ne put d'abord supporter plus de quelques heures dans la journée, à condition encore de placer un oreiller sur l'endroit du lit qui répondait à l'abdomen. Après une semaine ou deux cependant, le buste qui était incliné en avant se redressa, et la position indiquée put être conservée pendant le jour et la plus grande partie de la nuit, Je fis faire, dans les huit premiers jours, deux applications de sangsues sur les côtés de la saillie angulaire.

Pendant six semaines, toutes les nuits, on recouvrit la gibbosité d'un large cataplasme de farine de graine de lin délayée avec une décoction de ciguë et de jusquiame. Le matin et dans le milieu du jour, on pratiquait des frictions avec une pommade composée de proto-iodure de plomb, d'extrait de jusquiame, de camphre et d'axonge. A l'intérieur, j'indiquai un traitement anti-scrofuleux approprié aux organes digestifs qui étaient en de fort mauvaises conditions. Au bout de six semaines il s'était opéré une grande amélioration dans l'état de Mlle L....,; les souffrances qui l'avaient si horriblement martyrisée n'existaient presque plus : elle eût, nous disait-elle, essayé de marcher sans la crainte qu'elle avait que *son dos ne se rompît*. Cependant, des mouvements un peu brusques exercés dans la colonne vertébrale étaient encore accompagnés de douleurs assez vives. Je conseillai donc de pratiquer des cautérisations avec un petit cylindre en verre trempé dans l'acide sulfurique concentré. On traça ainsi trois raies, larges de 2 à 3 centimètres et longues de 18 ou 20, sur les gouttières vertébrales de la portion de l'épine courbée. Après quatre mois du traitement dont j'ai parlé, la gibbosité dorso-lombaire avait presque disparu; il ne restait plus que le *nœud*, saillant tout au plus de deux centimètres. La malade pouvait marcher facilement et n'éprouvait qu'un peu de raideur dans le bas de l'épine. La menstruation s'était développée vers cette époque : elle a toujours été régulière depuis. Quatre ans après, quand je la revis, en 1846, Mlle L..... était une des plus belles femmes de Rouen, et personne ne ne fût douté qu'elle avait pu éprouver des accidents si prolongés et si graves.

Je suis convaincu que les attaques hystériques et les douleurs lombo-abdominales s'étaient développées pendant le travail subinflammatoire qui avait précédé la courbure angulaire de l'épine. Si l'on eût tout d'abord fait attention à la colonne vertébrale, on fût promptement arrivé à éteindre tous ces symptômes, et la saillie angulaire n'aurait point existé. Cette observation offre donc un grand intérêt, en nous montrant combien de maux peut occasionner la subinflammation d'un point de l'épine dorsale, surtout quand elle est méconnue dans son principe. Ici, la subinflammation dorso-lombaire avait été bien évidemment déterminée par la pneumonie aiguë, maladie qui avait détérioré une constitution depuis longtemps lymphatique, conséquemment très-disposée aux inflammations des tissus blancs, lymphatiques, fibreux, osseux, etc. Je conviens volontiers que les attaques d'hystérie aient pu en imposer aux médecins qui avaient d'abord soigné la malade; mais les douleurs lombaires et abdominales auraient certainement attiré vers l'épine l'attention d'un praticien habitué à traiter les difformités vertébrales.

Pronostic.

Les courbures de la colonne vertébrale, quand elles ne sont pas accompagnées de saillies angulaires, n'ont point toute la gravité que beaucoup de praticiens leur attribuent. Un bon traitement et surtout la soustraction du sujet aux causes hygiéniques mauvaises en viennent à bout le plus souvent. La courbure avec saillie angulaire, ou *gibbosité*, est plus sérieuse : il faut toujours un traitement très-actif pour en triompher. Et souvent l'on doit se trouver très-heureux quand on a pu arrêter le mal dans sa source et faire disparaître les accidents qui l'accompagnaient, tels que douleurs dans l'épigastre, l'hypogastre et les flancs, dyspnée, palpitations, faiblesse et paralysie des membres, etc., au prix d'une courbure qui n'empêche pas, après tout, les malades de vivre dans un état de santé assez supportable : car il se peut encore, dans ce cas, si le sujet est jeune, lorsque la maladie est arrêtée, lorsque l'arthrite chronique ou subinflammation est dissipée, que la croissance du corps tende et parvienne à remettre la ligne épinière dans une direction à peu près normale.

Il y a, surtout chez les sujets pauvres et que l'on ne peut arracher aux pernicieuses influences hygiéniques au milieu desquelles ils vivent, des cas malheureux qui se terminent par la mort fatalement, quoi qu'on fasse. Ces infortunés, continuellement livrés aux causes dont leur maladie fut le résultat, ne sauraient éprouver que des améliorations passagères, pendant la belle saison, par exemple; car aussitôt que le mauvais temps revient, leur mal reparaît avec une nouvelle intensité. J'ai vu de ces améliorations et de ces recrudescences se succéder pendant quatre ou cinq ans de suite, et toujours finir d'une manière funeste, parce qu'il n'avait pas été possible de placer une bonne fois les malades dans des conditions hygiéniques favorables. En général, quand il se développe des abcès dans le pourtour de la courbure, ou bien dans l'aine, la fosse iliaque, etc., le pronostic est grave, car il annonce toujours l'existence de tubercules ou d'une carie.

Les observations que nous allons avoir à rapporter en parlant du traitement de ces courbures serviront à établir leur pronostic d'une manière tout à fait pratique, en même temps que leur étiologie particulière.

Traitement.

La première indication à remplir dans le traitement des courbures de la colonne vertébrale en arrière, excurvation ou gibbosité, est de tenir le plus longtemps possible les malades couchés sur la face antérieure du corps, c'est-à-dire sur le ventre. Dans cette posture du sujet, l'épine tendant à se diriger en avant par son propre poids, la courbure diminuera bientôt d'étendue, surtout si elle comprend les dernières vertèbres dorsales et les premières lombaires, comme cela se voit le plus ordinairement. Le malade étant ainsi couché, les muscles de l'abdomen et fléchisseurs des cuisses sont tenus dans un état d'extension continue. Les parties antérieures des vertèbres sont plus espacées les unes des autres, et, par conséquent, leurs fibro-cartilages intermédiaires moins pressés, moins comprimés. Les parties antérieures de l'épine, particulièrement celles que comprend la courbure, sont débarrassées de toute pression, et par suite de toute irritation provenant de la pression elle-même ; de plus les apophyses épineuses des vertèbres se rapprochant, diminuent aussi la courbure. Les muscles du dos, n'étant point comprimés, peuvent participer aux mouvements que le malade exécute quand il remue la tête ou veut se servir de ses bras, car il lui est facile alors de se tenir de temps en temps sur les coudes. Ces mouvements salutaires empêchent les muscles de tomber dans un état de faiblesse trop grande et d'émaciation. Le décubitus abdominal permet en outre au médecin de faire les applications nécessaires sur les parties déformées. En même temps, si le sternum est porté en avant par l'aplatissement latéral de la poitrine, cette position le faisant arc-bouter sur le lit, le repousse par la même raison contre les vertèbres ; et les côtes, en conséquence du mouvement de bascule éprouvé par le sternum auquel elles sont unies, tendent peu à peu à reprendre leur forme naturelle. Lorsque la courbure a lieu dans les cinq ou six premières vertèbres dorsales, la posture dont nous parlons est moins efficace, car le cou présente alors une véritable cambrure en raison de la courbure en sens inverse qu'il subit. Il faut, à cause de cela, alternativement coucher le malade tantôt sur le dos, tantôt sur le ventre, pour éviter, tout en agissant sur la courbure, d'augmenter la cambrure du cou.

Le décubitus abdominal *en pronation*, comme on l'appelle, est surtout utile dans le cas où il existe une paralysie des membres inférieurs : on n'a pas à craindre ainsi les contractures des muscles fléchisseurs des cuisses, qui, lorsqu'elles se prolongent, dégénèrent en difformités nouvelles. Dans ces cas encore il faut, de temps en temps, mettre les malades sur le dos pour faire agir leurs membres, les masser, les frictionner.

Voilà donc pour la façon de coucher le malade atteint d'une courbure de la colonne vertébrale en arrière. Quant au traitement proprement dit, il faut employer les bains composés, les bains sulfureux, les bains salés, auxquels il est bon d'ajouter quelques poignées de feuilles de noyer ou de plantes aromatiques, ainsi que de la colle de Flandre afin de les rendre gélatineux. Ceci peut suffire dans les cas extrêmement simples.

Lorsque les malades éprouvent de la douleur dans la partie courbée ou le long du trajet de l'épine, ce qui arrive fréquemment ; de la douleur dans les flancs, les hypocondres, l'épigastre, dans un point quelconque de la poitrine; lorsque les membres perdent de leur force, que le sujet y ressent des contractions, des espèces de soubresauts, on peut se dire qu'il y a non-seulement un état subinflammatoire des substances intervertébrales et du corps des vertèbres elles-mêmes, mais encore une inflammation du tissu cellulaire environnant la moelle épinière, ainsi qu'un commencement de compression de ce dernier organe, si essentiel à la vie. Il faut, dans ces cas, se hâter d'attaquer le mal par des moyens énergiques. Si le sujet a de la force, de l'embonpoint, on pratiquera des saignées locales répétées tant que les douleurs persisteront et que l'état général le permettra; on tiendra la tumeur couverte de cataplasmes de farine de lin délayée avec une décoction de ciguë et de morelle. Lorsque les douleurs auront diminué, on frictionnera le trajet de l'épine, matin et soir, avec une pommade dans laquelle on fera entrer un iodure, de l'extrait de jusquiame ou de belladone, et du camphre. La pommade que j'emploie le plus ordinairement est composée comme suit :

♃	Axonge.................	45	grammes.
	Protoiodure de plomb....	4	—
	Extrait de jusquiame.. } ãã	6	—
	Camphre............. }		
	M.		

ou, au lieu de protoiodure de plomb, le protoiodure de fer à la même dose, toujours avec l'extrait de jusquiame et le camphre. Je fais administrer en même temps à l'intérieur l'huile de foie de morue, et l'extrait de jusquiame, le plus puissant modificateur que je connaisse contre les douleurs si souvent aiguës que les malades éprouvent dans le ventre et dans la poitrine.

Lorsque le canal digestif est en mauvais état, que le ventre est gros, chaud, qu'il y a de la fièvre surtout la nuit, outre l'huile de foie de morue je fais prendre dans la journée d'un à trois grammes de bicarbonate de soude, en plusieurs fois, dans une tisane émolliente ou de houblon, et le soir 15 ou 25 centigrammes d'iodure de potassium ou de barium dans une petite tasse de tisane.

Les cautères, généralement employés dans le traitement des courbures de la colonne vertébrale en arrière, m'ont rarement réussi ; je ne les emploie que lorsqu'il existe des abcès aux environs de la courbure, et seulement dans le but de faciliter l'écoulement du pus. Ces cautères, entretenus pendant longtemps au moyen de pois d'iris nichés dans la substance musculaire des gouttières vertébrales, y déterminent un centre de douleur dont les malades tâchent de se garder en contractant le moins possible les muscles du rachis. Il résulte de ce soin, qu'au lieu de chercher à redresser leur épine, ils inclinent le haut du tronc en avant, et augmentent en peu de temps la courbure qu'il faudrait diminuer. Donc on peut bien, par l'emploi des cautères, arrêter les progrès du mal, mais c'est toujours au profit de la difformité : c'est pourquoi, depuis plus de vingt ans, j'y ai complétement renoncé dans le traitement des courbures de la colonne vertébrale. Pendant plusieurs années, il m'est arrivé de les remplacer par la pommade émétisée suivante :

Axonge........................	30 grammes.
Tartre stibié..................	15 —

M.

ou même, chez les adultes, avec parties égales d'axonge et de tartre stibié. J'ai obtenu de très-bons résultats de cette pommade, qui détermine une éruption de boutons très-abondante.

Mais, depuis une douzaine d'années, j'emploie de préférence les cautérisations par l'acide sulfurique rectifié. Ces cautérisations potentielles agissent sur les tissus malades au delà du cercle de leur application, par un travail dynamo-vital, réactionnel vital, et non pas seulement par leur effet chimique. Je me sers, pour opérer ces cautérisations, du bouchon de verre, terminé en pointe, du flacon qui renferme l'acide. Je plonge le bouchon dans l'acide, autant de fois que je veux imprimer de raies sur les côtés des apophyses épineuses des vertèbres et sur les muscles des gouttières vertébrales. Chacun de ces sillons doit avoir un ou deux centimètres de large sur **10** à **20** de longueur : il convient d'en tracer trois ou quatre de chaque côté de la ligne épinière. Aussitôt les cautérisations faites, je les recouvre avec du coton cardé que l'on maintient au moyen d'un bandage de corps pendant cinq ou six jours, sans déplacer celui-ci.

Les douleurs qui résultent de ces cautérisations sont assez vives pendant un quart d'heure : mais elles vont ensuite en s'amortissant, et, au bout d'une heure, elles ont totalement disparu. Après huit ou dix jours, on voit assez ordinairement s'établir une abondante suppuration qui dure parfois pendant quinze jours et même un mois, au grand avantage des malades.

Si l'on considère l'action mécanique de l'éruption déterminée par l'emploi de la pommade émétisée ou des cautérisations à l'acide sulfurique, on comprendra facilement que l'effet de ces agents sur la forme de la difformité doive être inverse de celui des cautères. La pommade et les cautérisations, bornant, en effet, leur puissance à une simple action sur la peau, empêchent les malades de ployer leur buste en avant, à cause des douleurs qui en résulteraient par la traction qui aurait lieu sur les ulcérations : pour éviter cette traction, ils renversent donc le tronc en arrière, ce qui, joint à la posture en pronation, aide mécaniquement beaucoup au redressement de la courbure.

Le régime que doivent suivre les malades est

d'une grande importance. Dans l'origine de la maladie, il faut que ce régime soit doux, composé d'aliments de facile digestion, de bouillons rafraîchissants, etc. Mais, plus tard, lorsque la maladie se prolonge et si l'appareil digestif est sain, je conseille un régime fortifiant approprié, au reste, à l'état de chacun.

Dans la première partie de ce livre, en parlant du traitement prophylactique, nous avons examiné les divers aliments qui peuvent servir à composer un bon régime : nous n'y reviendrons pas ici.

Nous allons maintenant rapporter quelques observations de courbures vertébrales en arrière, qui serviront, nous l'espérons, à élucider parfaitement le traitement qu'il convient de suivre dans ce genre de maladies.

Dans le courant de mai 1832, je fus consulté au bureau central des hôpitaux pour *Charles Beauvalet*, âgé de huit ans, demeurant à Paris, quai des Grands-Augustins, n° 59. Cet enfant, d'une constitution scrofuleuse, avait, depuis l'âge de trois ans, comme une cravate de ganglions lymphatiques engorgés ; depuis quatre ans, en outre, il était atteint d'une ophthalmie scrofuleuse qui disparaissait en partie pendant la belle saison, pour revenir chaque hiver avec une nouvelle intensité. Aussitôt l'apparition des premiers froids, il lui survenait en même temps un coryza qui durait tout l'hiver, et dont les mucosités âcres déterminaient des gerçures et un engorgement tel de la lèvre supérieure, que celle-ci en était restée hypertrophiée. Depuis l'âge de deux ans et demi jusqu'à celui de sept ans et neuf mois, l'enfant avait presque toujours été malade. A cette dernière époque, il eut la rougeole, et, un mois après, on l'entendit se plaindre de violentes douleurs dans la tête et derrière le cou. La partie postérieure du cou devint, en effet, très-gonflée et sensible au toucher. Bientôt on s'aperçut que les vertèbres cervicales se déviaient en arrière, un peu à gauche, et que la tête s'inclinait à droite et en avant, le menton dirigé à gauche. Cet état avait développé une paralysie partielle des membres supérieurs et inférieurs. Toutes les trois ou quatre heures, l'enfant témoignait de douleurs excessivement vives dans la partie postérieure de la tête; ces douleurs étaient accompagnées de vomissements, et les accès duraient de cinq à quinze minutes. La fièvre, depuis l'invasion de la maladie, n'avait jamais complétement quitté le jeune malade ; elle semblait avoir le type rémittent.

Le cas me sembla d'abord fort grave, car je ne pouvais pas agir par les antiphlogistiques directs. Cependant, je prescrivis d'abord un traitement doux, que je rendis ensuite plus énergique. Voici quel était ce traitement :

1° Coucher sur un sommier de feuilles de fougère et de serpolet ;

2° Un bain salé tous les deux jours (750 grammes

de sel gris pour six seaux d'eau), auquel on ajoutait deux fortes poignées de feuilles de noyer et de ciguë et 125 grammes de colle de Flandre;

3° Des onctions avec l'axonge sur le cou et des cataplasmes de farine de graine de lin, délayés dans une décoction de cigüe sèche et de morelle; lesdits cataplasmes renouvelés trois fois dans les 24 heures;

4° A l'intérieur, une infusion de fleurs de guimauve et de coquelicot, édulcorée avec le sirop de Tolu, cinq ou six petites tasses par jour, dans chacune desquelles je faisais dissoudre 30 centigrammes de bicarbonate de soude;

5° Matin et soir deux des pilules suivantes :

♃	Extrait de jusquiame.....	2 grammes.
	Thridace................	2 —

M. et diviser en 20 pilules.

L'alimentation consistait en bouillon de veau, en panades, en bouillies à la fécule de pommes de terre, au tapioca, etc.

Ce régime fut continué pendant quinze jours et produisit une grande amélioration, principalement dans la santé générale. L'appétit, nul jusque-là, revint : les douleurs diminuèrent de plus de moitié; leurs accès ne se faisaient plus sentir que le soir et la nuit. Mais le cou était toujours tuméfié, et l'on ne pouvait y toucher ni le mouvoir sans souffrance. Je modifiai les applications extérieures; je fis supprimer les cataplasmes à la ciguë pendant le jour : on les remplaçait le matin et dans le milieu du jour par des onctions avec la pommade suivante :

℞			
℞	Axonge................	45	grammes.
	Protoiodure de plomb....	4	—
	Extrait de ciguë.......		
	— de jusquiame..	āā 5	—
	Camphre.............		
	M.		

Les bains furent continués ainsi que la tisane émolliente et le bicarbonate de soude ; le régime alimentaire resta le même. Au bout d'un mois de ce traitement modifié, les douleurs avaient presque entièrement disparu. Le petit malade put donc commencer à marcher dans la chambre, en s'appuyant sur les meubles ; les mains étant déjà à peu près délivrées de la paralysie partielle dont elles avaient été le siége pendant plus de trois mois.

Cependant le cou restait toujours tuméfié, quoique moins douloureux. Résolu de vaincre l'affection, je prescrivis des onctions avec la pommade émétisée, un tiers d'émétique pour deux tiers d'axonge; cette pommade développa une très-grande quantité de boutons qui firent beaucoup souffrir l'enfant pendant une quinzaine de jours, mais qui finalement produisirent le meilleur résultat, puisqu'un mois après l'application de la pommade les douleurs étaient dissipées, et qu'il restait seulement un engorgement indolent dans la partie postérieure du cou, très-probablement dû à l'hypertrophie de l'appareil ligamenteux des apophyses cervicales, lesquelles apophyses, au moins quelques-unes, paraissaient ankylosées. La courbure en arrière et à gauche avait totalement cédé. Les parents regardèrent dès lors leur enfant comme guéri, et depuis je n'ai pas eu occasion de le revoir.

Cette observation nous montre un cas fort grave d'excurvation du cou survenue en deux mois chez un sujet, disposé, il est vrai, à toutes les lésions locales scrofuleuses. Il a fallu le concours de la rougeole pour favoriser le développement de la subinflammation.

Mlle L..., de Sèvres, âgée de dix ans, de constitution très-lymphatique, fut présentée à ma consultation à l'hôpital des Enfants-Malades dans le mois de mai 1832. Cette jeune fille, d'une famille aisée, s'était bien portée jusqu'à l'âge de six ans, époque où elle avait eu la rougeole, puis la coqueluche, ce qui l'avait fort tourmentée pendant cinq mois. Devenue très-chétive à la suite de ces deux maladies, elle avait montré de fâcheux symptômes ; les ganglions lymphatiques du cou étaient engorgés en grand nombre, les yeux de mauvais aspect et d'une sensibilité morbide. Jusqu'à l'âge de huit ans elle avait été sujette aux catarrhes pulmonaires, à des alternatives de dévoiement et de constipation. Cet âge arrivé, elle commença sans cause connue à éprouver de violentes douleurs dans les flancs, surtout la nuit, de la gêne dans la respiration, des palpitations, enfin une douleur fixe dans le milieu du dos. Cette douleur l'empêchait d'étendre l'épine, et lorsqu'elle était assise ou qu'elle marchait, elle portait le tronc incliné en avant. En quelques mois la région dorsale de l'épine se courba en arrière d'une manière permanente, de façon à former une saillie énorme, mais sans projection angulaire. Les membres inférieurs devinrent tellement faibles, qu'il fut impossible à Mlle L... de marcher sans béquilles ou sans être soutenue par une femme qui ne la quittait jamais. Les fonctions digestives étaient tout à fait perverties. S'il y avait constipation, l'appétit était nul. Dans la période du dévoiement, au contraire, l'enfant devenait vorace; elle aurait, au dire de ses parents, mangé du matin au soir; mais à peine avait-elle mangé qu'il lui fallait aller à la garde-robe. C'est ainsi qu'elle était lorsqu'on me la présenta.

Le traitement que je prescrivis dut consister d'abord :

1° Dans une alimentation de facile digestion, ainsi des bouillies ou fécules, du riz, du vermicelle, de la semoule au lait, des panades; quelques bouillons de bœuf et de veau, etc.

2° Pendant quinze jours, je fis pour la nuit appliquer des cataplasmes de farine de graine de lin, délayée dans une décoction de ciguë et de morelle. J'ordonnai, le matin, des onctions avec la pommade d'iodure de potassium, d'extrait de ciguë, de jusquiame et de camphre.

3° A l'intérieur, je fis prendre quatre ou cinq tasses par jour d'infusion de houblon et de fleurs de mauve, dans chacune desquelles on faisait dissoudre 50 centigrammes de bicarbonate de soude; le soir on administrait des pilules d'extrait de jusquiame.

Au bout de quinze jours, les douleurs des flancs avaient complétement disparu; mais celles du dos persistaient, ainsi que la faiblesse des membres. Alors je fis pratiquer sur la *bosse* des onctions avec la pommade émétisée, ce qui détermina une forte éruption de boutons. Cette éruption fut très-heureuse et dura plus de six semaines: aidée du décubitus en pronation, de la tisane avec le bicarbonate de soude et des pilules d'extrait de jusquiame, elle fit qu'après ce temps, relativement fort court, Mlle L..... put marcher sans béquilles et n'avait plus de traces de ses douleurs. Les palpitations elles-mêmes ne se faisaient plus sentir qu'après une marche trop rapide. Quatre mois plus tard, Mlle L..... marchait aussi facilement que si elle n'eût jamais eu de courbure; il ne lui restait plus qu'une certaine *rondeur* du dos, que ses parents regardaient comme fort peu de chose et dont ils espéraient que la croissance la délivrerait.

Les médecins qui, avant moi, s'étaient occupés

de cette jeune fille l'avaient regardée comme perdue, et, en désespoir de cause, avaient conseillé les uns des moxas, les autres *quatre* cautères. C'est pour éviter des applications qui les effrayaient que les parents étaient venus me consulter, en me demandant s'il serait donc impossible de traiter leur enfant d'une façon plus douce : sur ma réponse que je n'employais jamais ces moyens, qui pouvaient être bons pour conserver la vie, mais ne redressaient pas les courbures, on la confia à mes soins, et je crois que ce fut très-heureusement pour elle.

Le 13 juillet 1839, j'ai été consulté à l'hôpital Saint-Antoine pour *Emilie Crave,* âgée de dix-huit ans, demeurant quai d'Austerlitz, n° 5. Cette jeune fille, d'une constitution scrofuleuse, était atteinte de deux courbures en arrière, la supérieure comprenant les huit premières vertèbres dorsales, et l'inférieure, toutes les vertèbres lombaires.

Émilie Crave, jusqu'à l'âge de douze ans, s'était assez bien portée, sauf quelques maux d'yeux et des engorgements glanduleux autour du cou; mais, à cette époque, elle avait eu pendant six semaines un *rhume* accompagné d'un fort point de côté, affection catarrhale assez grave et qui s'était souvent renouvelée depuis. Durant l'hiver de 1838 surtout elle avait été tourmentée d'une douleur latérale qui ne la quittait presque point. Vers les premiers jours de 1839 elle commença à souffrir violemment dans le haut de la région dorsale de l'épine; puis un mois après, on s'aperçut d'un *nœud* formé par l'apophyse épineuse de la sixième vertèbre dorsale. Les cinq vertèbres dorsales supérieures, ainsi que les septième, huitième et neuvième, en se courbant en arrière, produisirent, dans l'espace d'un mois, une gibbosité de plus de cinq centimètres de saillie. A la fin de mars de la même année, une excurvation des quatre dernières lombaires vint compliquer la gibbosité. On reconnut en même temps une grande faiblesse des extrémités inférieures.

Le développement de ces deux courbures avait été accompagné de vives souffrances dans les hypocondres, les flancs et l'épigastre, d'une toux sèche très-fatigante, de difficulté à respirer et de palpitations. Un phénomène très-alarmant pour la jeune personne s'était fait voir dès le début de la courbure supérieure; nous voulons parler d'un engourdissement, d'un affaiblissement notable des membres supérieurs. Cette condition, aussitôt l'apparition de la courbure lombaire, s'était étendue aux membres inférieurs; et on l'avait bientôt vue se transformer en paralysie, accompagnée de mouvements convulsifs qui se répétaient trois ou quatre fois dans la journée. L'état paralytique des membres, surtout de la partie inférieure, avait été assez grave pour obliger la malade à garder le lit pendant quatre mois. Depuis le commencement de janvier jusqu'au mois de juillet, époque où on *l'apporta* à ma consultation, elle avait éprouvé tous les symptômes du mal de Pott : point de côté, douleurs dans les flancs, dans l'hypogastre et l'épigastre, dyspnée, palpitations, mouvements convulsifs, crampes dans les muscles des cuisses, mauvaises digestions, diminution des règles, etc.

Voici le traitement que je prescrivis.

1° Cautérisations par l'acide sulfurique : quatre raies de chaque côté de la ligne des apophyses épineuses, sur les deux courbures ;

2° Deux cuillerées à bouche d'huile de foie de morue, chaque matin ;

3° Un litre par jour d'infusion de houblon et de feuilles de noyer, dans chaque verre de laquelle on faisait dissoudre un gramme de bicarbonate de soude ;

4° Le soir, en se couchant (décubitus en pronation), une cuillerée à bouche du mélange suivant dans un verre d'eau sucrée :

℞ Extrait de jusquiame........	2	grammes.
Iodure de barium...........	2	—
Eau distillée de laitue........	125	—
M.		

5° Régime alimentaire doux.

Au bout de six semaines de ce traitement suivi avec persévérance, une grande amélioration se manifesta ; les douleurs du ventre et de la poitrine avaient presque complétement disparu, ainsi que les palpitations qui n'avaient plus lieu que par intervalles. Je conseillai alors de prendre de l'exercice en marchant avec des béquilles, les membres étant encore faibles et tremblants. Je remplaçai le bicarbonate de soude par le sulfate de fer. L'extrait de jusquiame et l'iodure de barium furent continués jusqu'à la fin de novembre. A cette époque notre jeune malade marchait tellement bien qu'elle se regardait comme guérie, à l'exception seulement de ses *bosses*, dont elle avait pris son parti, au moins pour le moment; car il ne lui restait de tant de maux qu'un peu de gêne dans la respiration et quelques palpitations quand elle marchait vite ou bien montait les escaliers.

Ce bon état dura jusqu'au mois d'avril 1840. Alors elle sentit revenir le point de côté avec douleurs dans le flanc gauche, et les membres inférieurs redevenir faibles et tremblants sous elle quand elle avait marché cinq ou dix minutes. Je fis de nouvelles cautérisations et conseillai de reprendre à peu près le traitement que j'avais prescrit l'année précédente : on suivit mes indications et la malade fut de nouveau *guérie*. Je ne l'ai plus revue depuis.

Au mois de mars 1844, j'ai été consulté par *Pierre Beaucourt*, âgé de 19 ans, demeurant rue Saint-Jacques, n° 50, exerçant la profession de frotteur. Ce jeune homme, d'une constitution éminemment lymphatique, habitait depuis quatre ans une chambre sombre, humide, située sur une cour étroite et au nord. Après un an de séjour dans ce logement insalubre, il avait commencé à éprouver des douleurs dans les côtés de la poitrine et dans l'épigastre, douleurs qui cependant ne l'avaient pas empêché de se livrer à sa rude profession jusqu'à l'âge de dix-huit ans et demi. Alors l'épine était aussi devenue le siége de vives souffrances et le tronc s'était incliné en avant. Je décris l'état dans lequel je trouvai le sujet quand il vint me consulter.

Les sept dernières vertèbres dorsales et les quatre premières lombaires formaient une courbure en arrière avec projection angulaire de la onzième dorsale, de cinq centimètres de saillie. La projection angulaire avait apparu avant que les vertèbres supérieures et inférieures se fussent courbées en arrière. Le malade disait qu'aussitôt que le *nœud* de son dos s'était montré, ses membres inférieurs étaient devenus faibles : dès lors il ne pouvait plus marcher qu'en renversant le buste en arrière.

J'ordonnai le traitement suivant.

1° Décubitus en pronation sur un sommier de feuilles de fougère et de noyer ;

2° Cautérisations sur les côtés des apophyses épineuses, quatre raies de chaque côté ;

3° Chaque matin 32 grammes d'huile de foie de morue ;

4° Dans la journée, un litre de tisane de houblon et de feuilles de noyer, dans chaque verre de laquelle on faisait dissoudre un gramme de bicarbonate de soude ;

5° Le soir, deux des pilules suivantes :

℞ Sulfate de quinine.....	}	āā 2 grammes.
Extrait de jusquiame...	}	
— de digitale.....	}	

M. et diviser en 20 pilules.

Au bout d'un mois de ce traitement, les douleurs du dos, des flancs et des côtés avaient presque entièrement disparu ; les membres inférieurs étaient devenus plus forts, et le malade recommençait à pouvoir marcher librement, quoique toujours un peu renversé. Il se regardait comme aux deux tiers guéri. Je lui conseillai d'aller passer la belle saison dans son pays natal (département du Cantal). Je ne l'ai pas revu.

André Masson, âgé de onze ans, demeurant à Paris, rue Moreau, n° 8, s'était assez bien porté jusqu'à l'âge de quatorze mois, époque où il fut atteint d'une gastro-entéro-céphalite, pendant le cours de laquelle des convulsions le prirent plusieurs fois. Consécutivement son ventre devint gros et chaud, ses poignets se gonflèrent, etc. Il finit toutefois par se rétablir, et rien de notable ne s'était fait remarquer dans sa constitution jusqu'à l'âge de neuf ans, où, à la suite d'une hab itatio de deux années dans un logement bas et humide, quelques ganglions lymphatiques du pourtour du cou se tuméfièrent et des douleurs très-vives se firent sentir dans les hypocondres, surtout pendant la nuit. L'enfant éprouvait en même temps une grande faiblesse dans les extrémités inférieures et dans les lombes. Cinq ou six mois après l'apparition de ces fâcheux et douloureux symptômes, on commença à constater l'existence d'un *nœud* à la partie supérieure du dos. Petit à petit la courbure prit la forme suivante : les deuxième, troisième, quatrième, cinquième et sixième vertèbres dorsales projetées en arrière ; la saillie angulaire de cette projection formée par l'apophyse épineuse de la quatrième vertèbre dorsale distante de la ligne épinière de six centimètres ; au-dessous de la gibbosité, les vertèbres qui suivent fortement divisées en avant, de manière à former un enfoncement de quatre centimètres ; la moitié inférieure du sternum très-saillante en avant, et sur les côtés de cette saillie trois enfoncements très-profonds.

Pendant le développement de la gibbosité, c'est-à-dire depuis que l'on avait pu s'apercevoir du commencement de la maladie jusqu'au moment de ma consultation au bureau central des hôpitaux, le 27 mars 1838, les phénomènes précurseurs de cette difformité avaient augmenté d'intensité et pris un caractère plus grave. La faiblesse des extrémités inférieures s'était changée en paralysie partielle, accompagnée par intervalle de contractions musculaires très-douloureuses et de tremblement dans les membres. La respiration et la circulation étaient devenues très-gênées, une forte dyspnée, ainsi que de violentes palpitations, s'observaient aussitôt que le malade exécutait quelques mouvements.

Après un traitement de trois mois, composé de bains salés tous les deux jours, d'onctions sur les parties saillantes avec la pommade suivante :

℞			
℞	Protoiodure de plomb.....	4	grammes.
	Extrait de jusquiame.. } Camphre........... }	ãã 6	—
	Axonge.................	45	—

de l'emploi à l'intérieur d'huile de foie de morue, et d'une dissolution d'iodure de barium (1 gramme pour 120 grammes d'eau) prise par cuillerées à bouche, matin et soir, dans une tasse d'infusion de houblon, le tout aidé du décubitus sur la partie antérieure du corps, nous vîmes disparaître tous les accidents ci-dessus décrits et la santé du jeune malade devenir très-bonne. Il ne resta plus qu'une saillie légère de l'apophyse épineuse de la quatrième vertèbre dorsale.

Le 2 novembre 1849, on présenta à ma consultation l'enfant *Henri Patron*, du village d'Ivry, près

Paris, atteint d'une gibbosité de la région dorsale de l'épine.

Cet enfant, âgé de cinq ans, offrait l'aspect scrofuleux le plus prononcé : il avait toujours habité un logement bas et humide. Ses parents me dirent qu'à une année de là, il avait fait une chute sur le dos, et que pendant cinq mois, à partir de cette chute, il avait souffert dans la partie de l'épine actuellement courbée, ainsi que dans les flancs et l'épigastre. Au bout de ces cinq mois, on s'aperçut qu'il devenait bossu. Voici dans quel état je le trouvai.

Toutes les vertèbres dorsales formaient une forte courbure en arrière, avec saillie angulaire de la quatrième qui proéminait de quatre centimètres. Les membres inférieurs étaient très-faibles ; le sujet pouvait à peine faire quelques pas en s'appuyant des mains sur la partie antérieure des cuisses et tenant la tête renversée en arrière. La santé générale était détériorée : les digestions étaient mauvaises, la respiration gênée ; le plus léger mouvement causait des palpitations et des sueurs.

Je prescrivis le traitement qui suit. Cautérisations par l'acide sulfurique ; trois cuillerées à bouche, le matin, d'huile de foie de morue ; dans le jour, quatre tasses de tisane de houblon, dans chacune desquelles on faisait dissoudre un demi-gramme de bicarbonate de soude ; le soir, une cuillerée à bouche du mélange suivant, dans un demi-verre d'eau sucrée :

℞ Eau distillée de laitue.........	90	grammes.
— de laurier cerise..	4	—
— de cannelle.......	6	—
Extrait de jusquiame..........	2	—
Iodure de barium............	1	—
M.		

Après un mois de ce traitement, on put constater déjà une amélioration sensible. La bosse avait diminué de près de moitié, et l'enfant pouvait assez aisément marcher sans être obligé d'appuyer les mains sur ses cuisses ; les palpitations et les douleurs du ventre n'existaient presque plus ; le sommeil était bon et sans interruptions.

Au commencement de l'année 1850, je fis remplacer la tisane, et le mélange avec l'iodure de barium, par l'eau minérale ferrugineuse de Passy ; mais l'huile de foie de morue fut continuée pendant plus de quatre mois, à la dose de deux cuillerées par jour. Le soir, on administrait 10 centigrammes d'extrait de jusquiame.

Dans le mois de février, lorsque les petites plaies résultant des cautérisations furent cicatrisées, je fis faire des onctions matin et soir sur la courbure, avec une pommade de protoiodure de plomb ou de fer camphrée.

Le 10 août 1850, je vis cet enfant pour la dernière fois; il était aussi agile que tous ceux de son âge, et pouvait prendre part aux mêmes jeux. Il ne lui restait plus de la courbure qu'une raideur dans le milieu du dos et une attitude un peu renversée, que j'attribuai à l'ankylose de la vertèbre qui formait la projection angulaire avec ses deux voisines. Du reste, les parents le regardaient comme complétement guéri.

Dans le mois d'avril 1844, je fus consulté, me trouvant à Rouen, par un jeune homme âgé de vingt-deux ans, atteint d'une excurvation lombaire datant de quatre mois seulement, et qui présentait une saillie arrondie de plus de huit centimètres vers le milieu. Cette difformité était survenue à la suite de violentes douleurs du dos, dont le sujet trouvait la cause dans l'habitation qu'il lui avait fallu faire d'un logement humide depuis le commencement de l'été. En même temps que ces douleurs s'étaient fait sentir, les membres inférieurs étaient devenus faibles et tremblants; le jeune homme trébuchait en marchant et tombait sur les genoux au moindre faux pas. J'ajouterai qu'un mois avant l'apparition de la courbure, il avait éprouvé de vives douleurs dans les flancs et des ardeurs d'urine qui le tourmentaient beaucoup; plus de vingt fois par jour il éprouvait le besoin d'uriner et ne satisfaisait à ce besoin que d'une manière incomplète, la vessie ne pouvant se vider entièrement.

Lorsqu'il me fit appeler, il marchait à l'aide de deux béquillons, et ne pouvait, à leur défaut, se tenir debout que les mains appuyées sur les cuisses ou les bras croisés derrière le dos ; la tête et la partie supérieure du tronc fortement renversés en arrière. Voici le traitement que je conseillai.

1° Des cautérisations transcurrentes avec l'acide sulfurique, que je pratiquai sur-le-champ, quatre raies de chaque côté des apophyses épineuses ;

2° Décubitus sur le ventre ;

3° 45 grammes d'huile de foie de morue tous les matins ;

4° Dans la journée, cinq tasses d'infusion de houblon et de feuilles de noyer, dans chacune desquelles on faisait dissoudre un gramme de bicarbonate de soude ;

5° Le soir, deux pilules d'extrait de jusquiame, de 15 centigrammes chacune, et, par-dessus, une tasse de la tisane précitée, dans laquelle on mettait une cuillerée à bouche d'une solution contenant 25 centigrammes de brômure de potassium.

Ce traitement ayant été suivi pendant trois mois avec persévérance, le jeune homme crut pouvoir se regarder comme guéri. Il n'éprouvait plus de douleurs ni de faiblesses dans les membres inférieurs; sa *bosse* avait totalement disparu; seulement le bas du dos était encore un peu raide. Je lui conseillai d'aller passer le mois d'août au Havre, d'y prendre tous les jours un bain d'une heure d'eau de mer chaude, et de boire, matin et soir, un verre d'eau de mer filtrée. Ce qu'il fit.

Cette observation nous offre un exemple de guérison rapide chez un sujet déjà âgé et qui avait été scrofuleux dans son enfance : quatre ou cinq cicatrices existant sur les côtés du cou attestaient des engorgements glanduleux qui s'étaient jadis terminés par la suppuration. Il avait eu aussi le gros ventre et des maux d'yeux ; enfin sa mère était morte, à vingt-huit ans, de la phthisie tuberculeuse. Tant de circonstances réunies auraient pu faire porter un pronostic fâcheux à tout médecin peu versé dans la pratique des maladies scrofuleuses ; et c'est ce qui était déjà arrivé, car le conseiller ordinaire de la famille avait été loin de la rassurer. Peut-être est-ce à cause de cela que je fus consulté. Habitué, comme je le suis, à traiter ces sortes d'affections, je promis sans hésiter de guérir le malade, et j'y parvins. Je revois, tous les ans, cet intéressant sujet à mon passage à Rouen.

Nous terminerons ici ce que nous avions à dire des tumeurs blanches scrofuleuses des articulations. Les subinflammations du poignet, du coude, de l'épaule, que l'on rencontre encore assez souvent, offrent à peu près les mêmes symptômes que celles dont nous venons de nous occuper et exigent le même traitement. Ainsi de celles des articulations des doigts et des orteils, qui n'ont point d'autres causes et, par conséquent, doivent être traitées par des moyens analogues. Nous pourrions encore établir comme règle commune que les maladies de la continuité des os avoisinant les articulations demandent un traitement semblable à celui des maladies des articulations elles-mêmes : c'est pour cela que nous nous abstenons d'en parler dans cet ouvrage, toutes ces affections étant, au reste, ainsi que nous l'avons dit, amplement décrites dans les livres de chirurgie générale.

CHAPITRE XIX.

Ophthalmie scrofuleuse.

Cette affection est une des manifestations les plus communes de la maladie scrofuleuse. Ordinairement elle attaque les deux yeux à la fois et débute lentement, par une sensibilité de l'organe, sans injection de la conjonctive : à peine si l'on voit un liseré rougeâtre sur le bord libre des paupières. Cette sensibilité peut exister longtemps avant que la congestion sanguine, oculaire ou palpébrale, ne s'établisse : je dis *congestion sanguine*, parce que je suis convaincu que la photophobie dépend alors de l'irritation des vaisseaux lymphatiques.

L'ophthalmie scrofuleuse apparaît particulièrement vers la fin de l'automne et pendant l'hiver ou au commencement du printemps. Les glandes de Meïbomius s'irritent; c'est à leur sécrétion qu'est due cette agglutination des paupières entre elles qu'on remarque le matin au réveil du malade, et qui est toujours en rapport avec la sensibilité des yeux. Les paupières sont en outre tuméfiées et quelquefois œdémateuses, accidents qui se dissipent assez souvent dans la journée. Ce malaise des yeux est toujours accompagné d'épiphora (larmoiement) plus ou moins abondant; et à la longue l'irritation et l'engorgement des glandes de Meïbomius s'élèvent parfois jusqu'à l'ulcération et l'hypertrophie, ce qui donne un aspect granuleux à la face interne des paupières, surtout vers le bord.

Cette limitation aux paupières de l'ophthalmie scrofuleuse peut se maintenir plusieurs mois, plusieurs années même : et il faut une cause interne ou externe, telle que la rougeole ou le passage du chaud au froid, surtout au froid humide, pour que la maladie s'étende rapidement et violemment au globe oculaire lui-même. Une vive douleur se fait sentir alors, avec larmoiement plus abondant et resserrement des paupières; et si la maladie n'est pas aussitôt énergiquement combattue, elle a chance de durer fort longtemps, en incommodant le sujet outre mesure par une photophobie opiniâtre et l'épiphora poussé jusqu'à l'inondation des joues, qui bientôt s'en irritent à leur tour au point de prendre l'aspect érysipélateux et de présenter même de véritables éruptions eczémateuses. De l'épiphora et de la photophobie prolongés résultent fréquemment en outre des coryzas fort tenaces. Les malades, dans leur horreur de la lumière, tiennent la tête inclinée sur la poitrine, les mains portées au devant de leurs yeux comme une visière ; et si ce sont des enfants, il faut, pour examiner leur état, qu'un aide leur saisisse les mains et leur relève la tête, tandis que le médecin ouvre les paupières de force. Même quand l'ophthalmie est bornée comme nous le disions tout à l'heure, on voit les scrofuleux se garer de toute clarté vive, quelles que soient leurs occupations.

Chez beaucoup de sujets, la conjonctivite palpébrale se dissipe en partie vers le milieu du printemps pour reparaître aux premiers froids, et ainsi de suite. Des malades peuvent voir cette succession se répéter dix ans, quinze ans, toute la vie. Chez d'autres il y a simplement rémittence pendant le beau temps et exacerbation pendant l'hiver. Leurs yeux deviennent hideux au bout de quelques années ; ils ont les bords des paupières rouges, renversés en dehors, épais, boursouflés et comme charnus, couverts chaque matin de croûtes qui revêtent des ulcérations sans cesse renaissantes. A force de s'être collés ensemble, les cils finissent par n'avoir plus de bulbe ; ils tombent et parfois d'horribles poils blancs les remplacent. Ces malades ne sont occupés que de leurs yeux, de leur *vue tendre*, comme ils l'appellent : et si quelque cause spécifique, la rougeole, la variole, plus tard une blennorrhagie, vient à s'en mêler, la conjonctivite passe à l'état sur-aigu et se complique de kératite, d'iritis, etc.

Dans l'ophthalmie scrofuleuse aiguë ou sub-aiguë, les capillaires sanguins de la conjonctive, si abondants, s'enflamment souvent par faisceaux qui partent de l'angle de l'œil et vont s'arrêter au bord de la cornée en laissant entre eux des espaces non injectés. A l'extrémité du faisceau apparaît assez souvent une pustule ou phlyctène, d'où sort une sérosité plus ou moins purulente. Ces pustules ou phlyctènes sont parfois cinq ou six et peuvent se cicatriser après s'être vidées de la sérosité qu'elles contenaient : ou bien elles s'ulcèrent et fournissent du pus véritable. Si elles ne sont pas bien soignées, l'ophthalmie augmente et se généralise : la kératite ou conjonctivite cornéale se montre, ainsi que l'iritis ; la cornée peut, dans plusieurs points de son étendue, se ramollir, s'ulcérer et s'affecter de taches grisâtres, superficielles ou profondes selon la gravité de l'ulcération. Si l'ulcération n'a été que superficielle, les taches qu'elle laisse après sa cicatrisation sont comme des taies ou des nuages, obscurcissant la vue d'une manière incomplète ; ou plus épaisses, blanches, opaques et bien autrement gênantes : on les appelle alors *leucoma, albugo*. Si l'ulcération est profonde, elle peut aller jusqu'à perforer la cornée et donner passage aux humeurs de l'œil : peu étendue, il en résultera seulement des adhérences ou la procidence de l'iris. Les taches dont nous parlons ne sont pas toujours, au reste, le produit de l'ulcération de la cornée; elles résultent quelquefois d'une infiltration entre ses lames, qui cause une opacité diffuse.

L'ophthalmie scrofuleuse, même à l'état chronique, se complique fort souvent de l'inflammation de l'iris. Les symptômes de l'iritis sont une douleur violente dans la profondeur et le pourtour de l'œil, dans la tempe, la face, toute la tête. La pupille se contracte quelquefois au point qu'on a de la peine à l'apercevoir; et cependant, en dépit de ce rétrécissement énorme, la lumière est si insupportable au malade, que l'examen de l'œil offre des difficultés excessives. On observe toujours d'abord un cercle blanc aux limites de la circonférence de la sclérotique, point où l'iris vient se joindre à la cornée : ce cercle blanc, effet purement anatomique, constitué par l'intervalle compris entre la cornée et l'iris, apparaît chaque fois qu'il y a injection de l'iris, parce qu'alors la sclérotique se couvre de petits vaisseaux capillaires en grand nombre qui s'arrêtent brusquement à quelque distance de la cornée. Dans les iritis très-vives, la membrane se bombe et se porte en avant ; il peut alors se faire de petits épanchements sanguins dans son intérieur ; alors aussi les douleurs sont intolérables et vont jusqu'à l'insomnie, jusqu'au délire. Un abondant larmoiement les accompagne toujours.

L'iritis chronique peut succéder à l'iritis aiguë, mais plus souvent elle débute sans précédent. Qu'elle soit ou non, au reste, une complication de l'ophthalmie, la sensibilité de l'œil s'y montre toujours très-grande chez les scrofuleux, même sans apparence appréciable de conjonctivite, et ne peut être attribuée qu'à l'iritis elle-même. Dans cette sensibilité de l'œil ou photophobie, la pupille n'a ni toute sa mobilité ni toute sa dimension normales, ce qu'il est facile d'observer quand il n'y a qu'un œil malade : la couleur est de même toujours un peu altérée. Je suis convaincu, quant à moi, que la plupart des enfants et adolescents qui souffrent de congestions oculaires, avec photophobie et larmoiement, sont atteints en même temps d'iritis aiguë, sub-aiguë ou chronique : si on les examine de près, ce qui n'est pas toujours facile, on est sûr de reconnaître quelques-uns des signes qui caractérisent cette complication. Souvent encore on voit l'iritis être accompagnée d'une ophthalmie légère qui lui a été consécutive ; elle ne va jamais, au surplus, sans une congestion quelconque de la conjonctive et même de quelque autre membrane, à cause des relations sympathiques de toutes les parties qui constituent l'appareil oculaire. Toujours aussi, dans l'iritis, il y a altération de la pupille; elle est resserrée, déformée, moins mobile, son ouverture est frangée, inégale; on aperçoit au fond de l'œil des flocons de lymphe plastique, etc.

Certains auteurs attribuent les illusions d'optique à l'iritis chronique.

L'ophthalmie aiguë est moins fréquente chez les scrofuleux que l'ophthalmie chronique. Cela tient à la constitution des sujets, qui imprime, comme nous l'avons dit, le cachet de chronicité à toutes leurs affections. Il faut, pour que l'ophthalmie débute à l'aigu, des circonstances toutes particulières, l'impression brusque du froid au sortir d'un lieu très-chaud, la rougeole, la variole, etc. Nous avons vu de ces cas, où un œil se trouvait perdu en quelques jours. Ces cas sont rares heureusement, et l'énergie du traitement fait presque toujours qu'on les évite.

Quand une ophthalmie scrofuleuse a duré longtemps, six mois, un an ou plus, elle peut quitter le globe de l'œil et se borner aux paupières qui présentent alors, tout le temps qu'elle existe, l'aspect que nous avons déjà décrit, boursouflement, hypertrophie, renversement en dehors, avec foyers purulents et fongosités d'un rouge foncé qui constituent l'état nommé par les oculistes *ectropion* ou éraillement des paupières. Cette difformité, que l'on rencontre quatre-vingt-quinze fois sur cent à la paupière inférieure, est surtout commune dans l'ophthalmie scrofuleuse.

L'ophthalmie scrofuleuse peut se terminer de différentes manières : par résolution, par des altérations plus ou moins étendues, par la cataracte, la fistule lacrymale, l'amaurose, et même la perte de l'organe. La fin de l'automne, l'hiver et le commencement du printemps sont, comme nous l'avons dit, les temps le plus favorables à son développement, à cause des variations humides de l'atmosphère. Elle est fort sujette aux récidives.

Diagnostic. Ce qui fait, selon moi, reconnaître qu'une ophthalmie est de nature scrofuleuse, c'est la photophobie précédant presque toujours la congestion visible de la conjonctive, et dépendant conséquemment de l'iritis qui, par la douleur qu'elle développe dans tout le globe de l'œil, amène nécessairement l'injection conjonctivale Le diagnostic s'aide encore de la lenteur que l'ophthalmie met à se développer quand elle débute par les paupières, et de la tendance de la conjonctive et des glandes de Meïbomius à s'hypertrophier, surtout chez les sujets très-lymphatiques présentant quelque autre manifestation *sui generis*. Il dépend encore de la manière dont se comporte l'injection de la conjonctive, qui procède souvent par faisceaux de vaisseaux capillaires, comme nous avons dit, avec pustules ou phlyctènes à l'extrémité cornéale.

Pronostic. On peut dire qu'en général l'ophthalmie scrofuleuse n'est point grave, lorsqu'on la traite promptement et convenablement. Elle cède souvent pour reparaître, je le répète, si la constitution n'est pas modifiée, si le sujet continue de vivre dans des conditions hygiéniques mauvaises, si enfin d'autres manifestations scrofuleuses existent. Les ophthalmies scrofuleuses que l'on observe chez les enfants, dans les taudis des pauvres ouvriers, se prolongent souvent jusqu'à la puberté, quoi qu'on fasse, et laissent après elles des déformations des paupières, des taches de la cornée, etc.

Traitement. Quand l'ophthalmie est aiguë et la constitution médiocrement détériorée, il faut braver le préjugé qui interdit les émissions sanguines pour les maux d'yeux des scrofuleux ; il faut saigner, et à plusieurs reprises en certains cas, si le malade est adulte ou seulement adolescent. Après la saignée, si le mal n'a pas cédé, on a recours aux sangsues appliquées aux tempes et au-dessous de la paupière inférieure ; elles suffisent et dispensent de la saignée chez les enfants. Sans cela, l'œil peut être perdu si la conjonctivite oculaire est forte : il est clair qu'une simple inflammation des paupières n'expose pas aux mêmes accidents.

A la suite des saignées générales et locales, ou concurremment il convient, d'employer les réfrigérants continus, en rejetant les topiques et les collyres de quelque nature qu'ils soient. A l'intérieur, dans ces circonstances, il faut momentanément mettre de côté la constitution et s'en tenir aux délayants, aux purgatifs salins d'abord, à la limonade au citrate de magnésie, à la crème de tartre soluble, etc. Il est rare qu'après quelques jours d'un traitement semblable l'ophthalmie ne soit pas vaincue. Quelquefois cependant elle résiste à ce déploiement antiphlogistique; alors il faut dériver fortement sur le canal intestinal par le calomel, et sur la nuque et le derrière des oreilles par les vésicatoires. Si par cet ensemble de moyens on n'enlève pas entièrement l'ophthalmie la plus aiguë, on est au moins assuré de la faire passer au degré moindre, à l'état subaigu.

Quant l'ophthalmie scrofuleuse aiguë débute par les paupières, et c'est le cas le plus fréquent, un jour ou deux après l'application des réfrigérants continus, j'emploie les astringents laudanisés formulés de la manière suivante :

℞ Eau distillée de laitue.........	āā 60 grammes.
— de roses...........	
Sous-acétate de plomb liquide ..	āā 20 gouttes.
Laudanum de Sydenham	
M.	

Ou bien :

℞ Mucilage de semences de coing..	āā 60 grammes.
Eau distillée de roses..........	
Sulfate de zinc	50 centigr.
Laudanum......................	20 gouttes.
M.	

Bassiner les yeux des malades six ou huit fois par jour.

Dans l'intervalle des lotions, je fais laver largement la partie malade avec une décoction de cerfeuil et de ciguë. Si la blépharophthalmie ne se résout pas sous l'empire de ces moyens simples, j'emploie le nitrate d'argent associé au laudanum, et je fais en même temps appliquer un vésicatoire à la nuque ou au bras, sans cesser, bien entendu, le lavage des yeux avec la décoction précitée. Voici mes formules :

℞	Eau distillée de roses .... }	āā 60 grammes.
	Mucilage de semences de coing.. }	
	Nitrate d'argent cristallisé......	40 centigr.
	Laudanum.....................	30 gouttes.
	M. S. A.	
℞	Cuivre aluminé ou pierre divine.	1 gramme.
	Extrait gommeux d'opium......	20 centigr.
	Eau distillée de roses...........	120 grammes.
	M. S. A.	

Toutes les ophthalmies chroniques, scrofuleuse, varioleuse, morbilleuse ou vénérienne, commencent par la conjonctive des paupières ; toutes les ophthalmies aiguës par la conjonctive du globe de l'œil, *de quelque nature qu'elles soient*. Cette doctrine explique notre traitement.

Dans le traitement de l'ophthalmie scrofuleuse chronique, dont les antiphlogistiques directs, saignées, sangsues, émollients, doivent être bannis, on commencera par faire éviter aux malades la vie sédentaire, l'application à l'étude, les travaux inactifs, l'habitation des lieux bas, humides, les variations fréquentes du chaud au froid. On ne prescrira pas la chambre sombre, ni le bandage des yeux, vieilles absurdités que l'on remplacera par la respiration à l'air libre et un morceau de taffetas vert ou noir, fixé sur le front au moyen du serre-tête ou du bonnet, et tombant tout simplement devant les yeux. On accoutumera insensiblement les sujets à supporter une lumière modérée.

Cette forme de l'ophthalmie scrofuleuse est celle qui réclame le plus impérieusement un bon traitement interne : ainsi l'huile de foie de morue, le bi-carbonate de soude, quand l'appareil digestif n'est point en bon état, l'iodure ou le brômure de potassium, et mieux encore l'iodure de barium. Les bains minéraux sont aussi d'une indication pressante. Quand il y a photophobie, ce qui n'est point rare, il faut employer le sulfate de quinine, des lotions répétées avec l'infusion de jusquiame, les onctions au pourtour de l'œil avec la pommade mercurielle à l'extrait de belladone, les collyres avec le nitrate d'argent, le laudanum ou l'extrait gommeux d'opium et l'extrait de belladone. Il faut enfin purger souvent.

Quand l'ophthalmie chronique est bornée à la conjonctive palpébrale, on peut encore employer avantageusement la cautérisation avec le sulfate de cuivre ou la pierre infernale ; on peut aussi insuffler le calomel en poudre ou passer un pinceau chargé de calomel entre les paupières, matin et soir. Les glandes de Meïbomius sont-elles surtout en suppuration, la pommade de Lyon convient beaucoup : c'est une pommade composée de miel rosat et d'oxide rouge de mercure, dans la proportion de 32 grammes de miel et de 2 grammes d'oxide.

Six fois sur dix, dans les ophthalmies scrofuleuses aiguë ou chronique, oculaire ou palpébrale, il y a photophobie, c'est-à-dire complication d'iritis. Cette complication réclame d'abord l'emploi des réfrigérants continus et celui des purgatifs à dose fractionnée. Si le cas est très-aigu, j'ordonne le calomel de deux en deux heures pendant trois ou quatre jours, mêlé à la poudre de rhubarbe ou d'aloès, à la dose de 10 centigrammes de calomel et 25 centigrammes de rhubarbe ou 15 centigrammes d'aloès par paquet. J'ai vu plusieurs fois, dans des cas graves, le calomel ainsi employé développer la salivation, et toujours avec avantage pour les malades. J'ajoute, dans la photophobie intense, les frictions avec la pommade mercurielle belladonisée : 25 grammes d'onguent mercuriel pour 5 grammes d'extrait de belladone.

Pour les *taches de la cornée* consécutives à l'ophthalmie chronique, et c'est presque toujours ainsi qu'elles se produisent selon moi, après le calomel en poudre et le laudanum en insufflation et en instillation, j'ai quelquefois recours, avec succès, au procédé de M. le professeur Malgaigne, qui consiste à *râcler* les taches, quand elles sont épaisses, avec le couteau à cataracte, ou mieux un petit ténotome boutonné à lame légèrement convexe.

La *procidence de l'iris* veut être d'abord traitée par les collyres au nitrate d'argent et à la belladone. Voici celui que j'emploie :

♃	Eau distillée de laitue..........	āā 60 grammes.
	Mucilage de semences de coing..	
	Nitrate d'argent cristallisé......	60 centigr.
	Extrait de belladone	2 grammes.
	Laudanum........................	20 gouttes.
	M.	

Si ce collyre ne réussit pas à affaisser la saillie iridienne, j'ai recours à la cautérisation par le crayon de sulfate de cuivre ou de pierre infernale. Si, malgré tout, il se fait un staphylôme, on l'enlève, afin de rendre possible la pose d'un œil artificiel.

Nous ne pouvons mieux terminer ces courtes considérations sur l'ophthalmie scrofuleuse qu'en reproduisant l'extrait suivant d'un petit travail publié, au mois de novembre 1840, dans notre journal *la Revue des spécialités médico-chirurgicales*, travail dû à un jeune médecin qui suivait alors le cours d'ophthalmologie du savant docteur Rognetta.

« Les phlogoses empreintes du vice scrofuleux peuvent atteindre indistinctement tous les tissus de l'organe visuel et des paupières ; la kératite ulcéreuse cependant en est incontestablement la plus fréquente. Viennent ensuite les blépharites dans l'ordre de fréquence : dans ce cas, ce sont principalement les glandes de Meïbomius qui sont le siége de la maladie. Les iritis, les choroïdites et les rétinites se présentent après ; la kératite est le plus souvent compliquée d'iritis et de choroïdite. Le caractère culminant de presque toutes les ophthalmies scrofuleuses aiguës, la blépharite exceptée, est la photophobie intense.

» Arrivons au traitement. D'après les idées reçues, il suffit que l'ophthalmie puisse être enrôlée parmi les affections scrofuleuses pour réclamer les remèdes dits toniques ou excitants. Il serait important, avant d'aller plus loin, de bien définir l'acception de ces deux mots qu'on emploie communément comme synonymes, Tout ce qui fait renaître les forces abattues par une maladie mérite sans doute l'épithète de *tonique* : en ce sens, on doit appeler tonique tout remède qui combat la maladie elle-même : car la faiblesse n'est qu'un symptôme de la maladie ou un effet du dérangement fonctionnel qu'elle occasionne. Par conséquent, en thèse générale, la saignée est un aussi bon tonique dans un cas que le rhum dans un autre.

» Il n'en est pas de même des remèdes excitants proprement dits. On ne peut compter dans ce nombre que les substances capables de relever le rhythme des fonctions organiques au-dessus du type normal : tels sont les alcooliques par exemple. D'après cette explication, un remède peut être tonique, c'est-à-dire capable de ramener les fonctions au rhythme normal, et faire naître par conséquent les forces, sans être pourtant un excitant : tels sont la saignée, l'iode, la rhubarbe, l'aloès, etc., par exemple ; et *vice versa*, il peut être excitant, comme le vin, et ne pas produire d'effet tonique dans une maladie, s'il tend à exaspérer celle-ci. On comprend par là l'abus qu'il y a dans l'emploi de ces deux mots, ou plutôt des objets qu'ils représentent, si on n'en fixe pas préalablement le sens.

» Quand on lit, dans nos ouvrages classiques : l'ophthalmie scrofuleuse réclame un traitement général tonique et une médication locale spécifique, on doit naturellement se demander si les remèdes toniques doivent être choisis dans la classe des excitants. Or, évidemment, ce serait là une grave erreur : car nous venons de voir que la scrofule n'est au fond qu'une subphlogose chronique du système lymphatique, compliquée ou non d'autres lésions inflammatoires plus ou moins graves. Les auteurs, par conséquent, qui conseillent l'usage du vin, d'une nourriture substantielle et excitante pour combattre l'état scrofuleux général, ne formulent-ils pas une ordonnance contraire aux véritables indications curatives?

» Combien de fois n'arrive-t-il pas, en effet, que de pareilles prescriptions déterminent des irritations gastriques, des gastro-entérites, des accidents plus ou moins graves d'une autre nature, qui s'opposent à la guérison que les seules forces de l'organisme ou quelques remèdes appropriés pourraient produire ?

» Nous adoptons pour notre compte la formule générale ci-dessus de la double médication, mais avec cette spécification essentielle, que nos toniques à nous seront choisis dans la classe des antiphlogistiques. C'est en effet à cette double médication que nous avons recours pour combattre les ophthalmies scrofuleuses, mais avec des modifications différentes suivant leur intensité et leur siége. Expliquons-nous.

» Un premier pas à faire, c'est de combattre la photophobie s'il y en a : cela est d'autant plus important que, d'une part, on ne peut bien observer l'état des parties malades avant d'avoir dissipé ce symptôme ; de l'autre, il suffit quelquefois de faire disparaître la photophobie pour remettre l'organe dans ses fonctions naturelles ou à peu près. On s'occupera ensuite de l'état constitutionnel.

» L'art possède différents modificateurs capables d'abattre promptement la photophobie : d'abord les évacuations sanguines, générales et locales ; ce sont les petites saignées répétées, surtout à l'aide des sangsues à la tempe ou à la nuque, qui conviennent dans ces cas. Cependant, si le sujet paraissait trop grêle, trop affaibli par la maladie, il ne faut pas insister sur ce moyen, bien que, d'après notre propre expérience, ces sujets tolèrent parfaitement les évacuations sanguines, petites et répétées. La belladone entre ici en première ligne comme remède antiphotophobique, que la saignée ait été ou non pratiquée : on prescrit la poudre de feuilles de belladone, récemment préparée, à la dose de 2 à 5 centigrammes, deux ou plusieurs fois par jour; on mêle cette poudre à quelques grains de calomel, ce qui ajoute à son action antiphlogistique; ou bien tout simplement à du sucre. Nous avons administré jusqu'à cinq grains (25 centigrammes) par jour de poudre de belladone à des enfants de huit à dix ans, dont la photophobie était intense. Il est rare que quarante-huit heures après cette médication le malade ne puisse ouvrir l'œil et tolérer l'action de la lumière.

» Le même effet peut être obtenu au moyen d'une pommade de belladone et de mercure qu'on étale abondamment sur les paupières et les environs de l'orbite deux à trois fois par jour. On la compose de parties égales d'extrait de belladone et de pommade mercurielle.

» Selon Travers, le meilleur remède antiphotophobique serait une pommade de tartre stibié à frictionner autour de l'orbite, de manière à produire une éruption boutonneuse. On peut se servir de ce moyen conjointement avec les précédents. Nous préférons cependant une forme de pommade qui ne produit pas de boutons, et qui est facilement résorbée : pour cela, on fait dissoudre le tartre stibié dans seize parties de son poids d'eau distillée, et on l'incorpore dans de la graisse.

» Aussitôt que le malade peut supporter impunément l'action de la lumière, il doit être retiré de l'obscurité, l'expérience ayant démontré que l'absence de la lumière augmente la sensibilité de l'organe : on examine alors la partie malade, et l'on établit le diagnostic relatif au siége et à l'intensité de la phlogose. La médication locale doit être continuée en attendant qu'on améliore l'état constitutionnel. Les mêmes remèdes qui ont combattu la photophobie suffisent ordinairement pour achever la cure; seulement leur dose doit être moindre. Si la cornée est ulcérée, si la conjonctive est relâchée, on aura recours aux pommades entre les paupières le soir, aux collyres liquides pendant le jour. La pommade que nous préférons ordinairement est celle de Dupuytren : P. oxyde rouge de mercure, 50 centigrammes (dix grains); sulfate de zinc, 1 gramme (vingt grains); axonge, 32 grammes (une once). F. S. A.

» Parmi les collyres liquides, le plus doux et le plus sûr est celui de nitrate d'argent (10 centigrammes de ce sel par 32 grammes d'eau de rose). On en instille plusieurs fois par jour dans l'œil, et l'on fait des fomentations sur les paupières avec des compresses trempées dans ce liquide : il est rare que ces moyens soient insuffisants pour la cicatrisation des ulcères, et qu'on soit obligé d'en venir à la cautérisation avec le nitrate d'argent.

» Si la phlogose est chronique et si les glandes palpébrales sont hypertrophiées, on insistera davantage sur les frictions mercurielles locales.

» Quant aux remèdes généraux, nous devons mentionner en première ligne les purgatifs répétés, dont l'action n'est pas bornée au seul tube intestinal, comme on le croit, mais s'étend sur toute l'économie moyennant l'absorption : de sorte que si une substance réputée purgative ne relâche pas l'intestin, elle ne produit pas moins son effet général, qui est toujours hyposthénisant, les garde-robes étant toujours secondaires à l'absorption. L'eau de Sedlitz, la magnésie, l'infusion de rhubarbe, la gomme gutte, l'aloès, etc., agissent tous dans le même sens, et l'on peut y avoir recours alternativement.

» Les Anglais préconisent beaucoup le calomel : ce moyen est fort bon, nous l'avons souvent employé; cependant nous devons déclarer que son usage n'est pas sans inconvénient.

» Au nombre des remèdes antiscrofuleux, on compte en première ligne l'iode aujourd'hui. Sans vouloir aucunement préjudicier à la réputation bien acquise de ce médicament, nous devons déclarer que nous n'en sommes pas bien partisan dans la pratique civile, son usage exigeant beaucoup de précautions et exposant quelquefois à des accidents fâcheux. La médication que nous suivons dans ce cas, et qui ne nous a presque jamais failli, a pour base le sulfate de quinine et le sulfate de fer, combinés ensemble, à la dose de plusieurs grains par jour. L'action de ce mélange est sûre et toujours innocente; elle est combinée et alternée avec celle des purgatifs. On est étonné peut-être de nous voir prescrire le fer et le quinine contre une maladie que nous croyons de nature inflammatoire : c'est que, dans notre opinion, ces médicaments sont hyposthénisants et nullement excitants. »

CHAPITRE XX.

Phthisie pulmonaire scrofuleuse.

Depuis Laënnec, la phthisie pulmonaire a été tellement bien étudiée, qu'il serait oiseux aujourd'hui d'en essayer de nouveau la description complète, surtout quand on n'a besoin de considérer cette redoutable maladie que sous le point de vue pratique. Nous ne tomberons point dans un ridicule trop commun, et nous nous contenterons d'examiner comment l'affection dont il s'agit se comporte chez les sujets scrofuleux. Cette nuance de la phthisie, désignée par plusieurs auteurs sous le nom de *phthisie scrofuleuse*, est incontestablement la plus fréquente, et, quant à moi, les huit dixièmes des phthisiques que j'ai rencontrés dans ma pratique étaient ou avaient été scrofuleux : ce qui a même fait dire à quelques maîtres que la phthisie pulmonaire se développait *seulement* chez les sujets scrofuleux ou disposés aux scrofules. Je crois toutefois que, par exception, il est fort possible de devenir phthisique en dehors de ces conditions, et la pratique me l'a souvent démontré.

La phthisie *scrofuleuse*, comme celle qui se développe chez des sujets non entachés de la constitution strumeuse, peut être consécutive à la pneumonie, à la pleurésie, à la bronchite ou catarrhe pulmonaire. On la voit aussi apparaître sans avoir été précédée d'aucune de ces maladies, et parce qu'il avait existé des foyers d'irritation inflammatoire sur certains points du poumon, ayant surtout leur siége dans les capillaires artériels ou lymphatiques : cette irritation, principalement chez les sujets scrofuleux ou à constitution scrofuleuse, peut avoir eu lieu longtemps avant l'apparition des signes de la phthisie. Consécutive à la bronchite, à la pneumonie, à la pleurésie, ou venue à la suite d'une irritation ou subinflammation lente de quelques points du poumon, la phthisie reconnaît, dans les deux tiers des cas, le *froid* pour cause première. C'est toujours ensuite à un état phlegmasique qu'est due la génération des tubercules dans l'appareil respiratoire, cause qui agit ordinairement avec lenteur chez les sujets à diathèse scrofuleuse, surtout si leur tempérament n'est point en même temps nerveux, comme cela se voit trop souvent par malheur.

Lorsque l'on rencontre un phthisique dont la maladie existe depuis un an ou deux, n'ayant qu'une légère fièvre le soir ou la nuit, sans émaciation bien marquée, on peut être certain que le sujet se trouve encore sous l'influence de la diathèse scrofuleuse. J'ai vu cette forme de la phthisie durer pendant plus de dix ans chez quelques malades, et ceux-ci finir par recouvrer un état de santé supportable, quoique ayant la poitrine farcie de tubercules. En 1818, quand je suivais les visites de l'illustre Broussais, au Val-de-Grâce, ce grand médecin nous faisait voir des militaires qui étaient venus mourir à l'hôpital d'affections autres que celles de la poitrine, et qui montraient à l'autopsie des ganglions lymphatiques dans lesquels une sécrétion tuberculeuse s'était opérée longtemps avant leur entrée à l'hôpital, le plus souvent sans fièvre, puisque ces hommes avaient pour la plupart continué de faire leur service, se trouvant seulement essoufflés, disaient-ils, surtout quand il leur fallait faire un exercice forcé. Ces soldats étaient tous de constitution lymphatique ou scrofuleuse. Sir James Clarck, médecin de la reine d'Angleterre, nous semble avoir admirablement résumé la première période de la phthisie tuberculeuse, ou plutôt de la nuance de cette phthisie que nous appelons *scrofuleuse*, non consécutive à une pneumonie ou à une pleurésie, quand il dit : « La toux est en » général le premier symptôme qui indique l'af- » fection tuberculeuse des poumons; mais elle est » pendant un certain temps si légère qu'elle mérite » à peine ce nom. Elle a lieu d'abord le matin à » la sortie du lit; après une période plus ou moins » longue, elle se répète parfois durant le jour, spé- » cialement après un exercice capable de gêner la » respiration, et aussi vers le soir, au moment du » coucher. Petit à petit, la toux s'accompagne le » matin de l'expectoration d'un liquide écumeux et » transparent, semblable à la salive et produit en » apparence par la muqueuse du larynx.

» Quelquefois avec l'apparition de la toux, d'au- » tres fois avant qu'elle paraisse, mais le plus » généralement après, le malade éprouve de temps » en temps de l'oppression, surtout lorsqu'il monte » quelques degrés ou se livre à un exercice actif. » Parfois il éprouve aussi une légère constriction » de la poitrine, ou bien une douleur passagère. » Aussitôt après l'apparition de la toux et de la » dyspnée, le système général commence à être

» affecté, par suite de la maladie locale. Le pouls
» s'accélère, spécialement après les repas et vers le
» soir ; à cette époque, le malade éprouve fréquem-
» ment quelques frissons légers, bientôt suivis de
» la chaleur de la peau, particulièrement dans la
» paume des mains et à la plante des pieds, et qui
» continuent toute la nuit. Lorsque cet état a duré
» pendant quelque temps, une transpiration, suc-
» cédant à la chaleur, survient en général vers le
» matin ; toutefois ce paroxysme de fièvre est sou-
» vent si léger qu'il échappe à l'attention du ma-
» lade, particulièrement dans les deux derniers
» stages. Le frisson du soir attire davantage son
» attention, parce que la sensation qui l'accom-
» pagne est très-désagréable ; mais il existe rare-
» ment sans être suivi d'un certain degré de chaleur
» fébrile. Le sommeil est alors moins bon et moins
» restaurant, et il est parfois troublé pendant la
» nuit par la toux. Tandis que ces symptômes de
» l'affection locale attirent notre attention, ceux
» qui indiquent l'état général du système ne sont
» pas moins remarquables. L'aspect du malade
» démontre évidemment la cachexie tuberculeuse
» (scrofuleuse), la face est plus pâle qu'à l'ordinaire
» et change fréquemment de couleur, présentant
» de temps en temps, plus spécialement le matin
» et après la moindre fatigue, des signes d'une lan-
» gueur et d'un abattement remarquables. Ces si-
» gnes sont d'autant plus évidents que le malade

» montre plus de répugnance à se livrer aux exer-
» cices du corps et de l'esprit. A cette époque, un
» examen attentif fait reconnaître un degré moin-
» dre d'élasticité de la peau et de fermeté des chairs,
» et généralement l'émaciation commence à deve-
» nir apparente.

» Ces symptômes peuvent durer pendant un
» temps considérable sans augmentation remar-
» quable, variant d'intensité selon l'état de la tem-
» pérature et les circonstances au milieu desquelles
» le malade est placé; si la maladie a débuté au
» printemps, elle diminue souvent et même parfois
» cesse tout à fait à mesure que l'été avance, spé-
» cialement si le malade est soumis à un régime
» convenable et s'il habite une contrée saine. L'af-
» fection tuberculeuse est interrompue par suite
» de l'amélioration générale de la santé, et le ma-
» lade éprouve un bien-être si marqué, qu'il croit,
» ainsi que toutes les personnes qui l'entourent,
» que tout danger est passé; mais la mauvaise
» saison vient trop souvent détruire ces espé-
» rances.

» Si la maladie a débuté au commencement de
» l'hiver, l'amélioration produite par l'été suivant
» est moins évidente; néanmoins l'état du malade
» s'amende considérablement et il peut reprendre
» de l'embonpoint et des forces, mais la toux cède
» rarement complétement; et au retour de la mau-
» vaise saison ou au premier rhume contracté pen-

» dant l'automne, les symptômes renaissent avec » une remarquable rapidité (1). »

La toux, un peu de dyspnée, une légère fièvre, de la langueur, de la débilité, une émaciation commençante, constituent donc les principaux phénomènes visibles de la première période de la phthisie et signifient qu'une plus ou moins grande quantité de matière tuberculeuse se trouve dans les poumons à l'état de *crudité*. Quand cette matière tuberculeuse existe en certaine abondance, surtout dans le sommet des poumons, la percussion et l'auscultation font facilement reconnaître la nature de la maladie : la percussion donne un son obtus, mais pas encore mat, l'auscultation un peu de crépitation ; la respiration est rude, sibilante. On peut dire qu'au commencement de la phthisie la percussion et l'auscultation fournissent en quelques secondes plus de moyens certains pour établir le diagnostic que ne le pourrait faire l'observation des symptômes généraux, continuée pendant plusieurs semaines et même plusieurs mois. Les signes sont plus évidents encore lorsqu'un seul poumon est affecté, car alors la dissemblance constitue un avertissement sans réplique.

C'est vers la fin de cette première période que l'appétit se perd, que la fièvre s'étend et que les

(1) *De la Consomption pulmonaire*, par James CLARCK, traduit de l'anglais par Henri Lebeau, médecin du roi des Belges ; pages 31, 32 et 33.

sueurs commencent à se manifester. La fièvre, légère d'abord, comme on l'a dit, fait son invasion le soir par petits accès de deux ou trois heures, qui se répètent pendant la nuit et sont toujours suivis de transpirations copieuses, surtout la nuit, sans doute parce que le malade est plus couvert.

Vient ensuite le passage de la première période à la seconde. Ce passage est principalement signalé par la nature des crachats qui, de clairs et écumeux qu'ils étaient d'abord, arrivent mélangés d'une matière grumeleuse, opaque, arrondie, d'un blanc jaunâtre, verdâtre, laquelle semble nager au milieu d'une grande quantité de mucosités écumeuses. Assez souvent on remarque sur les grumeaux des stries sanguinolentes plus ou moins fortes. En même temps que ces changements dans les crachats ont lieu, les autres symptômes augmentent généralement d'intensité; la toux est plus fréquente, plus fatigante, les frissons deviennent plus marqués, la chaleur et les transpirations plus fortes; la fièvre est continue et la respiration gênée, même quand le malade s'abstient de tout mouvement; l'amaigrissement, la langueur, la débilité atteignent des conditions effrayantes. A cette époque aussi les sujets ressentent des douleurs plus ou moins violentes entre les épaules, et l'hémoptysie survient, plus ou moins abondante selon que le poumon est excavé ou hépatisé.

Dans ce degré de la phthisie la percussion produit un son mat au lieu d'un son obtus, lorsqu'il y a des indurations rouges ou blanches dans le poumon ; et l'auscultation, en ce cas, ne fait entendre que quelques craquements légers et un peu de râle crépitant. Si, au lieu d'indurations dans le poumon, il y a des cavernes, la percussion est au contraire très-sonore sur le point de la poitrine où ces cavernes existent, et l'auscultation peut faire entendre de la pectoriloquie, du gargouillement. Il est bon d'observer que certains phthisiques n'ont de cavernes que vers la fin de la maladie, quoique leurs poumons soient sur plusieurs points le théâtre de grands désordres et qu'il y ait des indurations rouges ou blanches, état indiqué par le son mat, obtus, la crépitation, la fièvre et le marasme commençant.

La troisième et dernière période de la phthisie est une période de marasme absolu, de consomption complète, accompagnée de transpirations copieuses, de diarrhée et d'expectoration abondante ; symptômes qui jettent le malade dans une profonde prostration. La toux devient tellement fatigante que l'infortuné ne peut plus dormir ; les douleurs de poitrine ne le quittent presque plus, au moindre mouvement il sent que l'air va lui manquer. Les pieds, quelquefois les mains et le visage lui-même deviennent œdémateux ; d'abord l'œdème des pieds disparaît pendant la nuit, puis il demeure toujours, comme un présage incessant et funeste.

Dans le troisième degré de la phthisie la poitrine s'aplatit d'avant en arrière ; les omoplates paraissent soulevées et portées en avant ; les clavicules sont proéminentes, un creux profond s'établit entre elles et les premières côtes ; le haut du thorax reste presque immobile durant la respiration ; le souffle respiratoire est obscur, tout à fait nul même dans quelques parties, tandis que dans d'autres il est clair, mais accompagné de bruit bronchial, de râle muqueux, de gargouillement et de pectoriloquie plus ou moins distincte. Enfin, l'émaciation et la faiblesse sont complètes : il y a terreur du mouvement par l'imminence de la suffocation ; ce n'est pas encore la mort, mais ce n'est déjà plus la vie. Pendant les derniers quinze ou huit jours la muqueuse buccale se couvre d'aphthes : quelquefois le délire survient.

C'est une grande erreur de croire, comme plusieurs médecins l'ont avancé, que la phthisie pulmonaire soit une maladie peu douloureuse, dans laquelle on meurt sans souffrances, la tête remplie de riants projets, en conservant toujours l'espoir de guérir. « Les sensations pénibles occasionnées » par le retour fréquent des frissons pendant le » jour et par l'abattement qui succède aux transpi» rations abondantes de la nuit et du matin ; la fa» tigue que causent la toux et l'expectoration ; les » douleurs de poitrine, les fréquents retours de la » dyspnée qui, quelquefois, va presque jusqu'à la

» suffocation, les épreintes qui accompagnent la » diarrhée, symptômes que l'on voit augmenter à » mesure que le malade perd ses forces ; et, par-» dessus tout, cette contention d'esprit qu'entre-» tiennent les alternatives continuelles de crainte » et d'espérance qui tourmentent les derniers » jours des malades : ces circonstances réunies » donnent lieu à des souffrances qui, vu la longue » durée de la maladie, la rendent une des plus dou-» loureuses de toutes celles qui affligent l'espèce » humaine. » (Clarck, *ouv. cité.*)

Quoiqu'elle ait à peu près toujours les mêmes caractères anatomiques, la phthisie pulmonaire se présente à l'observateur sous des formes différentes. Nous allons dire quelques mots de celles de ces formes que l'on rencontre le plus souvent dans la pratique.

Phthisie aiguë. On dit que la phthisie est aiguë quand elle enlève le malade dans un espace de six semaines à quatre mois. Lorsque la maladie saisit un sujet sous cette forme, tous les symptômes que nous avons signalés en décrivant le premier degré se succèdent avec rapidité : la toux augmente d'intensité de jour en jour ; l'expectoration accomplit ses changements successifs en fort peu de temps ; la fièvre est continue et intense ; les transpirations sont copieuses et la diarrhée se montre dès le commencement. Cette forme de la phthisie se prend ordinairement aux jeunes sujets ayant le canal digestif malade, ou bien dont les poumons étaient restés tuberculeux à la suite de rhumes répétés ou seulement de la rougeole, de la scarlatine, de la varioloïde ; surtout à ceux dont la constitution est très-lymphatique ou qui ont le cœur hypertrophié, ou dont la croissance a été brusque et rapide.

Phthisie chronique. Cette autre forme de la phthisie pulmonaire s'observe principalement chez les adultes, parmi ceux notamment qui dans leur enfance ayant offert les apparences de la constitution scrofuleuse ont pu, de façon ou d'autre, être d'abord soustraits aux mauvaises influences hygiéniques sous lesquelles ce fâcheux état général s'était développé. La phthisie chronique impose au médecin une attention toute particulière, en ce que les individus qui en sont atteints ne cessent pas pour cela de vaquer à leurs affaires et de conserver un certain appétit. Il est vrai qu'au moindre exercice ils accusent de la lassitude et sont essoufflés, mais un peu de repos suffit à dissiper ces malaises. On les voit, au plus léger refroidissement, contracter des bronchites qui se prolongent et se succèdent au point qu'ils finissent, surtout l'hiver, par être toujours enrhumés. Ce sont, en général, ces personnes-là qui dans le monde ne s'occupent, pour ainsi dire, que de leur santé : ce dont on les raille, faute de savoir ! Au moyen de précautions continuelles, ces malades peuvent vivre longtemps, surtout étant convenablement traités, mieux encore si on les fait émigrer dans un pays plus chaud que celui qu'ils habitent. En examinant avec attention leur poitrine, on reconnaîtra que le sommet de l'un des poumons ou de tous les deux rend à la percussion un son légèrement obtus; l'auscultation signalera un souffle pulmonaire faible, gêné, une respiration rude et légèrement sibilante. C'est le plus tôt possible qu'il convient d'agir alors, car, en de telles circonstances, quoique les sujets soient affectés à peu près uniformément depuis de longues années, il ne faudrait qu'un rhume un peu violent, une pleurésie, une pneumonie, une gastro-duodéno-hépatite pour amener la mort en quelques semaines.

Cette variété de la maladie se présente fréquemment, comme nous l'avons dit, chez les sujets lymphatiques scrofuleux. Assez souvent elle débute par la tuméfaction des ganglions lymphatiques des bronches et du médiastin; il se fait alors une sécrétion tuberculeuse dans l'intérieur de ces ganglions avec ou sans affection pulmonaire. C'est par la percussion sur le sternum que l'on reconnaît cet état : on obtient d'elle un son mat qui commence sur le milieu du sternum et est accompagné de dyspnée, de respiration rauque et sibilante. L'irritation des glandes lymphatiques peut se communiquer aux bronches et au parenchyme pulmonaire; elle le fait d'une manière lente, chronique, dans des conditions fébriles légères. On voit chez les sujets affectés de cette façon des tubercules se développer dans le mésentère et dans les intestins.

Symptômes.

Parlons rapidement des principaux caractères qui signalent cette terrible maladie.

La toux est un des premiers symptômes que l'on observe chez les phthisiques ; elle est en raison de l'irritation des conduits aériens des poumons, du larynx, de la trachée et des bronches. Ceux dont la maladie a commencé pendant le cours de catarrhes pulmonaires répétés, toussent ordinairement beaucoup tant qu'elle dure. Les sujets peuvent tousser sans avoir les conduits aériens enflammés au point de constituer le catarrhe, mais uniquement parce que ces conduits sont irrités par la présence du pus dans les cavernes. Certains médecins vous diront que la toux peut manquer dans la phthisie, parce qu'ils auront eu occasion, en faisant l'autopsie d'individus morts de maladies autres que la phthisie, d'observer quelques tubercules dans les poumons ou le long des bronches, etc. ; mais quelques tubercules ne suffisent pas pour constituer la phthisie, il faut un ensemble de symptômes. Pendant les premiers temps de la maladie, la toux est ordinairement légère et ne se montre guère que le matin, au réveil, avec une expectoration insignifiante en apparence. A mesure que la maladie grandit on voit la toux, qui est comme sa voix, augmenter en proportion de la rapidité de sa marche ; si cependant elle reste faible encore, même lorsque le poumon est excavé, cela tient au peu de sensibilité des malades et à ce que le détritus des cavernes se trouve absorbé très-rapidement.

Expectoration. Au commencement de la maladie les crachats sont muqueux, comme ceux des catarrhes. Certains malades expectorent très-peu, quoique avec des cavernes en suppuration, parce que la matière tuberculeuse est résorbée au fur et à mesure de la sécrétion ; c'est à peine alors si l'on entend du gargouillement dans les cavernes. Chez les sujets scrofuleux, aux liquides stagnants, on observe au contraire de vastes excrétions de mucus et de pus. Quand il se fait une grande fonte purulente les malades sont soulagés, parce que la sécrétion abondante du foyer détruit la congestion sanguine et dissipe la dyspnée. L'expectoration peut venir des bronches et ressembler, comme nous l'avons dit, à celle du catarrhe ; elle peut venir de la fonte des tubercules : c'est ainsi qu'on y voit nager des grumeaux gris, blanchâtres, pareils à du fromage écrasé ; elle peut enfin provenir des cavernes : alors les crachats sont pelotonnés, arrondis ou même constitués par de véritables détritus pulmonaires, mêlés de sang. Il convient, dans l'examen des matières expectorées, de faire attention aux amygdales, car, lorsqu'elles sont enflammées, elles sécrètent un produit blanc, légèrement jaunâtre, qu'on prendrait volontiers pour de la matière tuberculeuse.

Hémoptysie. L'hémorrhagie pulmonaire, sans être constante, peut quelquefois être idiopathique ou survenir en dehors de toute lésion préexistante du poumon; elle résulterait alors d'un état momentané de pléthore de l'organe, ayant à remplacer des règles supprimées ou d'autres hémorrhagies habituelles, et provenant par conséquent de l'exhalation capillaire de la membrane muqueuse des bronches. Mais, chez les phthisiques, les hémorrhagies pulmonaires se montrent ordinairement à la suite de l'ulcération des vaisseaux contenus dans les cavernes, ou de congestions se terminant par l'exhalation sanguine. Ceux qui ont eu de l'hémoptysie au commencement de la maladie sont fort exposés à périr ensuite d'hémorrhagies pulmonaires, parce que ce sont ordinairement des sujets ayant la poitrine étroite et le cœur hypertrophié. Enfin, l'hémoptysie survenant avant ou après l'arrivée de la toux, est souvent un indice de la production de tubercules dans les poumons.

Dyspnée. La dyspnée ou accélération de la respiration est l'un des symptômes les plus constants de la phthisie pulmonaire. Elle précède souvent de fort longtemps tous les autres ; il suffit pour l'amener qu'une pléthore générale ou même une simple congestion pulmonaire se déclare ; s'il en est ainsi, une saignée naturelle ou forcée la fera disparaître. Elle peut se montrer après une hémoptysie provenant de congestion pulmonaire ; alors, sans doute, elle dépend d'un épanchement de sang dans le tissu pulmonaire et résulte de la compression et de l'oblitération des cellules aériennes. L'hypertrophie ou la suraction du cœur peut encore lui donner lieu. C'est surtout pendant que le sujet se livre à quelque exercice qu'on l'observe d'abord ; voilà pourquoi le malade et son médecin y font peu d'attention.

Enfin la dyspnée est en raison de l'importance du mal : si les deux poumons sont atteints en même temps et surtout dans la partie supérieure, elle est considérable ; si le cœur est hypertrophié, elle est excessive ; il en est de même s'il existe une pleurésie avec épanchement. Quand la maladie a une marche lente, accompagnée de peu de fièvre, la dyspnée est légère ; elle est d'autant plus forte que la poitrine du sujet est moins développée et le cœur moins libre de ses fonctions. C'est ce qui explique la grande gêne de la respiration chez les phthisiques atteints de difformités de la taille.

Douleur. Au début de la maladie, la douleur est souvent ressentie sous les clavicules ou entre les épaules ; c'est alors le signe d'une grande congestion des poumons, ou d'adhérences de plèvre à plèvre. Il est possible que dans le cours de la maladie la douleur envahisse toutes les parties de la poitrine, souvent à cause de pleurésies légères occasionnées par un refroidissement. Ces pleurésies ont ordinairement leur siége dans la partie inférieure de la poitrine et sont en général suivies d'épanchement, de son mat, d'œgophonie, etc. La douleur peut encore être le résultat d'une phlegmasie traversant le poumon, et s'étendre à l'épaule, au bras, au cou, par l'intermédiaire des nerfs correspondants.

Fièvre. La fièvre est en proportion de l'étendue de la maladie et de la quantité des tubercules; elle est vive surtout quand il se forme des excavations. Cependant j'ai vu des phthisiques, dont le pourtour des bronches et les poumons étaient remplis de tubercules, n'avoir que très-peu ou point de fièvre, parce qu'ils étaient d'une constitution scrofuleuse. La fièvre chez les phthisiques a des paroxysmes et même des accès quand il y a complication de gastro-duodéno-hépatite. Elle est très-vive quand la maladie se montre à la suite d'une croissance rapide ou quand le cœur est hypertrophié. Elle redouble au printemps, alors que la phthisie fait des progrès, parce que la gastro-entérite s'y ajoute presque toujours; il en est de même en automne.

La fièvre, chez les individus qui toussent et ressentent de l'oppression, doit être prise en grande considération par le médecin; plusieurs fois ce seul symptôme m'a fait reconnaître une phthisie commençante, au grand avantage des malades, bien entendu.

Les sueurs. Les sueurs sont en raison de la fièvre et de ses redoublements. Néanmoins, quoiqu'il y ait souvent plusieurs redoublements de fièvre dans la journée, les sueurs sont toujours plus abondantes la nuit et le matin, sans doute, comme on l'a dit, parce que le malade est plus couvert. La transpiration suit quelquefois le mal dès son début, mais elle est généralement beaucoup plus forte vers la terminaison.

La diarrhée. La diarrhée abat ordinairement la fièvre et les sueurs, surtout si le malade a conservé de la force. Quand le pouls maintient sa fréquence malgré la diarrhée, c'est qu'il existe une grande irritation intestinale. J'ai vu des consomptions pulmonaires déjà fort avancées, dans lesquelles il ne s'était pas manifesté de diarrhée; une médication intempestive la produisait tout à coup, l'huile de foie de morue, par exemple, prise avec répugnance. La diarrhée est un symptôme d'autant plus alarmant qu'elle se montre plus tard. Dans la dernière période de la maladie il est impossible de l'arrêter; elle épuise alors et anéantit rapidement le malade; elle le jette dans un état d'émaciation extraordinaire.

Troubles du canal digestif. L'irritation de l'estomac, ou gastrite chronique, peut avoir existé longtemps avant l'apparition de la phthisie et l'accompagner dans sa marche; mais ordinairement la gastrite disparaît quand la phthisie est prédominante, en vertu de la loi *de duobus doloribus*..... Un écart de régime ou une médication trop excitante peut cependant développer ou ramener plusieurs fois la gastrite pendant le cours de la phthisie. Les phénomènes gastriques suivent constamment la nuance de la phthisie que l'on peut nommer subaiguë, laquelle est toujours accompagnée de pneumonie ou de pleurésie. En cette forme de la maladie, qui parcourt rapidement ses périodes, on remarque de l'oppression, de la gêne dans la région épigastrique; le malade est tourmenté par la soif, sa langue est rouge, etc. : souvent alors une application de sangsues à l'épigastre fait disparaître une partie des malaises, et le malade peut recommencer à manger un peu. Chez quelques phthisiques la gastrite ne se montre que dans les derniers temps de la maladie.

Parfois la gastrite se complique de duodénite et d'hépatite, ou bien encore l'affection des trois organes fait son éclosion en même temps; il suffit pour cela d'une indigestion, et c'est le cas que j'ai fréquemment observé. Or, l'état phlegmasique de l'estomac, du duodénum et du foie s'étend bien vite au reste du canal intestinal et est aussitôt suivi d'évacuations alvines, lesquelles semblent d'abord soulager le malade, mais le jettent, si elles ne sont promptement arrêtées, dans un état de faiblesse et d'émaciation avant-coureur certain de la mort. C'est à la gastro-duodéno-hépatite qu'il faut attribuer, selon moi, l'augmentation de volume du foie que l'on observe chez beaucoup de phthisiques, comme l'entérite est la cause des tubercules du mésentère : le développement des tubercules provenant toujours d'un état phlegmasique.

Voix rauque. Cette affection de la voix peut être antérieure à la phthisie et dépendre d'une maladie du larynx, le poumon ne s'étant affecté que consécutivement; mais le plus ordinairement c'est le contraire, l'inflammation procède par ascension et monte des bronches dans la trachée et le larynx. *L'aphonie* peut donc aussi bien venir de la désorganisation d'une grande partie du poumon que de l'ulcération étendue du larynx.

Les derniers symptômes que l'on observe chez les phthisiques, et qui annoncent que la mort est proche, sont l'œdème et les aphthes. L'œdème se montre surtout aux jambes, aux pieds, quelquefois aux mains, au visage et à la glotte. Les aphthes, comme l'œdème, apparaissent dans la dernière huitaine ou quinzaine de la vie. Ces symptômes, surtout le premier, jettent les malades dans le découragement.

Causes.

Les causes générales et prédisposantes de la

phthisie sont à peu près les mêmes que celles des maladies à fond scrofuleux ; nous les avons amplement traitées dans la première partie de ce livre. Nous nous bornerons, en conséquence, à mentionner brièvement ici les causes dont l'action s'exerce le plus spécialement sur l'appareil respiratoire.

Bronchite. — *Pneumonie.* — *Pleurésie.* — L'irritation et l'inflammation de la membrane muqueuse des voies aériennes du larynx, de la trachée et des bronches sont les causes les plus fréquentes de la phthisie. La grande majorité des phthisiques font remonter l'origine de leur maladie à un rhume négligé, et ils ont raison, surtout quand il existait chez eux une prédisposition constitutionnelle et s'ils habitent des pays froids, humides, où les bronchites sont ordinairement très-prolongées. Broussais regardait le froid comme la principale cause déterminante, parce que, disait-il, le froid produit la bronchite, la pneumonie, la pleurésie. Citons à ce sujet sa parole toujours si lumineuse : « Le » froid occasionne cette maladie de deux manières : » 1° en produisant la bronchite, la pneumonie et » la pleurésie, lesquelles, n'étant pas complétement éteintes, restent dans l'organe et le détériorent, en y faisant naître ou n'y faisant pas » naître des tubercules, suivant la disposition des » sujets ; 2° en la déterminant primitivement par » son action sur le système sécréteur intra-aréo-

» laire et sur le lymphatique, et reversant toutes » les sécrétions séreuses à l'intérieur. Quand un » individu de constitution molle et lymphatique » habite un pays froid et humide, il transpire peu » et n'a point de réaction contre le froid; ses » organes intérieurs se surchargent et deviennent » plus épais, ses follicules muqueux travaillent da- » vantage, ses pores et ses espaces aréolaires inté- » rieurs se gonflent et se dilatent, son parenchyme » pulmonaire est comme une éponge imbibée » d'eau, mais c'est une éponge chaude, vivante et » irritable : au lieu que, dans un pays chaud, tous » les tissus sont serrés, et les fluides se portent à » l'extérieur. Il y a donc, sous un ciel brumeux et » froid, une action vitale augmentée dans tous les » tissus interstitiels, dans les glandes, dans les ra- » meaux lymphatiques, dans les petites lames cel- » lulaires des parenchymes, qui sont moins con- » densés que sous un ciel chaud, où l'homme est » sec et a des muscles vigoureux. Cela s'observe » non-seulement sur les naturels des pays chauds, » mais encore sur les habitants du nord qui s'y » transportent : un changement s'opère en eux » dans l'espace de quelques années, ils prennent » le tempérament des indigènes. Si le pays est mo- » dérément chaud, comme le midi de la France, » la constitution est robuste; s'il l'est excessive- » ment, elle est moins vigoureuse, mais toujours » la même densité de texture, les mêmes tissus

» secs et condensés, avec les flancs resserrés et les » cavités viscérales peu élargies se remarquent; en » un mot, tout est plus condensé dans l'intérieur.» (*Cours de pathologie et de thérapeutique générales.*)

La pneumonie chronique et même un simple état subinflammatoire du poumon sont regardés justement aujourd'hui, par les véritables cliniciens, comme les causes les plus propres à la production des tubercules dans les poumons, soit comme accidents primitifs, soit comme accidents consécutifs à la bronchite chronique. La pleurésie est dans le même cas. Ces trois phlegmasies, la bronchite, la pneumonie et la pleurésie, sont très-fâcheuses quand elles surviennent chez un sujet déjà atteint de phthisie; elles aggravent constamment la maladie, elles accélèrent le ramollissement des tubercules, et précipitent, par conséquent, la marche générale de l'élément destructeur.

La *rougeole*, la *scarlatine*, la *variole* peuvent encore être regardées comme des causes fréquentes de la phthisie chez les enfants de constitution très-lymphatique, particulièrement les scrofuleux et les rachitiques, qui ont ordinairement le ventre gros et la poitrine aplatie latéralement. Ces maladies sont toujours accompagnées de la bronchite, et la bronchite a, comme on sait, une tendance fatale à se propager jusqu'aux poumons, et même aux plèvres. L'inflammation ainsi envahissante passe promptement chez les lymphatiques à l'état subinflammatoire, qui est, selon nous et huit fois sur dix, le générateur des tubercules bronchiques et pulmonaires. Il faut donc soigner vigoureusement et sans relâche les irritations des voies aériennes qui accompagnent et suivent les maladies dont nous venons de parler.

D'autres causes peuvent encore produire la phthisie en irritant diversement l'appareil respiratoire : ainsi, par exemple, la fatigue des canaux aériens et des poumons par des cris et des chants forcés, par la déclamation, la lecture à haute voix, par le jeu des instruments à vent; ou bien le séjour prolongé au milieu d'une atmosphère chargée de certaines poussières végétales, minérales ou animales, comme y sont exposés tant de travailleurs, les meuniers, les plumassiers, les plâtriers, les fabricants de couleurs ou de papiers peints, les meuliers, les carriers, etc.

Nous en avons dit assez pour faire connaître les causes principales déterminantes de la phthisie qui s'adressent directement à l'appareil respiratoire. Ces causes agissent toutes de la même manière, en irritant l'appareil par la subinflammation. Quand leur action n'est pas immédiatement très-active, comme celle de la pneumonie, de la pleurésie, de la bronchite même, elle est lente, perfide, insensible d'abord : l'irritation qui en résulte n'a point l'intensité d'une congestion sanguine, c'est peu à peu, sourdement, invisiblement qu'elle fait ses ravages en développant des tubercules dans le pourtour des bronches, dans les tissus lymphatiques ou aréolaires du poumon.

La gastro-duodéno-hépatite, l'irritation du système sanguin, surtout celle des capillaires artériels, ont aussi beaucoup d'influence sur le développement des tubercules chez les sujets prédisposés à la phthisie.

Pronostic.

Le pronostic de la phthisie est d'autant plus grave que la maladie est plus avancée. Dans les deuxième et troisième périodes, quand les deux poumons sont malades ou quand l'un des deux est atteint sur une grande étendue, le danger est pressant. De même si la maladie est héréditaire, c'est-à-dire si le sujet a toujours présenté la constitution phthisique, s'il est grêle, si sa poitrine est resserrée, son cœur hypertrophié ou doué d'une suraction extraordinaire; s'il contracte facilement des bronchites interminables. Lorsque la terrible affection n'en est encore qu'aux prodrômes, et pendant toute la première période, on peut, au contraire, s'en rendre maître en saisissant le malade par une médication énergique, en le dérobant à de mauvaises influences hygiéniques, en le condamnant au repos. J'ai guéri ainsi des phthisiques qui paraissaient gravement atteints, chez qui il y avait des indurations dans le poumon et même des cavernes, peu étendues à la vérité : mais alors le canal intestinal était en bon état. Il est facile de comprendre, en effet, que s'il s'agit de traiter un sujet atteint en même temps de gastrite ou de gastro-duodéno-hépatite, la tâche devient très-difficile; car les médicaments qui ont une action élective sur le poumon sont à peu près impossibles à employer, presque tous produisant une irritation mécanico-physique sur l'estomac.

A l'ouverture des cadavres d'individus phthisiques, on trouve d'abord des indurations dans les poumons ; c'est le phénomène fondamental. Elles varient en couleur, et peuvent être rouges, grises, noires, jaunes, blanchâtres, plus ou moins semblables au foie gras ; sans aucune tendance à la suppuration, ou avec infiltration purulente et des cavernes. Les cavernes sont plus ou moins considérables, et se rencontrent dans les indurations rouges, noires ou grises, mais ne se voient guère dans les indurations sèches et purement albumineuses. La matière tuberculeuse gît le plus ordinairement dans les indurations, en kystes, en granulations, en corps arrondis, en masses agglomérées. Ces granulations ont plusieurs degrés de consistance et se présentent comme de petits corps opaques ou demi-transparents, blanchâtres ou jaunâtres, tantôt friables, tantôt non friables, séparés les uns des autres ou accumulés, formant des espèces de groupes qui constituent de gros tubercules. Les tubercules enkystés ne sont que des amas de cette matière grisâtre ou jaunâtre, enveloppée d'une seule membrane ou de plusieurs superposées par couches.

« La matière tuberculeuse est ce qui varie le » plus. Elle se présente d'ordinaire par de petites » taches irrégulières, anguleuses, qui semblent » avoir été sécrétées par le tissu du poumon. Si on » l'entame, elle a une apparence caséeuse; si on » l'exprime, on voit que c'est de l'albumine dégé- » nérée, quelques-uns disent de la fibrine... Cette » matière n'est que de l'albumine et de la fibrine » altérées par le mouvement inflammatoire ou sub- » inflammatoire; et, quand on a dit cela, je ne vois » pas ce qui reste à dire. Il est possible que cette » matière s'infiltre peu à peu chez les scrofuleux, » de manière à envahir la majeure partie du pou- » mon, surtout dans la région supérieure, et à lui » faire acquérir un poids énorme. Sa consistance » varie comme sa couleur..... Ce qu'il importe » beaucoup de ne pas ignorer, c'est que ces sécré- » tions sont des produits de l'irritation; que leur » accumulation contribue au son mat, à la dys- » pnée, et, en général, que seules elles occa- » sionnent peu de fièvre; que les sujets chez les- » quels elles se forment sont de constitution » lymphatique, ont été soumis au froid, et que » surtout, ayant vécu longtemps avec l'irritation,

» ils ont contracté la malheureuse habitude de la » supporter sans presque y penser. » (Broussais, *ouv. cité.*)

La génération des tubercules dépend donc toujours, nous ne saurions assez le redire, d'un état d'irritation ou de subinflammation qui a régné longtemps à un faible degré, et s'est fixé sur quelques petites aréoles du tissu cellulaire ou sur des vésicules bronchiques, ou bien encore dans les aréoles du tissu interposé entre les vaisseaux sanguins et les vésicules bronchiques, enfin dans les vaisseaux sanguins eux-mêmes. Elle peut également avoir lieu dans les cavités et les parois des vaisseaux lymphatiques, ainsi que dans les petites glandes lymphatiques conglobées du poumon.

La matière tuberculeuse occupe de préférence la partie supérieure du poumon, ce qui ne fait pas qu'on ne puisse la rencontrer dans tous les points de l'appareil respiratoire, sous toutes les formes et à tous les degrés. C'est un sujet, du reste, fort largement traité dans les bons ouvrages de médecine, et nous n'avons pas à nous y étendre davantage en ce qui nous concerne.

Traitement.

Dès le début de la maladie et pendant la première période, surtout si le sujet a de l'embonpoint, il faut se hâter d'agir, afin d'éviter la désorganisation du poumon et la formation des cavernes. On recourra promptement aux déplétions sanguines, soit par la lancette, soit par les sangsues ou les ventouses scarifiées; on assujettira le malade au repos le plus absolu. Avez-vous heureusement à traiter un sujet riche, envoyez-le dans un pays chaud, pendant un an, deux ans, enfin jusqu'à la plus complète disparition des symptômes et au rétablissement de la santé.

Lorsque par la percussion on s'aperçoit que la résonnance de la poitrine d'obtuse devient mate et que la crépitation s'étend, il faut encore se hâter: la désorganisation est proche, les cavernes vont s'ouvrir; l'état subinflammatoire a préparé le ramollissement des tubercules dans le poumon, ou la suppuration du parenchyme lui-même.

Quand enfin la désorganisation a lieu, quand les cavernes existent, ce qui se reconnaît au gargouillement, au son clair du milieu et au son mat du pourtour, il faut tâcher de déterminer l'étendue du mal; car si la caverne est petite, tout espoir n'est pas encore perdu. On pourra enrayer la maladie et même sauver le malade en le plaçant dans de bonnes conditions hygiéniques, en attaquant l'ennemi par des applications de sangsues, des ventouses scarifiées, des vésicatoires, des antimoniaux, etc. J'ai vu de ces guérisons; j'en rapporterai même quelques-unes obtenues dans des cas que l'on avait d'abord crus désespérés.

Mlle C..., de Paris, assez bien constituée aujourd'hui, présentant les caractères du tempérament lymphatico-sanguin, blonde, yeux bleus, teint coloré, embonpoint moyen, etc., est née en 1830, d'un père à l'apparence robuste, mais d'une mère scrofuleuse et morte de la phthisie pulmonaire à l'âge de vingt-deux ans. Cette jeune fille, venue au monde forte, avec tous les signes de la santé, fut envoyée en nourrice. On l'en retira à l'âge de quinze mois, dans un état de maigreur excessive, ayant le ventre très-gros, chaud, le dévoiement depuis plus de six mois, le pourtour du cou et les aines remplis d'engorgements ganglionnaires. Je fus alors appelé pour la voir. Je lui trouvai la poitrine aplatie latéralement, la respiration très-gênée, surtout le soir, me dit-on, lorsque la fièvre survenait accompagnée de transpirations abondantes. Elle était tellement faible que ses membres semblaient paralysés. Si l'on essayait de l'asseoir, sa tête aussitôt vacillait et allait s'incliner sur la partie antérieure de la poitrine. Elle n'avait encore que quatre dents, sorties simultanément depuis trois mois.

Voici le plan de traitement que je conseillai de lui faire suivre.

1° Un bain salé tous les deux jours, 750 grammes de sel de cuisine pour une baignoire de quatre seaux d'eau; prolonger le bain pendant quarante minutes;

2° Matin et soir, frictionner toute la surface du corps avec un morceau de flanelle imbibé de baume de Fioraventi;

3° Pendant la nuit, tenir le ventre enveloppé d'un large cataplasme de farine de lin délayée dans une décoction de ciguë.

A l'intérieur, à cause de l'état du canal digestif malade depuis longtemps, je me contentai de faire suivre, pendant un mois, un régime adoucissant composé d'abord de lait de chèvre, que l'on tirait au moment de le faire boire, puis de légères bouillies à la fécule préparées avec ce même lait récemment trait, de panades, de bouillon de poulet, etc. Pour tisane, je conseillai une infusion de fleurs de guimauve édulcorée avec le sirop de coings ou de consoude. Tous les matins, on donnait à l'enfant un lavement fait avec une décoction de racine de guimauve ou de graine de lin et d'une demi-tête de pavot.

Sous l'influence de ce premier traitement, j'eus la satisfaction de voir l'état de ma petite malade s'améliorer singulièrement. Le mois s'était à peine écoulé que déjà elle pouvait tenir la tête droite sur les épaules; la poitrine s'était élargie, la respiration était devenue plus facile, le ventre avait diminué de volume et le dévoiement avait cessé presque complétement. Les membres avaient pris de l'accroissement et de la force, l'enfant les faisait mouvoir dans tous les sens et cherchait même à se poser debout sur ses pieds. En conséquence je jugeai à propos de rendre le régime plus substantiel ; j'y fis ajouter deux bouillons de bœuf par jour, et, pour tisane, je remplaçai l'infusion émolliente par une infusion de houblon, faite à froid, avec 25 centigrammes de bicarbonate de soude dans chaque tasse.

Ce second traitement fut continué pendant les mois d'avril, mai, juin et juillet de l'année 1831 ; il eut d'excellents effets, la petite malade se rétablit complétement. Elle fit huit dents, d'avril à juillet, sans presque éprouver de malaises, et dès le mois de juin elle put marcher sans aide. Il ne lui restait plus qu'un léger rétrécissement de la poitrine ; le ventre et les ganglions lymphatiques du cou et des aines avaient repris leur volume normal.

Mademoiselle C..... a joui ensuite d'une excellente santé jusqu'à l'âge de treize ans. Dans cet espace de onze années, elle a eu la rougeole, la scarlatine, la varioloïde, elle a fait ses dents de la première et de la seconde dentition, le tout, sans plus de douleur ni de secousses que les enfants de la meilleure constitution possible. A treize ans cependant cette santé si bien refaite commença à se déranger. Mademoiselle C..... éprouva des maux de tête, des bouffées de chaleur qui lui montaient au visage, surtout après les repas ; les digestions s'opéraient mal : une heure ou deux après que le sujet avait mangé, la région épigastrique devenait douloureuse ; il survenait souvent des coliques, bientôt suivies de dévoiement. Ces malaises se prolongèrent pendant l'été de 1844 sans prendre un caractère bien notable; puis, vers le mois de novembre, il se déclara une bronchite excessivement violente, accompagnée d'une grande gêne dans la respiration, de palpitations et de fièvre le soir. En un mois, l'embonpoint tomba tout à fait et de nouveau le cou se farcit de tumeurs ganglionnaires. Vers le milieu du mois de janvier 1845, M. C..... commença à concevoir de vives alarmes sur l'état de sa fille, d'autant plus qu'un crachement de sang, qui venait de se manifester, lui avait remis en mémoire la maladie de sa femme, morte phthisique dans l'espace de six mois, et dont la maladie avait aussi commencé par un rhume compliqué de crachement de sang. Ce fut alors qu'on me fit appeler. Après un examen attentif, je constatai bientôt les signes suivants. La percussion donnait de la matité dans la région du sternum, principalement au milieu, et de l'obtusion sous les clavicules, surtout à gauche; l'auscultation faisait reconnaître du râle muqueux sous le sternum, et une respiration rude, sibilante, avec une légère crépitation au sommet des deux poumons et plus particulièrement dans l'aisselle gauche. La toux, presque continuelle, précédée de prurit ou de picotement dans le larynx et sous le sternum, était accompagnée de douleur dans la région du sternum et vers la bifurcation des bronches. Les crachats, très-abondants, surtout le matin, étaient rouillés, striés d'un sang vermeil ; il y avait le soir des palpitations et de la fièvre, mais sans frissons. Je prescrivis le traitement qu'on va lire :

1° Faire coucher la malade dans une chambre exposée au midi et très-sèche (depuis deux ans elle couchait dans un rez-de-chaussée frais, étroit et sombre);

2° Appliquer trente sangsues, quinze à la fourchette, quinze à l'anus;

3° Envelopper le cou, pendant la nuit, d'un large cataplasme de farine de graine de lin délayée dans une décoction de ciguë; le matin, après l'avoir bien essuyé, l'oindre avec la pommade suivante :

℞ Axonge		45	grammes.
Protoiodure de plomb		4	—
Extrait de ciguë	ãã	5	—
Camphre			

M.

Continuer jusqu'à disparition des tumeurs ganglionnaires ;

4° Chaque matin, pendant deux mois, trois cuillerées à bouche d'huile de foie de morue;

5° Dans la journée, toutes les deux heures, une cuillerée à bouche de la potion émétisée qui suit :

℞ Eau distillée de laitue Infusion de tilleul et de fleurs de guimauve	ãã	100 grammes.
Tartre stibié		30 centigr.
Sirop de Tolu — diacode	ãã	30 grammes.

La malade usa de cette potion pendant trois semaines : l'estomac la tolérait assez bien. Entre les cuillerées une tasse d'infusion de fleurs de guimauve et de lierre terrestre, édulcorée avec le sirop de Tolu ou de guimauve.

6° Pour régime alimentaire, je conseillai, comme autrefois, l'usage du lait de chèvre, chaud de sa chaleur naturelle, des bouillies de fécules au lait, au bouillon de poulet, des panades, etc.

Au bout de trois semaines de ce traitement et de ce régime, la bronchite avait presque entièrement cédé, ainsi que les quintes de toux qui tourmentaient tant la malade et la réveillaient quatre ou cinq fois pendant la nuit. Les crachats n'étaient plus sanguinolents; la dyspnée, les palpitations et la fièvre avaient notablement diminué. Le poumon droit était dégagé; dans le poumon gauche, ainsi que dans la région du sternum, le son était plus clair et le souffle pulmonaire plus facile; il fallait prêter l'oreille un peu longtemps pour entendre quelques craquements dans le poumon et du râle muqueux sous le sternum. L'appétit devenait impérieux; la première question de la jeune malade, à chacune de mes visites, était de me demander *si j'allais enfin l'empêcher de mourir de faim*. Satisfait des résultats que j'avais obtenus de ce premier traitement, combiné pour agir sur l'appareil respiratoire, je prescrivis un régime et un traitement nouveaux qui devaient s'adresser particulièrement au système lymphatique. Ainsi, pour régime, le matin une tasse de fécule au lait ou une tasse de chocolat; à midi, un bon consommé, une côtelette ou un bifteck avec un peu de vin de Bordeaux étendu d'eau ; le soir, encore une bouillie à la fécule de pommes de terre ou au tapioka.

Pour médicaments, les moyens suivants :

1° Tous les matins, une cuillerée à bouche de dissolution de bromure de potassium dans une tasse d'infusion de houblon bien sucrée,

℞ Bromure de potassium	6	grammes.
Eau distillée	180	—

M.

2° Tous les soirs, deux pilules ainsi composées :

℞ Thridace	āā 2 grammes.
Extrait de brou de noix	
— de digitale	
— de seigle ergoté	
Soufre sublimé	

M. et div. en pilules n° 36.

Par-dessus chaque prise de pilules une tasse d'infusion de fleurs de guimauve.

Dans la journée, enfin, trois ou quatre tasses d'infusion de houblon dans chacune desquelles on faisait dissoudre 75 centigrammes de bicarbonate de soude.

Ce traitement fut suivi pendant deux mois sans interruption, et débarrassa tout à fait notre jeune malade. La toux, la dyspnée, les palpitations, la tuméfaction des ganglions lymphatiques extérieurs disparurent entièrement. La menstruation s'était établie et a toujours continué depuis avec une grande régularité. Afin d'entretenir cette fonction, mademoiselle C..... a pris pendant six mois deux verres par jour d'eau minérale ferrugineuse de Passy.

Cette observation est intéressante sous plusieurs rapports. La constitution surabondamment lymphatique dont la jeune fille avait reçu le germe de sa mère, s'était d'abord développée en nourrice où l'enfant avait été maltraitée, puis ensuite plus complétement, plus malheureusement, à l'âge de treize ans, après une longue habitation dans un rez-de-chaussée étroit, sombre et frais. Notre conviction profonde est que si mademoiselle C..... n'eût pas été traitée d'après des principes thérapeutiques si rationnels, elle serait morte dans son enfance par la consomption mésentérique ou dans son adolescence par la phthisie scrofuleuse. C'est une vie deux fois sauvée.

Au mois de mars 1850, je fus appelé dans la rue Triboulet, à Passy, pour voir une jeune fille de vingt-deux ans, au teint coloré, à l'apparence assez forte, qui avait eu le matin une hémoptysie très-abondante, dont elle s'était fort alarmée ainsi que sa famille. Le sang, me dit-elle, avait cessé au bout d'une demi-heure, mais pendant cette demi-heure elle en avait rendu plus d'une livre. L'hémorrhagie s'était fait passage dans une quinte de toux et avait continué ensuite, le sang se présentant à la bouche de lui-même, sans qu'il y eût besoin d'efforts pour le rendre. A mon arrivée auprès de la malade, quatre ou cinq heures après l'accident, je vis que, lorsqu'elle toussait, elle rendait des crachats encore striés de sang. Elle se plaignait d'une grande chaleur, de picotements sous le sternum et de gêne dans la respiration; le pouls était fréquent et nerveux, l'ensemble très-agité. En questionnant la jeune fille sur les antécédents de cette hémorrhagie, j'appris l'existence d'un rhume remontant déjà à quatre ou cinq mois; que, de plus, il y avait deux mois d'interruption dans la menstruation, depuis lequel temps elle était très-essoufflée quand elle marchait et surtout quand elle montait les escaliers. La malade ajouta que son rhume l'avait beaucoup fait maigrir et qu'elle voyait bien qu'elle mourrait de la maladie de sa mère, la phthisie pulmonaire. J'examinai sa poitrine. Le sommet du poumon rendait un son obtus; à l'auscultation on entendait sous la clavicule une espèce de râle sous-crépitant et sous le sternum beaucoup de râle muqueux accompagné de quelques craquements; le reste de la poitrine était en bon état. En continuant de questionner la malade, j'appris encore que dans sa première enfance elle avait eu le gros ventre, la poitrine aplatie latéralement, les jambes courbées en dehors, avec des croûtes à la tête et des tuméfactions glanduleuses autour du cou; enfin que toute sa vie elle avait été sujette au dévoiement, aux rhumes, etc.

J'avais donc affaire à un sujet autrefois scrofuleux et rachitique; ce qui ne m'empêcha pas de le soumettre aussitôt à un traitement antiphlogistique, le seul qui me parût alors rationnellement indiqué. Je commençai, en conséquence, par une saignée de 400 grammes à peu près; en même temps je prescrivis une potion à action antiphlogistique indirecte sur l'appareil respiratoire, laquelle fut très-bien supportée; en voici la composition :

℞ Eau distillée de laitue .... Infusion de fleurs de tilleul et d'oranger	āā 80 grammes.
Extrait de ratanhia .... — de seigle ergoté.........	āā 2 —
Tartre stibié	25 centigr.
Sirop d'ipécacuanha .... — diacode................. — de Tolu.................	āā 30 grammes.
M.	

Une cuillerée à bouche toutes les heures. — Pour tisane, je conseillai une infusion de fleurs de guimauve et de feuilles de digitale, 40 centigr. pour un litre et demi d'eau bouillante. Cette tisane était édulcorée avec le sirop de Tolu.

Au bout de huit jours de l'emploi de la potion et de la tisane, les crachats étaient devenus plus rares et n'étaient plus rouillés; la respiration se faisait plus aisément; si bien que la malade se croyait déjà guérie. Je la détrompai, car, en examinant la poitrine, on trouvait toujours le son moins clair du côté malade que du côté sain, la respiration encore rude, sibilante et accompagnée de quelques craquements. Je fis alors appliquer deux larges vésicatoires, un sous la clavicule, l'autre sur le sternum; et je soumis la malade, pendant deux mois, à l'usage de l'huile de foie de morue (30 grammes) le matin, et le soir du sirop de protoiodure de fer (30 grammes aussi) dans une tasse de tisane de lichen miellée, tisane dont elle buvait quatre ou cinq tasses dans la journée. Je fis suivre en même temps un régime alimentaire des plus adoucissants, qui se composait de bouillies au lait et à la fécule de pommes de terre, ou de tapioka, ou de manioc, etc., de panades, de bouillon de poulet ou de veau, d'œufs frais, etc.

A la fin du mois de mai, c'est-à-dire deux mois et demi après son accident, notre malade était tout à fait guérie. Les règles avaient reparu depuis plus de trois semaines. Je conseillai de boire, pendant deux ou trois mois, deux verres par jour d'eau minérale ferrugineuse de Passy, afin de favoriser l'évacuation menstruelle.

J'ai eu, depuis lors, occasion de voir cette personne de temps en temps, je l'ai trouvée toujours dans un état de santé parfait.

Si je ne craignais pas d'allonger démesurément cette partie de mon travail, je pourrais rapporter un grand nombre de guérisons pour le moins aussi intéressantes que les deux qu'on vient de lire; je citerais même des malades qui avaient des hépatisations, des indurations, des cavernes, et qui ont été guéris à l'aide d'un traitement vigoureux et continu; mais j'ai dépassé de beaucoup l'étendue que j'avais l'intention de donner au chapitre de la phthisie. Je ne terminerai pas toutefois sans rappeler ici les moyens que nous employons pour combattre les principaux symptômes de la maladie. Nous allons commencer par celui de ces symptômes qui se présente le plus ordinairement le premier.

La toux. La toux, en général, n'attire l'attention du médecin que lorsqu'elle se répète souvent, fatigue beaucoup le malade et interrompt le sommeil plusieurs fois pendant la nuit; c'est alors l'indice d'une lésion profonde du poumon. Dans ce cas, un julep calmant peut diminuer la fréquence des retours; un demi-looch blanc, avec addition de 30 grammes de sirop diacode et de 10 centigrammes d'extrait de belladone, administré le soir, en trois fois, à une heure d'intervalle, peut faire passer une bonne nuit au malade.

Quand la maladie n'en est qu'à ses débuts, à la première période, si le sujet n'est pas encore trop amaigri, si la toux dépend, comme cela arrive le plus souvent, d'une irritation bronchique, une application de sangsues à la fourchette, c'est-à-dire à la région supérieure du sternum, un vésicatoire sous l'une des clavicules ou sur le sternum, sont de bons moyens. Une application de sangsues à l'épigastre ou à l'anus, lorsque la toux paraît être le résultat d'une irritation gastro-duodéno-hépatique, l'enlève quelquefois comme par enchantement. Il m'est arrivé, dans la première période de la maladie, de vaincre aussi la toux au moyen d'une potion émétisée, continuée pendant quelques jours et formulée à peu près de la façon suivante :

℞ Eau distillée de laitue..........	120 grammes.
— de laurier-cerise...	10 —
Tartre stibié..................	25 centigr.
Sirop d'ipécacuanha...........	āā 30 grammes.
— diacode...................	
M.	

Une cuillerée à bouche toutes les deux heures.

Enfin, chez les personnes tout à fait lymphatiques, un simple vomitif (10 centigrammes d'émétique dans trois tasses d'eau tiède) peut encore faire disparaître des quintes de toux très-fatigantes.

La toux qui se montre si souvent dans le cours des deuxième et troisième périodes, quand les canaux aériens sont dans un état de surexcitation, de subinflammation, quand il y a des indurations, des cavernes dans le poumon, est quelquefois amoindrie par la combinaison de l'opium avec la belladone ou la jusquiame. Dans ces malheureux cas, j'emploie avec avantage la potion que voici :

℞ Infusion de racine de belladone.	120 grammes
Eau distillée de laurier-cerise....	10 —

Poudre de gomme	10 grammes.
Sirop de Tolu .... }	45 —
— diacode .... }	
M.	

à prendre par cuillerée à bouche toutes les heures;

Ou je remplace l'infusion de racine de belladone par l'eau distillée de laitue et 15 ou 20 centigrammes d'extrait de jusquiame, et le sirop diacode par 10 centigrammes d'extrait gommeux d'opium.

Le mélange suivant m'a également réussi dans la toux opiniâtre des phthisies avancées :

℞ Poudre d'ipécacuanha..........	ãã 1 gramme ou portions égales
— de racine de belladone ..	
— de digitale	
— d'opium	
Camphre	
M.	

à prendre par paquet de 10 centigrammes plusieurs fois dans la journée, en rapprochant les prises vers le soir.

L'hémoptysie. Lorsque l'hémorrhagie qui survient dans la première période de la maladie dépend, comme c'est le plus fréquent, de la congestion du poumon ou de celle de la muqueuse bronchique, il faut la combattre par la saignée et tirer d'autant plus de sang que l'hémoptysie est plus abondante, que le malade a plus de force et que les battements du cœur sont plus désordonnés. Souvent même la saignée doit être répétée. Si le sujet est faible et d'une constitution très-lymphatique, il convient que les saignées soient petites, de 5 à 6 onces; en pareil cas, j'y adjoins une potion ainsi faite et prise par cuillerée à bouche toutes les heures :

℞ Eau distillée de laitue..........	125 grammes.
— de laurier-cerise ...	10 —
Sirop de grande consoude	āā 30 —
— d'ipécacuanha	
Extrait de seigle ergoté ou poudre de seigle ergoté.............	2 —
Tartre stibié	25 centigr.
M.	

Le seigle ergoté et le tartre stibié agissent, de même que la saignée, comme antiphlogistiques cardiaco-vasculaires, en enlevant l'irritation congestive de la muqueuse des voies aériennes. Lorsqu'il existe une disposition au retour fréquent de l'hémoptysie, quelques petites saignées en viennent toujours à bout ; mais il faut qu'elles soient aidées par l'emploi des hyposthénisants du cœur et des vaisseaux de l'appareil pulmonaire.

La digitale, l'acétate de plomb cristallisé, l'alun, l'extrait de ratanhia, peuvent encore rendre des services dans le traitement de l'hémorrhagie pulmonaire, surtout après la saignée ; il en est de même des purgatifs salins que je conseille volontiers, concurremment avec les émissions sanguines. Les eaux minérales ferrugineuses servent à prévenir les récidives de l'hémoptysie, le fer ayant une action très-marquée sur le cœur et les vaisseaux sanguins.

Il est très-important, et chacun le comprendra, de décongestionner l'appareil respiratoire, puisque c'est l'irritation, la congestion des vaisseaux aériens et du poumon qui prépare ces organes à la phthisie. On ne saurait donc surveiller avec trop de soin les malades qui ont eu des hémoptysies, afin de détruire la congestion au premier signe et d'empêcher les récidives d'hémorrhagie.

Les hémoptysies qui se manifestent dans les seconde et troisième périodes et qui proviennent de l'intérieur des cavernes, sont beaucoup plus dangereuses que celles dont nous venons de parler, car elles ont toujours pour cause la rupture ou l'ulcération de quelques vaisseaux béants à l'intérieur de ces excavations. Quoi qu'il en soit, le devoir du médecin est de les combattre en leur opposant des moyens actifs; et comme, le plus souvent, le malade est trop affaibli, trop émacié pour qu'on puisse employer les évacuations sanguines, il faut s'en tenir aux antiphlogistiques indirects, tels que le seigle ergoté, l'alun, le ratanhia, les boissons glacées, etc.

La dyspnée. C'est ordinairement dans les derniers temps de la maladie que la difficulté de respirer devient une grande gêne pour les phthisiques. Malheureusement encore il n'est plus possible d'employer la saignée pour décongestionner le poumon; souvent, d'ailleurs, la dyspnée vient de ce que la substance pulmonaire est excavée, hépatisée, indurée, ou bien de ce que les glandes lymphatiques des bronches et du médiastin ont acquis un volume tel que les conduits aériens s'en trouvent comprimés. Dans de semblables conditions, les médicaments à action élective ont peu de soulagement à produire, et le médecin est obligé de s'en tenir aux calmants généraux, aux opiacés, à la belladone, au stramonium, etc. Le composé suivant est à peu près ce qui m'a le mieux réussi en ces extrémités funestes :

℞ Eau distillée de laitue..........	90 grammes.
— de laurier-cerise...	10 —
Extrait de stramonium.........	10 centigr.
— gommeux d'opium......	5 —
Sirop de guimauve............ }	ãã 30 grammes.
— de Tolu.................. }	
— d'éther..................	15 —
M.	

A prendre par cuillerée à bouche d'heure en heure.

Les cataplasmes sinapisés sur la base de la poitrine, sur les bras, les jambes, employés concurremment avec les narcotiques, produisent quelquefois de bons effets.

Douleurs de la poitrine. De même que la dyspnée, les douleurs ne commencent à gêner sérieusement le phthisique que lorsque la maladie est dans sa deuxième ou sa troisième période. Si elles ne sont pas très-fortes, un cataplasme narcotisé ou sinapisé pourra les enlever ou tout au moins les diminuer.

Quand elles sont vives et dépendent d'un point pleurétique ou d'une pleurite plus ou moins étendue, si le malade conserve encore une certaine force, on en triomphera quelquefois par une saignée légère ou l'application de douze ou quinze sangsues au siége de la souffrance. Un vésicatoire peut avoir le même succès ; ou des onctions encore, faites sur le point douloureux avec une pommade narcotique dans le genre de celle dont nous donnons la formule :

℞ Axonge		45	grammes.
Extrait de belladone	ãã	6	—
— de jusquiame			
Camphre		4	—
M.			

La fièvre. Au commencement de la maladie, et quand la fièvre est accompagnée d'un grand malaise et de constriction de la poitrine, la saignée et les potions stibiées sont d'une indication évidente. Vient-elle à prendre le type intermittent, avec frissons, etc., il convient alors d'employer le sulfate de quinine combiné avec le seigle ergoté.

Les transpirations. Les sueurs abondantes, surtout celles de la nuit, jettent le malade dans un malaise profond. Elles se montrent ordinairement dans les seconde et troisième périodes, lorsque les sujets sont déjà affaiblis, et concourent encore à leur affaiblissement. La maigreur, l'émaciation trouvent en elles un adjuvant terrible. Une foule de moyens ont été prônés à l'effet d'entraver cette sécrétion mortelle; presque tous ont dû être abandonnés comme inutiles. La quinine (le sulfate de quinine surtout) est à peu près le seul qui rende des services véritables, sans doute à cause de son action antipériodique, fébrifuge : les sueurs excessives dépendant toujours, selon nous, d'un état fébrile. Il convient de l'employer avec les sédatifs du cœur et des vaisseaux, comme la digitale, le seigle ergoté, l'acétate de plomb, etc. J'ai trouvé à me louer des pilules suivantes, prises deux ou trois chaque soir :

℞ Sulfate de quinine.............	}	
Extrait de seigle ergoté.........	} ãã	1 gramme.
— de digitale.............	}	
Camphre.....................		50 centigr.

M. et divis. en pilules n° 20.

Quelques boissons froides, acidulées avec le sirop de groseilles, de cerises, etc., sont de bon usage pour étancher la soif ordinairement vive dans les grandes transpirations. Il faut avoir soin que le malade ne soit pas trop couvert, renouveler l'air de sa chambre et n'en point élever la température à plus de 15° centigrades. On évitera de donner des aliments le soir.

La diarrhée. Comme l'abondance des déjections alvines est toujours en rapport avec l'étendue et l'intensité de l'inflammation des intestins, le traitement de la diarrhée doit être antiphlogistique, surtout dans les première et deuxième périodes de la phthisie. Des sangsues appliquées à l'anus, des boissons adoucissantes, un régime féculent composé de bouillies à la fécule de pommes de terre, au tapioka, au sagou, de panades, etc., suffisent souvent au début pour arrêter la diarrhée. Plus tard, à la fin de la seconde période et dans la troisième, quand les saignées locales ne peuvent plus être employées, le malade étant trop faible ou trop émacié, il faut avoir recours aux astringents narcotiques. Je conseille souvent avec avantage la potion qui suit :

℞ Eau distillée de laitue	90	grammes.
— de cannelle..........	30	—
Poudre de gomme.............	8	—
Extrait de ratanhia	2	—
Sirop diacode............. .... }	ãã 30	—
— de coings.............. }		
M.		

Quant à la diarrhée qui se montre fatalement dans les dernières semaines de la maladie, il n'y a guère à tenter de l'arrêter, car, neuf fois sur dix, elle a pour cause l'ulcération de la muqueuse intestinale. On peut tout au plus la modérer par les narcotiques, qui, en calmant les coliques, calment aussi les autres douleurs.

Gastrite et autres complications. Le traitement de la gastrite ou de la gastro-duodéno-hépatite ne doit pas être négligé, soit que ces affections aient précédé ou qu'elles aient suivi l'invasion de la phthisie ; car leur persistance mettrait obstacle à l'emploi des médicaments dont l'efficacité est établie à cause de l'action médico-physique qu'ils ont sur le tube digestif. Les médecins qui ont fait une étude approfondie des médicaments, considérés dans leurs rapports avec l'organisme humain, savent que presque tous les moyens thérapeutiques actifs, à action élective sur l'appareil respiratoire, irritent d'abord passagèrement les voies gastriques; mais que cette irritation se dissipe bientôt quand l'estomac est en bon état, parce que l'absorption dynamique est très-prompte. Si au contraire l'irritation antérieure de l'estomac est portée au point de constituer un état phlegmasique chronique, les agents thérapeutiques dont il s'agit peuvent faire passer la phlegmasie à l'état subaigu ou même à l'état aigu, et cette phlegmasie accessoire devient un stimulant sous l'empire duquel la phthisie marchera avec une rapidité désespérante. Le médecin appelé pour traiter un phthisique devra donc d'abord examiner le tube digestif, et le traiter activement s'il est malade, afin de pouvoir, après cette guérison préliminaire, employer librement les agents à action directe sur l'appareil pulmonaire. Nous ne rappellerons pas ici comment il convient de traiter la gastrite et la gastro-entérite, les moyens en sont familiers à tous les vrais praticiens.

Ce que nous venons de dire des affections des voies digestives s'applique de même au traitement préalable des autres complications de la phthisie, dont les principales sont la laryngite, la pneumonie, la pleurésie.

Régime. Il est difficile, pour ne pas dire impossible, de formuler un régime pour les phthisiques, la diversité de formes et de symptômes de l'affection entraînant nécessairement la variété diététique. Dans la phthisie aiguë, le régime doit être pour ainsi dire antiphlogistique; il faut surtout éviter tout aliment capable d'allumer la fièvre en irritant l'appareil digestif, quand même l'émaciation serait très-grande, puisqu'une nourriture stimulante, loin de restaurer le malade, surexciterait l'estomac et les intestins et ajouterait de nouveaux symptômes ainsi que des souffrances nouvelles à un état trop plein déjà de douleurs et d'alarmes. Un régime doux, lacté, végétal, est le seul qui convienne véritablement aux phthisiques, même à ceux qui sont dans un grand état de consomption et qui ont des cavernes. Je n'en ai jamais vu guérir un seul après avoir été soumis à un régime excitant, tandis que j'en ai vu bon nombre se rétablir sous l'influence d'habitudes alimentaires très-douces, surtout à la campagne, loin de toute préoccupation et dans le repos le plus complet. Je ne comprends rien, en vérité, à la manière d'agir de beaucoup de médecins qui conseillent à leurs malades un régime stimulant, se basant sur cette idée que *la phthisie étant une maladie longue, il faut tâcher de soutenir les forces du patient pour retarder l'émaciation*. Ces médecins, selon moi, ne se doutent pas de la nature de la maladie.

Quand par bonheur enfin la phthisie est arrêtée ou guérie, le sujet doit continuer à vivre très-sobrement, et soigneusement éviter tout ce qui pourrait occasionner une irritation ou une congestion de l'appareil respiratoire; car alors la capacité thoracique est souvent rétrécie de volume, à cause des adhérences des plèvres et des cicatrices du poumon, ce qui explique que la respiration pulmonaire doit être moins libre, moins facile, et que la moindre secousse amènerait une récidive.

CHAPITRE XXI.

Carreau, adénites mésentériques, mésentérites tuberculeuses, phthisie scrofuleuse mésentérique, consomption mésentérique ou entéro-mésentérique, etc.

La maladie désignée par nous sous le nom de *carreau* n'est pas encore bien précisée dans la science. Je vois tous les jours appeler ainsi des affections qui n'ont rien de commun avec l'*engorgement des ganglions lymphatiques du mésentère*. Parce qu'un enfant a le ventre gros, il ne s'ensuit pas toujours qu'on doive le dire atteint du carreau : une entérite chronique prolongée ou l'aplatissement latéral de la poitrine peuvent fort bien produire ce développement exagéré du ventre, l'une par la production excessive des gaz, l'autre par l'hypertrophie des organes abdominaux. Le carreau proprement dit ne s'entend que de l'engorgement des ganglions lymphatiques du mésentère, compliqué fort souvent de la tuméfaction des ganglions sous-péritonéaux, laquelle peut être suivie de la dégénérescence tuberculeuse.

Symptômes. Le volume extra-normal du ventre est donc le principal symptôme, le signe pathognomonique du carreau, mais on vient de voir qu'il n'est pas toujours certain. Des enfants ont le ventre gros pendant la durée des dentitions, parce qu'ils sont en proie à une gastro-entérite qui les remplit de gaz, et qui réagit sur les membranes nourricières des os au point de les déformer. D'autres ont la poitrine aplatie latéralement, ce qui favorise la stase du sang dans le système veineux abdominal et amène l'hypertrophie du foie.

Le carreau véritable, ou engorgement mésentérique glanduleux, débute assez souvent sans la tuméfaction du ventre : c'est plus tard que l'abdomen prend de l'ampleur et qu'on sent les adénites à travers ses parois. Ces adénites sont de grosseurs diverses, depuis celle d'un œuf de pigeon jusqu'à celle d'un œuf de dinde et au delà. Elles sont tantôt mobiles, tantôt fixes et adhérentes. Si la péritonite vient s'y joindre, il se fait dans l'abdomen un épanchement de sérosité, une ascite.

Quand le carreau va jusqu'à la consomption mésentérique, les sujets sont plus ou moins enclins à des alternatives de constipation et de dévoiement, et quand celui-ci l'emporte, il amène bientôt le marasme et la mort. La diarrhée grisâtre que l'on observe alors ne vient point, comme on le croyait jadis, de l'obstruction des ganglions du mésentère, obstruction qui, au dire des vieux médecins, empêchait le chyle de traverser les ganglions et le faisait évacuer par les selles avec les résidus excrémentiels. Si, comme je le pense, les déjections alvines des malades atteints de consomption mésentérique contiennent en effet beaucoup de chyle, l'obstruction des ganglions n'y est pour rien, car ceux-ci, en quelque état qu'ils se trouvent, sont toujours perméables aux injections, ainsi que Becher de Berlin s'en est assuré. La présence du chyle dans les déjections tient tout simplement à l'entérite, laquelle attire précipitamment les aliments à peine digérés, et dont l'action sur la surface irritée de la membrane muqueuse sollicite la contraction de la membrane musculeuse et force ainsi l'expulsion d'une grande quantité de chyle qui n'a pu encore être absorbée.

Les enfants affectés d'adénites mésentériques sont, de même que ceux qu'affecte la tuméfaction des ganglions bronchiques et pulmonaires, livrés à un état fébrile plus souvent rémittent qu'intermittent ; la soif les tourmente ; soir et matin d'abondantes transpirations les épuisent. Leur appétit est capricieux, ardent quand il y a diarrhée, nul dans le cas inverse. Beaucoup ont des quintes de toux qui se lient parfois à une bronchite ou même à des tubercules pulmonaires, mais plus ordinairement dépendent d'une irritation gastro-intestinale ou de la présence de vers intestinaux.

Diagnostic. Nous l'avons dit, le carreau peut facilement être confondu soit avec une entérite chronique, mais alors le ventre est peu ou point douloureux à la pression ; ou avec une péritonite chronique toujours douloureuse au toucher et d'ailleurs compliquée d'un épanchement de sérosité, pour peu qu'elle soit déjà ancienne. L'entérite et la péritonite accompagnent au reste presque toujours les adénites mésentériques, et c'est surtout ce qui rend la confusion plus fréquente. Quand la consomption mésentérique se montre sans complication, c'est que l'entérite a été guérie par un traitement convenable : les engorgements ganglionnaires, étant alors à peu près indolents, n'incommodent guère les malades et troublent à peine les fonctions, quoiqu'un travail subinflammatoire sourd, lent, invisible, s'opère en eux et les fasse fatalement passer par tous les degrés de la tuberculisation. Que les jeunes sujets viennent, sur ces entrefaites, à succomber victimes de quelque maladie aiguë, on vous dira que les tubercules s'étaient développés spontanément, sans irritation, sans inflammation préalable, ce qui sera pourtant une grande erreur.

En somme, le premier degré du carreau est difficile à diagnostiquer. Le second est plus clair, le toucher reconnaissant toujours des corps durs, de volume variable, qui ont leur gîte dans la partie moyenne du ventre et profondément. De plus, dans ce degré, l'abdomen est ordinairement affaissé, à moins d'une complication de péritonite chronique et d'épanchement séreux. Donc, les tuméfactions ganglionnaires du mésentère sont en général méconnaissables au toucher dans le premier degré du carreau, et facilement appréciables dans le second. Quant à la durée des engorgements, elle est d'autant plus longue que le malade est plus scrofuleux et plus âgé.

Pronostic. Le carreau bien prononcé, c'est-à-dire offrant au toucher à travers les parois abdominales la sensation de corps durs, mobiles ou fixes, est une affection très-grave, parce qu'elle se termine ordinairement par le ramollissement des engorgements tuberculeux du mésentère et presque jamais par résolution. J'affirme toutefois que j'ai guéri par centaines des enfants atteints d'adénites mésentériques constatées, en employant un traitement énergique que je modifiais d'après les circonstances; et j'ose dire que cette maladie n'est le plus souvent mortelle que parce qu'une autre est venue s'y joindre, comme, par exemple, une péritonite, une entérite avec ulcération, ou la phthisie pulmonaire.

Causes. Le carreau attaque ordinairement les enfants dans la période qui embrasse le commencement de la première dentition et la fin de la seconde. C'est aussi celle pendant laquelle les irritations abdominales prédominent chez ces petits êtres, surtout quand ils sont soumis à de mauvaises conditions hygiéniques, parqués dans des lieux bas, humides, sans exercice, sans soleil, sans air. Les fièvres éruptives, la coqueluche, peuvent aider au développement du carreau. C'est surtout après le sevrage que nous le voyons apparaître, particulièrement si à la nourriture lactée on a fait succéder une alimentation grossière, indigeste, et si en même temps on a eu la funeste idée de placer l'enfant dans ces prétendus *asiles* de charité, où les petits malheureux entassés ne respirent qu'un air insuffisant, impur : les causes spéciales de la mésentérite tuberculeuse étant bien évidemment celles qui irritent la muqueuse des intestins d'une manière lente et continue. Car, comme le dit Broussais : « A force de souffrir sympathiquement de » l'irritation de la membrane muqueuse, les gan» glions se gonflent et ces gonflements dégénèrent » en tubercules quand la maladie se prolonge. On » en trouve quelquefois des masses énormes, surtout » chez les sujets scrofuleux, et l'on ne pense plus » à l'inflammation de la membrane muqueuse, » leur première cause (1). » Et c'est presque toujours la diminution des excrétions cutanées qui détermine un perpétuel surcroît d'exhalation irritative dans les tissus lymphatiques et aréolaires de l'intérieur, subinflammation éminemment productrice des tubercules mésentériques ou pulmonaires.

Anatomie pathologique. Les ganglions lymphatiques du mésentère se tuberculisent comme ceux des autres parties du corps, notamment des bronches, du médiastin et du poumon. Leurs engorgements peuvent acquérir des dimensions variables et présenter dans leur ensemble tous les degrés possibles de la tuberculisation et du ramollissement. Nous pourrions, à la rigueur, ne pas revenir sur la façon dont les ganglions s'engorgent, en ayant déjà tant dit à propos des adénites extérieures et de la phthisie pulmonaire. Nous le ferons cependant, convaincu qu'on ne saurait bien traiter une affection si l'on n'en possède surabondam-

(1) Broussais, *Cours de Pathologie et de Thérapeutique*, t. II, p. 94.

ment la théorie. Nous répéterons donc que sans l'irritation, premier degré de l'inflammation, il n'y a pas de sécrétion tuberculeuse ; et quoique la congestion sanguine puisse aussi produire des tubercules, au moins est-il absolument vrai de dire que dans l'immense majorité des cas, c'est à l'irritation des tissus lymphatiques et aréolaires qu'ils sont dus.

Chaque fois que, chez un sujet de constitution lymphatique et scrofuleuse, une surface muqueuse est irritée, les vaisseaux et ganglions lymphatiques en communication avec elle s'irritent aussi ; il en résulte bientôt des adénites qui suivent l'inflammation de la muqueuse et parfois se dissipent en même temps qu'elle. L'inflammation de la muqueuse n'a pas besoin d'être violente pour développer ces engorgements lymphatiques : une irritation légère, mais continuelle et prolongée, suffit, et c'est ainsi que se forment ordinairement ces masses ganglionnaires qu'il arrive de rencontrer, lors des autopsies, dans le mésentère et autour des bronches.

Traitement. Le traitement de la consomption mésentérique varie selon qu'on la rencontre au premier ou au second degré. Au premier degré, quand le ventre est gros, ballonné de gaz, peu douloureux au toucher, lorsque le sujet n'est point trop amaigri, qu'il a des alternatives de constipation et de dévoiement, il faut d'abord essayer de le soustraire aux conditions de mauvaise hygiène dans lesquelles on l'a trouvé, ainsi l'habitation et l'alimentation malsaines, la privation d'air, de lumière, d'exercice, etc. Il faut tout faire pour le placer dans des lieux secs, aérés, bien exposés ; le transporter en pays chaud s'il est possible ; tout au moins le couvrir de flanelle, lui donner des bains aromatiques, sulfureux, ou salés artificiellement si l'on n'a point d'eau de mer chaude à sa portée. En même temps je prescris à l'intérieur l'huile de foie de morue, l'infusion de houblon ou de saponaire, trois ou quatre tasses par jour avec 25, 50 ou 75 centigrames, selon l'âge, de bicarbonate de soude dans chaque tasse. J'ajoute parfois au bicarbonate de soude 10 à 15 centigrammes de poudre de rhubarbe. Quand les enfants ont plutôt de la diarrhée que de la constipation, si j'ai quelque raison de supposer l'existence de vers intestinaux, ou d'attribuer à la dentition une partie des désordres du tube digestif, je prescris souvent la potion suivante, ou à peu près :

℞ Huile de ricin récente........		8 à 16 grammes.
Jaune d'œuf..................		n° 1/2.
Sirop de coings.............	ãã	30 grammes.
— diacode		
Infusion d'anis		90 —
M.		

Une cuillerée à bouche toutes les heures ou les deux heures, pendant huit ou même quinze jours quelquefois.

Si le ventre est douloureux, si la diarrhée est accompagnée d'épreintes, je fais appliquer de deux à huit sangsues à l'anus, mettre la nuit des cataplasmes de farine de lin sur le ventre, et faire des onctions le jour avec de l'axonge, ou mieux la pommade ainsi formulée :

℞			
Axonge		45	grammes.
Protoiodure de mercure		2	
Extrait de ciguë	āā	5	—
— de jusquiame			
Camphre		3	—
M.			

On donne en même temps des lavements avec une décoction de racine de guimauve ou de graine de lin et de têtes de pavot.

Au second degré de la maladie, lorsque la présence des tuméfactions ganglionnaires est manifeste, outre les moyens ci-dessus indiqués, je fais délayer la farine des cataplasmes dans une décoction de ciguë et de morelle, et frictionner le ventre alternativement avec le vinaigre de scille, de digitale ou de ciguë, et la pommade d'iodure de plomb, d'extrait de ciguë et de camphre. A l'intérieur, je donne deux ou trois cuillerées par jour d'un sirop fait avec la décoction de salsepareille, de saponaire, de ciguë, de digitale et de feuilles de noyer, auquel on ajoute, par 32 grammes, 10 centigrammes d'extrait de jusquiame et autant d'iodure ou de brômure de potassium. Je pourrais rapporter en faveur de ce traitement des observations très-nombreuses :

je le répète avec orgueil, les enfants que j'ai sauvés ainsi comptent par centaines.

Nous terminons ici cette revue, déjà longue, des affections propres aux individus qui sont malheureusement doués de la diathèse scrofuleuse. Nous aurions pu y ajouter les otites scrofuleuses, les coryzas chroniques scrofuleux, ainsi que les gastro-entérites, les péritonites, les pleurites, les cystites, les utérites, les méningites qui attaquent nos sujets, et parler aussi du rachitis (1); mais ce que nous avons dit des scrofules en général, de leur marche chronique, de leurs manifestations principales et de leur traitement, contient, nous le croyons, des données théoriques et pratiques suffisantes pour éclairer le médecin dans tous les cas.

(1) Un chapitre spécial sur le *rachitis* était prêt, mais nous avons pensé qu'il serait mieux à sa place dans le *Traité d'Orthopédie* que nous préparons, et qui paraîtra vers la fin de cette année avec des planches explicatives du texte.

BIBLIOTHÈQUE NATIONALE R.F. IMPR.

FIN.

TABLE

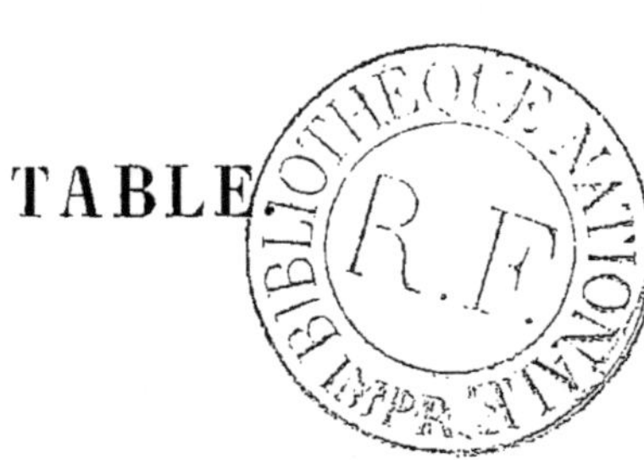

33

FIN DE LA TABLE.

Paris. — Typ. de Mme Ve Dondey-Dupré, rue Saint-Louis, 46, au Marais.

www.ingramcontent.com/pod-product-compliance
Ingram Content Group UK Ltd.
Pitfield, Milton Keynes, MK11 3LW, UK
UKHW020150250726
13967UKWH00002B/979

9 782012 932258